国家卫生健康委员会"十四五"规划教材

全国高等中医药教育教材

供中药学类专业用

临床中药学理论与实践

第 2 版

中藥

主　编　张一昕

副主编　吴庆光　任艳玲　王小莹　林志健

主　审　颜正华　张　冰

编　者　（按姓氏笔画排序）

土　茜（河北中医药大学）　　　　吴庆光（广州中医药大学）
王小莹（天津中医药大学）　　　　余　娜（湖南中医药大学）
王加锋（山东中医药大学）　　　　张一昕（河北中医药大学）
任艳玲（辽宁中医药大学）　　　　陈海丰（云南中医药大学）
闫川慧（山西中医药大学）　　　　陈淑欣（哈尔滨医科大学）
孙东东（南京中医药大学）　　　　林志健（北京中医药大学）
李　敏（陕西中医药大学）　　　　赵海平（江西中医药大学）
李晶晶（湖北中医药大学）　　　　袁　颖（上海中医药大学）
杨　亮（贵州中医药大学第二　　　黄晓巍（长春中医药大学）
　　　　附属医院）　　　　　　　管家齐（浙江中医药大学）
杨志军（甘肃中医药大学）

秘　书　王　茜（兼）

人民卫生出版社
·北京·

图书在版编目（CIP）数据

临床中药学理论与实践/张一昕主编. —2版. —
北京：人民卫生出版社，2024.5
ISBN 978-7-117-36335-8

Ⅰ.①临… Ⅱ.①张… Ⅲ.①中药学–医学院校–教
材 Ⅳ.①R28

中国国家版本馆 CIP 数据核字（2024）第 096493 号

| 人卫智网 | www.ipmph.com | 医学教育、学术、考试、健康，购书智慧智能综合服务平台 |
| 人卫官网 | www.pmph.com | 人卫官方资讯发布平台 |

临床中药学理论与实践
Linchuang Zhongyaoxue Lilun yu Shijian
第 2 版

主　　编：张一昕
出版发行：人民卫生出版社（中继线 010-59780011）
地　　址：北京市朝阳区潘家园南里 19 号
邮　　编：100021
E - mail：pmph @ pmph.com
购书热线：010-59787592　010-59787584　010-65264830
印　　刷：人卫印务（北京）有限公司
经　　销：新华书店
开　　本：850×1168　1/16　印张：21.5
字　　数：563 千字
版　　次：2018 年 6 月第 1 版　2024 年 5 月第 2 版
印　　次：2024 年 6 月第 1 次印刷
标准书号：ISBN 978-7-117-36335-8
定　　价：75.00 元

打击盗版举报电话：010-59787491　E-mail：WQ @ pmph.com
质量问题联系电话：010-59787234　E-mail：zhiliang @ pmph.com
数字融合服务电话：4001118166　E-mail：zengzhi @ pmph.com

数字增值服务编委会

主　编　张一昕

副主编　吴庆光　任艳玲　王小莹　林志健

主　审　颜正华　张　冰

编　者　（按姓氏笔画排序）

王　茜（河北中医药大学）

王小莹（天津中医药大学）

王加锋（山东中医药大学）

任艳玲（辽宁中医药大学）

闫川慧（山西中医药大学）

孙东东（南京中医药大学）

李　敏（陕西中医药大学）

李晶晶（湖北中医药大学）

杨　亮（贵州中医药大学第二附属医院）

杨志军（甘肃中医药大学）

吴庆光（广州中医药大学）

余　娜（湖南中医药大学）

张一昕（河北中医药大学）

张晓朦（北京中医药大学）

陈海丰（云南中医药大学）

陈淑欣（哈尔滨医科大学）

林志健（北京中医药大学）

赵海平（江西中医药大学）

郝　蕾（河北中医药大学）

袁　颖（上海中医药大学）

黄晓巍（长春中医药大学）

管家齐（浙江中医药大学）

秘　书　王　茜（兼）

3

修 订 说 明

为了更好地贯彻落实党的二十大精神和《"十四五"中医药发展规划》《中医药振兴发展重大工程实施方案》及《教育部 国家卫生健康委 国家中医药管理局关于深化医教协同进一步推动中医药教育改革与高质量发展的实施意见》的要求,做好第四轮全国高等中医药教育教材建设工作,人民卫生出版社在教育部、国家卫生健康委员会、国家中医药管理局的领导下,在上一轮教材建设的基础上,组织和规划了全国高等中医药教育本科国家卫生健康委员会"十四五"规划教材的编写和修订工作。

党的二十大报告指出:"加强教材建设和管理""加快建设高质量教育体系"。为做好新一轮教材的出版工作,人民卫生出版社在教育部高等学校中医学类专业教学指导委员会、中药学类专业教学指导委员会、中西医结合类专业教学指导委员会和第三届全国高等中医药教育教材建设指导委员会的大力支持下,先后成立了第四届全国高等中医药教育教材建设指导委员会和相应的教材评审委员会,以指导和组织教材的遴选、评审和修订工作,确保教材编写质量。

根据"十四五"期间高等中医药教育教学改革和高等中医药人才培养目标,在上述工作的基础上,人民卫生出版社规划、确定了中医学、针灸推拿学、中医骨伤科学、中药学、中西医临床医学、护理学、康复治疗学7个专业155种规划教材。教材主编、副主编和编委的遴选按照公开、公平、公正的原则进行。在全国60余所高等院校4 500余位专家和学者申报的基础上,3 000余位申报者经教材建设指导委员会、教材评审委员会审定批准,被聘任为主编、副主编、编委。

本套教材的主要特色如下:

1. 立德树人,思政教育　教材以习近平新时代中国特色社会主义思想为引领,坚守"为党育人、为国育才"的初心和使命,坚持以文化人,以文载道,以德育人,以德为先。将立德树人深化到各学科、各领域,加强学生理想信念教育,厚植爱国主义情怀,把社会主义核心价值观融入教育教学全过程。根据不同专业人才培养特点和专业能力素质要求,科学合理地设计思政教育内容。教材中有机融入中医药文化元素和思想政治教育元素,形成专业课教学与思政理论教育、课程思政与专业思政紧密结合的教材建设格局。

2. 准确定位,联系实际　教材的深度和广度符合各专业教学大纲的要求和特定学制、特定对象、特定层次的培养目标,紧扣教学活动和知识结构。以解决目前各院校教材使用中的突出问题为出发点和落脚点,对人才培养体系、课程体系、教材体系进行充分调研和论证,使之更加符合教改实际、适应中医药人才培养要求和社会需求。

3. 夯实基础,整体优化　以科学严谨的治学态度,对教材体系进行科学设计、整体优化,体现中医药基本理论、基本知识、基本思维、基本技能;教材编写综合考虑学科的分化、交叉,既充分体现不同学科自身特点,又注意各学科之间有机衔接;确保理论体系完善,知识点结合完备,内容精练、完整,概念准确,切合教学实际。

4. 注重衔接,合理区分　严格界定本科教材与职业教育教材、研究生教材、毕业后教育教材的知识范畴,认真总结、详细讨论现阶段中医药本科各课程的知识和理论框架,使其在教材中得以凸

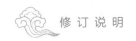

显,既要相互联系,又要在编写思路、框架设计、内容取舍等方面有一定的区分度。

5. **体现传承,突出特色** 本套教材是培养复合型、创新型中医药人才的重要工具,是中医药文明传承的重要载体。传统的中医药文化是国家软实力的重要体现。因此,教材必须遵循中医药传承发展规律,既要反映原汁原味的中医药知识,培养学生的中医思维,又要使学生中西医学融会贯通;既要传承经典,又要创新发挥,体现新版教材"传承精华、守正创新"的特点。

6. **与时俱进,纸数融合** 本套教材新增中医抗疫知识,培养学生的探索精神、创新精神,强化中医药防疫人才培养。同时,教材编写充分体现与时代融合、与现代科技融合、与现代医学融合的特色和理念,将移动互联、网络增值、慕课、翻转课堂等新的教学理念和教学技术、学习方式融入教材建设之中。书中设有随文二维码,通过扫码,学生可对教材的数字增值服务内容进行自主学习。

7. **创新形式,提高效用** 教材在形式上仍将传承上版模块化编写的设计思路,图文并茂、版式精美;内容方面注重提高效用,同时应用问题导入、案例教学、探究教学等教材编写理念,以提高学生的学习兴趣和学习效果。

8. **突出实用,注重技能** 增设技能教材、实验实训内容及相关栏目,适当增加实践教学学时数,增强学生综合运用所学知识的能力和动手能力,体现医学生早临床、多临床、反复临床的特点,使学生好学、临床好用、教师好教。

9. **立足精品,树立标准** 始终坚持具有中国特色的教材建设机制和模式,编委会精心编写,出版社精心审校,全程全员坚持质量控制体系,把打造精品教材作为崇高的历史使命,严把各个环节质量关,力保教材的精品属性,使精品和金课互相促进,通过教材建设推动和深化高等中医药教育教学改革,力争打造国内外高等中医药教育标准化教材。

10. **三点兼顾,有机结合** 以基本知识点作为主体内容,适度增加新进展、新技术、新方法,并与相关部门制定的职业技能鉴定规范和国家执业医师(药师)资格考试有效衔接,使知识点、创新点、执业点三点结合;紧密联系临床和科研实际情况,避免理论与实践脱节、教学与临床脱节。

本轮教材的修订编写,教育部、国家卫生健康委员会、国家中医药管理局有关领导和教育部高等学校中医学类专业教学指导委员会、中药学类专业教学指导委员会、中西医结合类专业教学指导委员会等相关专家给予了大力支持和指导,得到了全国各医药卫生院校和部分医院、科研机构领导、专家和教师的积极支持和参与,在此,对有关单位和个人表示衷心的感谢! 为了保持教材内容的先进性,在本版教材使用过程中,我们力争做到教材纸质版内容不断勘误,数字内容与时俱进,实时更新。希望各院校在教学使用中,以及在探索课程体系、课程标准和教材建设与改革的进程中,及时提出宝贵意见或建议,以便不断修订和完善,为下一轮教材的修订工作奠定坚实的基础。

人民卫生出版社

2023 年 3 月

◇◇ 前　言 ◇◇

为了适应新时期中医药学人才的培养需求,更好地体现"以学生为中心"的教育教学理念,在教育部、国家卫生健康委员会、国家中医药管理局的领导下,依据中药学的培养目标、教学和执业要求,本教材编者对第1版《临床中药学理论与实践》进行了修订,旨在着力培养中药学专业学生的中药药学服务能力。

《临床中药学理论与实践》具有内容新颖、突出"三基"、立足实践的鲜明特点;首次系统阐释了中药临床药学服务的基本理论与实践操作技能,填补了知识空缺;阐述400余味中药的合理用药基本技能以及中药临床药学服务与用药警戒等基本知识;设计"知识链接"模块,跟踪前沿,与时俱进。

本教材以"立德树人、尊重原创、与时俱进、注重实用"为原则,在遵循第1版教材体例的基础上,结合新的教育教学理念,进行了如下内容的修订。

1. 强化学习目标导向。将学习目标按照知识目标、能力目标以及思政目标加以细化,明确学生学习任务,突出学习目标的可评价、可测量,有助于提高学生的自主学习能力。

2. 增加"思政元素"版块。本版块挖掘了多个典型思政元素,思政元素既有收载于纸质版教材,也有作为拓展阅读的内容,以数字增值服务形式体现,丰富了数字资源。

3. 补充修订教材内容。遵照2020年版《中华人民共和国药典》一部内容修订下篇所载400余味药物的品种与品质、处方用名、临床效用、用法用量等内容,对教材内容进行补充修订,删除部分临床不常用品种。

4. 突出理论指导实践。以岗位胜任力为导向,复习思考题中增加药学服务案例分析,目的在于强化学生的知识运用技能,锻炼学生的中药临床药学服务能力。

5. 丰富数字资源内容。为适应新形势下教学发展需求,每章录制代表性知识点的微课视频,增加复习思考题答题要点以及期中、期末考试试卷及参考答案,以便学生自主学习以及复习自测。

本教材由来自河北、北京、天津、广州、辽宁、上海、南京、浙江、湖南、江西、云南、山西、甘肃、陕西等地的19所高等医药院校的中药学、临床中药学、中医学教授及药师编撰,体现了我国高校临床中药学学科的较高水平。主编张一昕负责教材策划、设计及统稿,副主编吴庆光、任艳玲、王小莹、林志健负责章节撰写及交叉审稿、修稿,学术秘书王茜参与全书统稿、修稿及沟通联络,国医大师颜正华教授以及中医药传承与创新"百千万"人才工程(岐黄工程)岐黄学者张冰教授为本书主审并审定。本教材编写分工如下:绪论、第一章、第二章由张一昕、林志健编写;第三章由张一昕、王茜编写;第四章由余娜、任艳玲、李晶晶编写;第五章由陈海丰编写;第六章由黄晓巍编写;第七章由闫川慧编写;第八章由杨亮编写;第九章由陈淑欣编写;第十章由赵海平编写;第十一章、第十二章由孙东东编写;第十三章由管家齐编写;第十四章由袁颖、陈淑欣编写;第十五章由吴庆光、王小莹编写;第十六章由王小莹编写;第十七章由李敏编写;第十八章由黄晓巍编写;第十九章由张一昕、王茜、王加锋、李晶晶编写;第二十章由杨志军编写;第二十一章由孙东东编写;第二十二章由

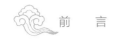

前　言

陈海丰;第二十三章由赵海平编写。

　　限于中药临床研究现状,药物的用法用量应执行现行版《中华人民共和国药典》及《中华人民共和国药典临床用药须知》的规定,教材中有关药物安全问题、中西药配伍禁忌等仅供参考提示,不作为医疗纠纷评判的法律依据。随着研究的深入,新的认识将会逐渐补充,书中不足之处在所难免,敬请同仁批评指正。希望本教材能成为中医药专业学生及各类中医药从业人员学习中药临床应用知识的良好工具。

编者

2023 年 4 月

◇◇◇ 目　　录 ◇◇◇

上篇　理　论　篇

下篇　实　践　篇

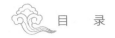

上　篇

理论篇

绪论

绪论微课

◇◇◇ 绪 论 ◇◇◇

> ✎ **学习目标**
>
> 1. 知识目标 了解临床中药学课程的相关定义,熟悉临床中药学的学术特点。
> 2. 能力目标 学生初步具备认知临床中药学科学研究范畴的能力;掌握本门课程学习方法。
> 3. 思政目标 探索临床药学专业教育与思政教育的融合,努力增强中国特色思政对临床药学人员的吸引力和感染力,培养学生高尚的医学道德为患者服务。

中药是中华民族宝贵的文化遗产,是保障中华民族乃至人类健康的有效手段,对中华民族的健康和繁衍,起着重要的作用。随着现代科学技术对其内涵的揭示,越来越受到人们的关注。据古今文献所载,临床应用的中药已超过几千种,中药资源更是高达万余种,中成药品种也在不断研发中。可见,随着中药临床品种和数量迅速增加,新用途、新用法不断涌现,以及中西药联用的特有现象,使得中医药的临床治疗方案更加多样化和复杂化,不仅增加了医护工作者对药物认知的困难,也增加了患者的用药困惑。

中药数量庞大,且涉及药材、饮片、中成药等多个产业环节,处方配伍复杂,临床应用存在着药物滥用、误用现象,由此导致的安全问题、经济问题并非罕见。临床中药学将中药学与中医临床紧密结合起来,将中药学学科的视野扩大到药物应用环节,有利于提高合理用药水平、提高临床医疗质量、减少中药不良反应、减轻患者经济负担。因此,保障中药的临床合理应用是临床中药学面临的核心问题。

一、临床中药学的概念

临床中药学(clinical Chinese pharmacy)是以研究中药基本理论为根本、以中药临床合理应用为核心的一门学科,旨在探讨中药在预防和治疗疾病、养生保健时的安全性、有效性、经济性和适当性,通过推动全程化药学服务,探索临床中药用药规律,提高中药临床合理应用水平。临床中药学是连接中医与中药的纽带,是中医药基础与临床的桥梁,是一门具有医药交叉学术特点的应用学科。

临床中药学思想来源于传统的临床实践,又融合现代全程化药学服务理念,将传统药品供应的工作模式转变为以患者为中心的药学服务模式,是现代临床药学与中医药学相结合的产物。临床中药学以中药合理应用为出发点,面向临床用药的各个环节,在临床药物治疗活动中运用中药学与中医学基本理论,以及相关专业知识与技能,指导患者合理使用药品。目前,临床中药学服务已经渗透到医院的各个科室和专业、养老院、社区医院、家庭疗养院、社会药房等机构和组织,部分医院已开设临床中药学药师门诊。近年来,行业内亦有将临床中药学称为中药临床药学,两者在学术内容上并没有本质区别。

二、临床中药学的学术特点

中医中药自古学术相融,执业并无明确的分割线。随着学科的分化,中医与中药已逐步形成各自的路径。临床中药学作为医药结合的桥梁,弥合了由于医药分割所致的学术裂痕,减少了由于医药分家带来的不良用药现象。临床中药学的产生和发展顺应了社会发展的需求、医疗改革的要求以及中医药学自身发展的规律,形成了以中医药理论为指导的医药兼容性、以药学服务为核心的拓展创新性、以合理用药为目标的综合实践性、以用药安全为根本的社会属性等学术特点。

（一）以中医药理论为指导的医药兼容性

临床中药学以传统中医药理论为指导,将临床用药作为核心,医药兼容并蓄,兼顾多学科知识与技能,为临床安全、有效、经济、适当地应用中药提供依据。首先,传统的中医药理论(如中医学的生理观、辨证论治、中医诊断学、中药性能与应用理论等)是临床用药的指导。只有掌握中医学基础理论、中药学基本理论,为医药结合奠定基础,才能把握用药初衷,实现药物治疗的目标。再者,融会贯通中药鉴定学、中药药理学、中药炮制学、中药治疗学、中药化学等知识与技能,有机结合传统中药理论与现代研究新进展,为安全合理用药提供新依据。同时,还需兼具中医药临床医学相关的专业知识,如中医内、妇、儿科等临床治疗学等特点。此外,对相关学科的知识,如中药信息学、文献学、药物经济学、药事管理法规、医药卫生政策法规等有一定了解,才能更有效地提供临床药学服务。

（二）以药学服务为核心的拓展创新性

临床中药学工作已将传统中药学关注点从"药"转向"人",以药学服务为核心,形成了新的岗位和职责,在工作性质、工作内容、工作方法等方面都有别于原有的以"药"为中心的工作模式。通过全程化药学服务,促进临床合理用药,展现临床中药学的学术内涵与工作特色的时代性和创新性。药学服务对临床中药学提出的新要求,也极大地促进了中药学高等教育的改革,在临床中药学人才标准、培养目标、课程设置、课程内容、教学方法等方面形成了新局面。

（三）以合理用药为目标的综合实践性

临床中药学旨在安全、有效、经济、适当地应用中药治疗与预防疾病,倡导药学服务,提高临床合理用药水平。由于中药临床用药复杂,影响因素众多,不仅涉及药物因素,如中药饮片、中成药、中西药复方制剂以及中西药联合等,还涉及患者因素与用药因素,如不同用药人群、心理状态、治疗方式及用药环节。此外,还涉及与医师、护士、药师、患者的配合交流等。因此,要应对临床出现的用药问题,必须具备全面、综合性的多学科理论知识与实践技能,必须充分应用多学科的研究方法和研究成果,不仅需要中药学与中医学等中医药学科知识,还需要具备现代医学、社会学、法学、心理学、经济学、教育学及管理学等相关学科知识,充分体现了临床中药学综合性应用学科的特点。

临床中药学服务要求药师在与医师、护士、患者沟通,中药治疗学监测,中药不良反应监测与药物警戒,药物信息获取,药物治疗评价,用药指导,血药浓度监测等实践过程中具备综合性的理论与知识技能,这些是临床药学思维的实战基础。药师通过收集和评价药物、疾病、患者等相关信息,综合分析对治疗结果的影响因素,优化药物治疗方案与药学监护计划的决策,发现和解决临床用药问题,保障中药应用的安全性、有效性、经济性与适当性。因此,临床中药学的综合实践性是十分显著的。

（四）以用药安全为根本的社会属性

以"患者为中心"的临床药学服务理念体现了丰富的社会人文思想,具备鲜明的社会性。

其一,临床用药安全问题引发广大患者的担忧,成为全社会关注的热点和焦点问题。临床中药学关注用药安全,研究用药安全隐患,开展全程化临床药学服务,指导中药合理应用,能够满足人民日益增长的健康需求,为社会提供健康相关的药品应用知识,促进中药的安全应用、减少医患纠纷。其二,临床中药学关注的对象是同时具有自然属性和社会属性的人,药学服务过程中需要充分利用"生物-心理-社会"的综合医学模式,关注患者的社会性,注重生理、心理、环境、经济条件、社会因素、人文沟通等对药物应用结果的影响。其三,临床中药学开展的临床用药评价,不仅需要中药学的研究方法,而且还涉及社会科学、法律法规、医学伦理、心理学、管理学等社科类研究方法。

三、临床中药学课程学习

本课程是一门理论与实践相结合的课程,旨在使学生系统了解临床中药学,开阔视野,激发学生学习临床中药学的热情和兴趣,培养其药学服务理念和责任意识、职业使命感和科学素养,为该专业学生走上临床中药学工作岗位,从事临床中药学相关工作奠定坚实的理论基础。通过本课程的学习,学生可系统掌握临床中药学的基本理论、基本知识和基本技能,熟悉临床中药学的基本概念和基本内容,了解国内外临床中药学的工作内容与学科特点。

本课程学习不仅要注重夯实理论基础,还要重视药学服务实践。第一,临床中药学是中药学与中医临床的桥梁,学习过程中可采用医药联系记忆法,融会贯通中医基础理论与中药学基础理论,学习临床合理用药的相关知识与技能。第二,临床中药学的知识点众多,需要重点关注药学服务与用药警戒,提升指导临床合理用药的能力。第三,积极参与药学服务实践,在多种形式的实训和实习中确立有效的药学服务模式,强化药学服务实践能力,提高药师自身业务水平。第四,运用归纳的方法,逐章节逐类分别记忆。根据章节各类药物的总体药性特点掌握其药学服务的共性,根据各药的特殊性掌握其个性,从而达到纲举目张的学习效果。

（张一昕　林志健）

复习思考题

1. 简述临床中药学的形成与发展。
2. 简述临床中药学的学术特点。

第一章

临床中药学的基本理论

📖 学习目标

1. 知识目标　掌握临床中药学的相关概念及基本理论;了解中药临床应用有效性、安全性、经济性及适当性的基本内容。

2. 能力目标　能够从有效性、安全性、经济性及适当性的角度进行中药临床合理用药分析。

3. 思政目标　传承中医药临床用药的基本理论与精髓,融合现代药学服务理念,创新临床中药学理论;培养学生中医药思维与科学思维。

第一节　中药临床有效性理论

药物有效性是指患者用药后最终获得预期的疗效。药物有效性是世界卫生组织(World Health Organization,WHO)倡导合理用药的基本原则之一。中药有效性是中医药生命力的展现,中药需要在中医药理论指导下使用才能获得临床疗效。保障中药临床有效性的理论主要包括中药基础理论及中药应用理论等。

一、中药基础理论

我国历代医家在长期医疗实践中,以阴阳脏腑病理生理学说为依据,总结临床对药物的各种性质与效能的认识,归纳其治疗作用和特点,形成了中药药性理论,也称性能理论,其是中药基础理论的主要内容。中药药性主要包括四气、五味、升降浮沉、归经、有毒无毒等。

1. 四气　四气即寒、热、温、凉四种不同的药性,又称"四性"。四气是对药物作用于机体后的生物学效应的概括,是药性理论的重要组成部分。从本质而言,只有寒、热两大类药性,寒凉及温热之间是程度上的不同。此外,还有平性,是指寒热偏性不明显、药性平和、作用较缓和的一种药性。四气从寒热药性指导临床针对寒证、热证进行选药。寒凉药分别具有清热泻火、凉血解毒等治疗作用,亦有寒凉损中、克伐阳气的副作用;温热药则分别具有温里散寒、补火助阳等作用,亦可有耗伤气血、损津劫液、动火生热的副作用;平性药寒热界限不很明显,通常寒热病皆可用,但亦有寒或热的偏向。四气之中寒凉与温热是相对立的两种药性,含有阴阳属性,寒凉属阴,温热属阳,而寒与凉及温与热之间则是程度上的不同。即"凉次于寒""温次于热"。虽然称为四气,实际还有平性药物,其中平性无明显寒热倾向。

在临床药学服务过程中,应根据中药寒热程度与疾病证候的轻重选择用药,若属轻微胃寒证可用温性缓和的生姜;若属脾肾阳虚里寒证可用温热之性较大的干姜、肉桂;若属阳虚阴寒痼冷则可使用大热助阳的附子类药物。四气是药物产生治疗效果的性能概括,熟练掌握药物的四气可更准确地针对临床病证的寒热属性调整药物,确保临床治疗效果。

2. 五味 五味用辛、甘、酸、苦、咸来归纳和表达药物的临床效能或功效特点,是阐明中药作用机制的理论依据之一。此外,还包括淡味、涩味。传统中医学认为涩为酸之变味,其作用与酸味相似,附于酸中;淡为甘之余味,附于甘中,故仍称五味。

辛:"能散、能行",即具有发散、行气、行血等作用。解表药、行气药、活血药多具有辛味,辛味药多用来治疗表证及气血阻滞之证。如紫苏叶发散风寒,木香行气除胀,川芎活血化瘀等。

甘:"能补、能和、能缓",即具有补益、和中、调和药性与缓急止痛等作用。滋养补虚、调和药性、缓急止痛、缓和药性的药物多具有甘味。甘味药多用来治疗正气虚弱、身体诸痛及调和药性、中毒解救等。如人参大补元气,熟地黄滋补精血,饴糖缓急止痛,甘草调和药性并解药食中毒等。

酸:"能收、能涩",即具有收敛、固涩的作用。一般固表止汗、敛肺止咳、涩肠止泻、固精缩尿、固崩止带的药物多具有酸味。酸味药多用来治疗体虚多汗、肺虚久咳、肠滑久泻、遗精滑精、遗尿尿频、崩带不止等症。如五味子固表止汗,乌梅敛肺止咳,五倍子涩肠止泻,山茱萸涩精止遗,赤石脂固崩止带等。

苦:"能泄、能燥、能坚",即具有清泻火热、降泄逆气、通泻大便、燥湿坚阴(泻火存阴)等作用。一般来讲,清热泻火、下气平喘、降逆止呕、通利大便、清热燥湿、苦温燥湿、泻火存阴的药物多具有苦味。苦味药多用来治疗热证、火证、湿证、阴虚火旺证等。如黄芩、栀子清热泻火;苦杏仁、葶苈子降气平喘;黄连、吴茱萸降逆止呕;大黄、枳实泻热通便;龙胆、黄连清热燥湿;苍术、厚朴苦温燥湿;知母、黄柏泻火存阴等。此外,少量苦味药还能坚胃气,如使用少量黄连、龙胆可促进食欲。

咸:"能下、能软",即具有泻下通便、软坚散结等作用。一般来讲,泻下通便、软化坚硬、消散结块的药物多具有咸味。咸味药多用来治疗大便燥结、瘰疬痰核、瘿瘤、癥瘕痞块等症。如芒硝泻热通便;海藻、牡蛎消瘰散瘿;鳖甲软坚消癥等。此外,《黄帝内经》(简称《内经》)有"咸走血""咸先入肾"之说。如犀角味咸,入血分,具有清热凉血解毒之功;再如紫河车、海狗肾、蛤蚧等咸味药都具有补肾作用。同时,为了引药入肾,增强补肾作用,不少药物(如知母、黄柏、杜仲、巴戟天等)用盐水炮制亦取此意。

淡:"能渗、能利",即具有渗湿利小便的作用。利水渗湿的药物多具有淡味。淡味药多用来治疗水肿、湿脚气、小便不利之证。如薏苡仁、通草、灯心草、茯苓、猪苓等。

涩:与酸味药的作用相似,多用来治疗虚汗、泄泻、尿频、遗精、滑精、出血等证,如莲子固精止带,禹余粮涩肠止泻,海螵蛸收涩止血等。故本草文献常以酸味代表涩味功效,或与酸味并列来标明药性。

五味理论揭示了药味不同,药效不同的客观规律,是阐明中药作用机制、指导临床用药的理论依据之一。药物的味不同,因而具有不同的治疗作用。临床中药师准确辨识药物的五味特征,有利于临床合理配伍用药,保障药物的有效性。如化痰药川贝母、浙贝母,其中川贝母药性甘凉质润,清热化痰的功效特点是清中有润,入肺、心二经,既能清肺化痰,又能润燥止咳,善治肺燥及虚劳久咳,但因偏于滋润,不宜用于痰多咳嗽;浙贝母偏苦寒,长于清泻,以清火化痰、开郁散结之功见长,善治外感风热、痰热咳嗽,以及痰火、热毒郁结之瘰疬、疮痈等,但因有苦燥伤阴之弊,不宜用于虚劳燥咳。

3. 归经与引经 归经表示药物在机体作用的部位,是药物作用的定位概念,说明药物对于机体某脏腑或经络的选择性作用,以阐释药物对某些脏腑经络的病变起着主要或特殊的治疗作用。药物的归经还指明了药物治病的适用范围。药物的归经不同,其治疗作用也就不同。引经是指某些药不仅自身有明确的作用经络与脏腑,还能带领其他药物共达这些部位。具有引经作用的药物亦称为引经报使药。

归经与引经是在经络理论及脏腑理论的基础上,通过长期临床实践总结出的一种用药经验。归经把药物的作用与人体的脏腑经络紧密联系起来,指明了药物治病的适用范围,明确了药效特点,进一步增强了辨证用药的针对性,对于深入了解药性、判别药物作用范围和主次、指导配伍组方具有重要意义,也是准确把握药物作用机制、指导临床用药的药性理论基本内容之一。如同是清热药物,鱼腥草入肺经可清肺热,莲子心入心经可清心火,夏枯草入肝经可清肝火,龙胆入肝胆经可清肝胆湿热等。传统药性理论亦认为酸入肝、苦入心、辛入肺、甘入脾、咸入肾。归经理论能提高用药的准确性,从而改善疗效。

引经报使药具有引药入某经或脏腑,直达病所的特点,可提高药效。引经又称"引经报使",是指某些药物能引导其他药物的药力到达病变部位或到达某一经脉的作用,可引药入经,可导药直达病所,提高药效,具有"引经报使"作用的药物常称为"引经药"或"药引子",不但本药可归某脏腑经络,而且可引导方中配伍其他药物的药力到达病变脏腑或经络,具有类似向导的作用。如牛膝可引火、引药下行,桔梗可载药上行入肺经。

4. 升降浮沉 升降浮沉表示药物对人体作用的定向性、趋向性,从药物作用趋势阐释药物的作用特点。药物对机体有向上、向下、向外、向内四种不同作用趋向。

升浮药性:此类药物其性多温热,味多辛、甘、淡,属性为阳。其作用趋向为上行、向外,具有疏风、散寒、宣肺、透疹、升阳、通痹、开窍等作用。故解表药、温里药、祛风湿药、开窍药、补气药、补阳药等大多具有升浮之性。

沉降药性:此类药物其性多寒凉,味多酸、苦、咸,属性为阴。其作用趋向下行,向内,具有通便、泻火、利水、镇静安神、平肝潜阳、平喘、降逆、固精、涩肠、止带等作用。故泻下药、清热药、利水渗湿药、安神药、平肝息风药、补阴药、收涩药等大多具有沉降之性。

升降浮沉作为药性理论之一,既是药物作用趋势,又有参与调整、平衡脏腑及经络气机的含义。药物具有升降浮沉的性能,可以调整脏腑气机的紊乱,使之恢复正常的生理功能,或作用于机体的不同部位,因势利导,驱邪外出,从而达到治愈疾病的目的。临床用药以顺病位、逆病势为原则,将归经与升降浮沉相结合,可提高用药的准确性。

5. 有毒无毒 有毒无毒是中药基本属性之一,是药性理论的重要组成部分,是对中药安全性的认识。中药的"毒"有狭义与广义之分。狭义的"毒"是指药物对人体产生的毒副作用。广义的"毒"包含药物的总称、药物的偏性、药物的烈性、药物的毒性等。

中药"有毒"与"无毒"是相对而言的。"无毒"的药物一般性质平和,偏性较小,不良反应少。现代药学认为,"有毒"药物治疗剂量范围小,安全性低。用药剂量超过常用治疗剂量范围即可能对机体产生损害性作用,甚或导致死亡事件发生。"无毒"药物药性较平和,常用治疗剂量范围较大,安全性高,一般对机体无明显损害,大剂量应用有可能对机体造成伤害。中药的"有毒""无毒"与"四气""五味"一样,是药物的基本特性之一,"有毒""无毒"是反映中药临床安全程度的性能。

二、中药应用理论

中药应用理论主要包括辨证、论治、配伍、用量、用法等。

1. 辨证 辨证论治是中医认识、诊断、治疗疾病的基本原则,包括辨证和论治两个过程。辨证就是把四诊(望诊、闻诊、问诊、切诊)所收集的资料、症状和体征,通过归纳分析、综合,辨清疾病的病因、性质、部位,以及邪正之间的关系,概括和判断为"证"。辨证是论治的前提,亦是中药疗效实现之保证。中医辨证的基本方法主要包括八纲辨证、脏腑辨证、病因辨证、气血津液辨证、六经辨证、卫气营血辨证、三焦辨证和经络辨证。

（1）八纲辨证：八纲辨证是指对四诊取得的信息进行综合分析，以探求疾病的性质、病变部位、病势的轻重、邪正盛衰等情况的辨证方法，基本内容包括阴阳、表里、寒热、虚实。证候虽然复杂多变，但总不外阴、阳两大类，诊病之要也必须首先辨明其阴阳属性。表证、热证、实证可隶属于阳证的范围，里证、寒证、虚证可隶属于阴证的范围，故阴、阳两纲在疾病辨证中占有重要地位。八纲辨证是分析疾病共性与指导用药的基本纲领。

（2）脏腑辨证：脏腑辨证是指以藏象理论为指导，根据脏腑生理、病理特点，分析判断疾病所在的脏腑病位及其病因、病性及邪正盛衰情况等的辨证方法，内容包括脏病辨证、腑病辨证和脏腑辨证。

（3）病因辨证：病因辨证是指根据各种致病因素的特点，通过分析患者的症状、体征来推求疾病病因的诊断方法，基本内容包括外感六淫、七情内伤、饮食劳伤、外伤等。

六淫、疫疠是外感疾病的病因。六淫包括风、寒、暑、湿、燥、火；疫疠指传染性较强的外邪。

情志内伤病证是指由喜、怒、忧、思、悲、恐、惊七种情志活动过度，以致人体脏腑阴阳气血紊乱的病证。

饮食所伤是指由于饥饱失常，食物不洁或不节，饮食偏嗜等原因所致的病证。

劳逸所伤是指长时间过度劳累（劳力过度、劳神过度、房劳过度）或过度安逸，以致气血、筋骨、肌肉失其生理常态而产生的病理现象。

外伤病证是指金刃、跌打、虫兽咬伤等致病因素所产生的疾病，特点是病因明确，多有明显的外伤病史。

（4）气血津液辨证：气血津液辨证是指以气血津液理论为依据，分析气、血、津液的病变，辨别其所反映不同证候的辨证方法，内容包括气病辨证、血病辨证、津液病辨证。

（5）六经辨证：六经是指太阳、阳明、少阳、太阴、少阴、厥阴经脉而言。六经辨证是汉代张仲景创立的论治外感疾病的辨证方法，外感疾病中错综复杂的证候表现分为太阳病、阳明病、少阳病、太阴病、少阴病、厥阴病六种类型。

（6）卫气营血辨证：卫气营血辨证是一种论治外感温病的辨证方法。它将外感温病由浅入深或由轻而重的病理过程分为卫分证、气分证、营分证、血分证四个阶段，以说明外感温病病位的浅深、病情的轻重和传变规律。

（7）三焦辨证：三焦辨证是以上焦、中焦、下焦为纲，根据外感温病，尤其是湿温病发生、发展的一般规律及症状变化的特点，将温病过程中的各种临床表现进行综合分析和概括，归纳为上、中、下三焦证候，用以阐明其病变先后、病位深浅、邪正盛衰和传变规律的辨证方法。

（8）经络辨证：经络辨证是以经络及其所联系脏腑的生理病理为基础，对患者所反映的症状、体征进行综合分析，以判断经络病变的具体病位、病因病机及其性质特征的一种辨证方法。

2. 论治　辨证是治疗的前提和依据，论治是治疗疾病的手段和方法。论治即根据辨证的结果，确定相应的治则治法，继而选择相应的药物，形成治疗方案的过程。论治过程包括确定治则、选择治法。治则是指中医临床治疗应遵循的基本原则，是在整体观念和辨证论治指导下制定的，对临床疾病的治法、处方、用药均具有普遍指导意义，为临床立法、处方、用药的先导。治法是在治则的指导下，针对具体的病证拟定的直接而有针对性的治疗方法，是对治则的具体体现和实施。如在扶正的治则之下，有益气、补血、滋阴、温阳等不同的治法；在祛邪的治则之下，又有发汗、泻下、清热等不同的治法。治则是具体治疗方法的指导思想，而治法是治则思想的具体体现。

（1）治则：中医治则的基本内容包括调整阴阳、标本缓急、扶正祛邪、正治反治、三因制宜等。

调整阴阳是指通过调整阴阳的盛衰，以恢复阴阳平衡的治疗原则。人体的病理变化虽然复杂，但其根本原因是阴阳失调。调整阴阳，补偏救弊，促使阴平阳秘，就是针对阴阳失调这一基本病理变化而制定的治疗原则。

标本缓急强调从复杂多变的病证中分清标本缓急，然后确定治疗的先后主次。体现了中医处理疾病过程中各种复杂矛盾的独到之处，也是治病求本原则的具体体现。①急则治标：是指标病、标证或标症甚急，可能危及患者生命或影响对本病的治疗时所采用的一种治疗原则。由于此时的病、症或证已成为疾病过程中矛盾的主要方面，因此先治其标也是治本的必要前提。②缓则治本：是指标病、标症或标证缓而不急时所采取的一种治疗原则。这是在治病求本原则指导下常用的治则。由于此时的本病或本证是矛盾的主要方面，所以应当直接治其本，本去而标自消。③标本兼治：是指标病与本病错杂并重时采用的一种治疗原则。此时单治本或单治标都不能满足临床治疗的要求，故必须标本同治，方能取得较好的治疗效果。

扶正祛邪是针对正气不足的虚证和邪气充实的实证所确立的两个基本治疗原则，治疗疾病的根本目的就是扶助正气，祛除邪气，即"虚则补之""实则泻之"。扶正与祛邪是相辅相成的。扶正的目的在于提高机体抗御病邪和祛除病邪的能力，有利于祛邪；祛邪的目的在于减少邪气对正气的损害，有利于正气的恢复。扶正祛邪相得益彰，促使疾病早日好转和痊愈。临床应用扶正与祛邪治则，要分清证候虚实，在用药上要注意轻重缓急。

正治、反治是指药物的性能与病证表象之间逆从关系的一种治则。①正治：正治是指治疗用药的性质、作用趋向逆病证表象的一种治则，适用于本质与现象相一致的病证，主要包括寒者热之、热者寒之、虚则补之、实则泻之等。②反治：反治是指所用药物的性质、作用趋向顺从病证的某些表象的一种治则，适用于本质与现象不完全一致的病证，主要包括热因热用、寒因寒用、塞因塞用、通因通用等。正治与反治虽然在所用药物性质与病证表象关系上存在着差异，但对疾病的本质而言，二者都是逆其病证本质而治的法则，均属于治病求本。

三因制宜即因人、因时、因地制宜，是指治疗疾病时要根据患者、时令、地理等具体情况制定适宜的治疗方案。①因人制宜：根据患者的年龄、性别、体质等不同特点，特别是小儿、老年人和妊娠期妇女等特殊人群的特点，制定适宜的治法与方药，明确用药宜忌。②因时制宜：根据不同季节的气候特点制定适宜的治法与方药。四时气候的变化，对人体生理活动、病理变化都会产生一定的影响，所以治疗疾病时必须考虑时令气候的特点。③因地制宜：根据不同地区的地理环境、生活习俗特点制定适宜的治法与方药。不同的地区，由于地势高下、气候寒热及居民饮食习惯等因素的不同，导致人的体质和发病后的病理变化不尽相同，因此治疗用药也应有所区别。

（2）治法：中医药治法历史悠久，内容丰富，其中"八法"概括了中医药常用治法。

汗法：汗法亦称解表法，是通过发汗、宣肺散邪的方法，解除表邪的一种治法。汗法主要适用于外感表证。此外，汗法尚有透邪、祛湿、消肿之功，可用于麻疹透发不畅，风湿痹痛，水肿等症的治疗。使用汗法时要因人、因时、因地、因病而异，以免误汗误人。临床表虚自汗、阴虚盗汗及疮疡日久、淋证、失血者慎用汗法。此外，还需注意煎服方法，用量宜轻，中病即止，不必尽剂。

吐法：吐法是指通过涌吐，使停留在咽喉、胸膈、胃脘的痰涎、宿食及毒物等从口排出的一种治法。本法适用于痰涎壅盛的癫狂、喉痹，宿食停积胃脘，毒物停于胃中等病证。吐法主要用于实邪壅盛、病情急剧者。若病情虽急，但体质虚弱者及儿童慎用，孕妇忌用。

下法：下法是指通过荡涤肠胃，排出粪便，使停留在肠胃的有形积滞从大便排出的一种治法。本法适用于燥屎内结，冷积不化，宿食不消，结痰停饮及虫积等证。下法有寒下、温下、润下等不同。使用下法注意"下而勿损"。除润下法较缓和之外，其余均较峻烈，孕妇忌用；新产后、月经期、年老体弱、营血素虚或津伤失血者均慎用。应用时还需把握分寸，恰当配伍，适时攻下。

和法：和法是指通过和解与调和的方法，使半表半里之邪，或脏腑、阴阳、表里失和之证得以解除的一种治法。和法的特点：作用缓和，疏解调理，适应证较为广泛。本法主要适用于肝胆失和、脾胃失和、肝胃失和、表里失和及营卫失调等证。如邪犯少阳病，用柴胡配黄芩和解少阳；肌表营卫失和证，用桂枝配芍药调和营卫。和法虽应用广泛，亦需准确选药，恰当配伍，否则将延误病情，影响治疗。

温法：温法是指通过温里祛寒的方法，使在里之寒邪得以消散的一种治疗方法。本法适用于脏腑沉寒痼冷，寒饮内停，寒湿不化及阳气衰微等证。临床使用有温中祛寒、温经散寒、回阳救逆等不同。温中祛寒用于中焦虚寒证，药如高良姜、干姜等；回阳救逆适用于阳衰阴盛或阴盛格阳证，药如附子、干姜等。此外，温法还有温肺化饮、温胃降逆、温肾纳气等类型。温里之品多辛热燥烈，易助火伤阴，故热伏于里之真热假寒者禁用；实热、阴虚火旺、津血亏虚者忌用；孕妇慎用。

清法：清法是指通过清热、泻火、凉血等方法，使在里之热邪得以解除的一种治疗方法。本法适用于外感热邪入里，或其他外邪（如风、寒、湿邪）入里化热，或七情过激，气机失调，郁而化火，或痰湿瘀阻，饮食积滞，郁久化热，或阴液不足、阴虚阳亢等所致的里热证。根据里热证发病阶段、病位及病性，清法又可分为清热泻火、清热凉血、清热解毒、清脏腑热、清退虚热等治法。清热药物多为寒凉之品，易伤脾胃阳气，故脾胃虚寒、食少便溏者慎用；阴盛格阳或真寒假热者忌用。

消法：消法是指通过消食导滞、行气活血、化痰利水及驱虫等方法，使气、血、痰、食、水、虫等所结成的有形之邪渐消散的一种治疗方法。凡食积、痞块、积聚、蓄水、痰核、瘰疬、痈肿初起等症均可用消法。针对病情不同，消法可分为消食、行气、活血等法。消法所治病证多虚实夹杂，需消补兼施，常与补法同用，使用时注意"消而勿伐"。

补法：补法是指通过补养、恢复人体正气的一种治法，适用于各种虚证。补法分为补气、补血、气血双补、补阴、补阳、阴阳并补等方法。补法还可根据发病脏腑的不同分为补肺、补肝、补肾、补脾、补心等。使用补法要处理好邪实与正虚的关系，避免"误补益疾""闭门留寇"等，无虚证者忌用；同时要注意"补而不滞"，许多补虚药易滋腻碍胃，应用时需掌握分寸、适当配伍健脾消食药，以顾护脾胃。此外，补益药宜适当久煎，使药味尽出。

中医药治疗"八法"内涵丰富，各寓深意，又彼此相互联系。在具体运用时应注意：①针对具体病情，常多种治法同用，诸如汗补并用、清下配伍、消补兼施等；②法中有法，每种治法中又有细别分类，例如和法中包括和解少阳、调和肝脾、调和肠胃等；③各法的运用要适度，如汗而勿伤、下而勿损、温而勿燥、寒而勿凝等。

3. 配伍　配伍是指根据药性特点和病情需要，有选择地将两种或两种以上的药物配合使用的方法。配伍的目的是增强其原有的功能，或拓展治疗范围，或调节药物偏性、制衡其毒烈之性，消除或减缓其对人体的不利因素，使各具特性的药物发挥综合作用，正所谓"药有个性之专长，方有合群之妙用"。所以，配伍组方是运用药物治病的进一步发展与提高。在临床医疗实践中总结出的配伍形式和理论，其中最具有代表性的基本配伍是"七情配伍"与"君臣佐使配伍"。

"七情"即单行、相须、相使、相畏、相杀、相恶、相反七种配伍关系。除"单行"外，其余皆从两药配伍角度论述中药配伍后的性效变化规律,包括增效、减毒、减效及产生毒性等。"七情"是中药配伍理论的基本内容,也是中医遣药组方的重要理论依据。

"君臣佐使"是方剂用药的配伍规律。君药是针对主病或主证起主要治疗作用的药物,其药力居方中之首。在一首方剂中,君药是首要的,是不可缺少的药物。臣药包括两种含义:一是辅助君药加强治疗主病或主证的药物。二是针对兼病或兼证起治疗作用的药物。佐药包括三种含义:一是佐助药,即协助君药、臣药以加强治疗作用,或直接治疗次要兼证。二是佐制药,即用于消除或减缓君药、臣药的毒性与烈性。三是反佐药,即根据病情需要,用与君药性味相反而又能在治疗中起相成作用的药物。一般用量较轻。使药包括两种含义:一是引经药,即能引方中诸药以达病所的药物;二是调和药,即具有调和诸药作用的药物。每首方剂的药味多少,以及臣、佐、使是否齐全,要视病情与治法的需要,并与所选药物的功用、药性密切相关。

中药配伍应依据辨证、治法的需要,选定恰当的药物,并酌情用量,明确药物组成中不同地位及其配伍关系,发挥其综合作用,制约其不利因素,使之用药适宜,恰合病情,这样才能取得良好的治疗效果。

此外,临床也常见中成药配伍应用。临床疾病的表现往往错综复杂,一种中成药难以达到理想的疗效。在中成药应用过程中,为了增强疗效,适合复杂的病情需要、避免产生不良反应,应在中医药理论指导下以辨证论治为依据配伍使用。中成药的配伍包括中成药之间的配伍、中成药与药引子的配伍、中成药与汤药的配伍和中成药与西药的合用等。

4. 用量 中药剂量一般指单味药的成人一日用量,有时也指在处方中药物与药物之间的比例分量,即相对剂量。临床中医师应遵守《中华人民共和国药典》(简称《中国药典》)中药物的剂量规定,不可随意加大剂量,以保证用药的安全性。中药用量是否得当直接影响药效的发挥。临床为保证用药的安全有效,确定药物剂量时要全面考虑,确定中药的剂量应注意以下几个方面的因素。

(1)药物因素:包括以下几个方面。①质量:质优力强者,用量宜小;质次力弱者,用量可酌情加大。②质地:干品、花叶类质轻之品用量宜轻;鲜品、金石、贝壳质重之品用量宜重。③气味:气味较淡、作用缓和的药用量宜重;气味浓厚、作用峻猛的药用量宜轻。④毒性:有毒药物应严格控制剂量在安全范围内。

(2)患者因素:包括以下几个方面。①年龄:小儿发育尚未健全,老年人气血渐衰,对药物的耐受力均较弱,用量宜小;青壮年身体健壮,气血旺盛,对药物的耐受力较强,用量宜适当加量。②性别:对一般药物,男女用量差别不大。但女性在月经期、妊娠期需用活血化瘀药时,用量宜轻。③体质:体弱者、新产后及久病之人,用量宜轻。即使应用补虚药,也应从小剂量开始,避免虚不受补。④病程:新病邪实而正气未衰,药量可稍大;久病体虚,用量宜小。⑤病势:病情急重者,用量宜重;病情缓轻者,用量宜轻。⑥职业、生活习惯:一般体力劳动者比脑力劳动者腠理致密,如用发汗解表药时,用量可稍大。

(3)用药因素:包括以下几个方面。①方药配伍:单味药应用时剂量宜大,在复方中应用时剂量宜小;同一药物在复方中作主药时用量宜稍重,作辅药时用量相对宜轻。②剂型:药物入汤剂时,因有效成分不能完全溶出,用量一般较入丸、散剂时大。③用药目的:同一药物因用药目的的不同,用量可能不同。如槟榔,用于消积、行气、利水时,常用量较小;用于驱杀绦虫时,用量宜大。④因时因地制宜:南方生活环境潮湿闷热,患者往往耐受辛燥之品;北方生活环境干燥,患者往往耐受阴柔之品。用发汗解表药时,温热地区、夏季高温容易出汗,用量宜轻;寒冷地区、冬季低温,皮肤腠理致密,用量宜稍重。

5. 用法 用法是指中药的应用方法,包括给药途径与剂型选择、煎服方法等内容。

（1）给药途径与剂型选择:临床用药必须根据治疗目的选择合适的给药途径及恰当的剂型。常用的给药途径主要有口服给药、皮下给药、黏膜表面给药、直肠给药、舌下给药、吸入给药、注射给药等,临床需要合理选择使用。

口服是最常用的给药途径。常用剂型有丸剂、散剂、片剂、颗粒剂、胶囊剂、口服液等。口服途径具有安全、方便、经济的特点。缺点:①昏迷、呕吐不止、禁食或需要鼻饲等患者不宜用此法给药。②口服药物与食物可能存在相互作用,可导致吸收不稳定。③小儿服药多不配合,口服存在一定的困难。④药物口服给药时,某些成分会被胃肠道破坏。

皮下给药不仅可以发挥局部作用,也可被吸收而产生全身作用,如膏剂和膜剂等。特点:①安全性高,避免口服药对胃肠道的刺激作用。②不受消化道酸碱度、细菌、酶的影响。③可避免肝脏的首过效应,减少药物代谢过程。但需注意亲水性的有效物质不易透皮吸收。

黏膜表面给药包括眼结膜、鼻腔、口腔、阴道、尿道等。常用剂型如滴眼剂、滴鼻剂、洗浴剂、栓剂等。一般而言,黏膜的吸收能力较强,药物成分容易吸收,但刺激性药物不宜采用黏膜表面给药。

直肠给药是指通过肛门将药物送入肠管,由直肠黏膜吸收进入循环,以治疗全身或局部疾病的给药方法。常用剂型如灌肠剂、栓剂等。应用方法主要有:保留灌肠法、直肠点滴法、栓剂塞入法。优点:①药物经直肠给药可避免对胃黏膜的刺激。②避免消化液中酸碱度、酶类对药物的影响。③直肠吸收的药物,有 50% ~ 70% 不经过肝脏。④在患者呕吐或意识丧失情况下,直肠给药是有效的给药途径。⑤治疗直肠局部病变时,使病变部位的药物聚集更迅速,浓度更高。但直肠吸收往往不规则、不完全,生物利用度低。

舌下给药是黏膜表面给药的一种特殊形式。口腔吸收的药物可随血液循环分布到全身,优点是方法简便,且能避免被肝脏和胃肠消化液破坏,缺点是只适用于少数能被口腔黏膜吸收的药物。对某些药物来说,经口腔黏膜吸收有特殊意义。如胸痹心痛发作时,舌下含服速效救心丸,可迅速缓解疼痛症状。

吸入给药是气体或挥发性药物经呼吸道吸入后,由呼吸道上皮和呼吸道黏膜吸收的一种给药方法。由于肺泡表面积大,药物可迅速进入血液循环。这种给药途径主要指药物的溶液经雾化或以气雾剂形式吸入。其优点是对肺部疾病而言,药物可直接作用于病变部位。主要缺点是药物剂量不易控制。

注射给药分静脉注射、肌内注射和皮下注射,其他还包括腹腔注射、关节腔注射、结膜下腔注射、硬膜外注射及穴位注射等。优点是药物吸收快、血药浓度升高迅速、进入体内的药量准确。缺点是组织损伤、疼痛、潜在并发症、不良反应出现迅速。本法适用于需要药物迅速发生作用,因各种原因不能经口服给药的患者。

总之,临床根据病情需要和剂型特点,合理选择给药途径和剂型,可达到治疗的目的。

（2）煎煮方法:煎煮方法正确与否,将直接影响临床疗效的好坏。汤剂的制作对煎药用具、用水、火候、煮法等都有一定的要求。

煎药用具:宜用化学性质稳定、导热均匀、保暖性能好的砂锅、瓦罐、陶瓷器具为好,忌用铜、铝、铁器具,以免发生化学反应,影响疗效。

煎药用水:一般来说,生活饮用水都可用来煎药。要求水无异味、洁净澄清、杂质少,以水质洁净新鲜为好。

煎药火候:有文火(小火)、武火(急火)之分。前者指使温度上升及水液蒸发缓慢的火候;后者指使温度上升及水液蒸发迅速的火候。煎药火候要适宜。煎药一般宜先用武火使药液迅速煮沸,以节约时间;后用文火继续煎煮,以免药液溢出或过快熬干。

煎煮程序:先将药物浸泡 30~60 分钟,用水量以高出药面 2cm 为宜,一般中药煎煮 2~

3 次,煎液去渣滤净混合后分次服用。煎煮的火候和时间根据药物性能而定。一般来讲,解表药、芳香药的煎煮时间宜短;补益药需用文火慢煎,煮沸后再文火续煎 30 分钟。

特殊煎法:部分药物因药材本身的特点、性能、用药目的不同,入药要求各异。金石、介壳类药物,如磁石、生石膏、龙骨、牡蛎、石决明、龟甲、鳖甲等,需要打碎先煎,以使有效成分充分溶出。有些药物的毒副作用较强,如附子、乌头等,宜先煎、久煎,以降低毒性,保证用药安全。含挥发性有效成分,久煎容易挥发散失的药物(如薄荷、荆芥、香薷、砂仁、白豆蔻、草豆蔻等),有效成分不耐煎煮,久煎容易破坏药物成分,使疗效降低(如钩藤、生大黄、番泻叶等),煎煮 5~10 分钟即可。黏性强、粉末状及带有绒毛的药物,如蛤粉、滑石、旋覆花、车前子、蒲黄、辛夷等,宜先用纱布袋装好,再与其他药物同煎,以防止药液混浊或刺激咽喉引起咳嗽及沉于锅底引起焦化或糊化。某些贵重药材,如人参、西洋参、羚羊角等,为了更好地煎出有效成分需单独另煎,煎液可以单服,也可与其他煎液混合服用。某些胶类药物及黏性大而易溶的药物,如阿胶、鹿角胶、龟甲胶、鳖甲胶等,为避免粘锅或黏附其他药物影响煎煮,可用水或黄酒将此类药加热烊化,再用煎好的药液冲服,也可将此类药放入其他煎好的药液中加热烊化后服用。某些有效成分易溶于水,或者久煎容易破坏药效成分的药物,如藏红花、番泻叶、胖大海等,可以用少量开水或复方中其他药物的煎出液趁热浸泡,加盖闷润,以减少挥发,半小时后去渣即可服用。入水即化的药物(如芒硝)可直接溶化后服用;汁液类药(如竹沥、蜂蜜等)可直接服用、冲水或加入煎液混合服用。某些药物(如雷丸、鹤草芽、朱砂等)高温容易破坏药效或有效成分难溶于水,不宜入煎剂,应入丸散剂服用。某些药物(如灶心土等)与其他药物同煎易使煎液混浊,难以服用,宜先煎后取其上清液代水再煎煮其他药物。某些药物体积大,吸水量大,如玉米须、丝瓜络、金钱草等,也可煎汤代水用。

(3)服药方法:口服给药的效果除了与剂型有关外,还与服药时间、服药次数、服药温度等密切相关。

服药时间:适时服药是合理用药的重要方面。具体服药时间应根据病情需要及药物特性来决定。一般来说,峻下逐水药、攻积导滞药、驱虫药宜空腹服用;补虚药、健脾和胃的药物宜饭前服;消食药及对胃肠有刺激性的药物宜饭后服;安神药宜睡前 30~60 分钟服,以便于入睡;涩精止遗药用于治疗梦遗滑精,宜在临睡时;缓下药宜在睡前服,以便次日清晨排便;而治疟药需在疟疾发作前的 2 小时服用。另外,对于急性病、呕吐、惊厥及石淋、咽喉病可煎汤代茶饮者,可不定时服。

服药次数:汤剂一般每日 1 剂,分 2~3 次服。临床用药时可根据病情增减。应用发汗药、泻下药时应得汗、得下则止,不必尽剂,以免伤正;呕吐患者应小量频服,以保证服药量。

服药温度:汤剂一般宜温服。解表药宜温热服,或进热粥以助汗出。寒凉清热药宜偏凉服。丸剂、散剂、膏剂等用温开水送服。

三、中药有效性的评价

中药有效性评价必须以中医理论为指导,确定适应证和治疗目标,充分体现中医理、法、方、药辨证论治的原则。中药有效性评价不仅需要采用传统中医药理论指导下的评价方法,还要综合现代的药理药效方法及临床循证医学研究等手段进行有效性评价。

(一)基于传统中医药理论的有效性评价

中药临床有效性研究必须以中医理论为指导,在药理学研究及临床辨证论治的基础上,确定适应证及合理的治疗目标,充分体现中医理、法、方、药辨证论治原则的特点。有效性评价指标的选择不仅需要中医证候疗效指标,而且需要借鉴国际疗效评价标准,采用客观性较强的定量和定性指标,提高研究结果的科学性和可信性。如根据不同的研究目标选用舌象、脉象等中医证候疗效指标,以及治愈率、病死率、致残率、复发率、生存质量、实验室检查等客观指标,以确切反映药物的治疗效果。

(二)基于药理实验的有效性评价

药理实验是中药有效性评价的基本手段。我国制定了有关中药药效学研究的政策、法规及技术要求,如《中药新药药效学研究指南》《中药注册分类及申报资料要求》《中药新药研究各阶段药学研究技术指导原则(试行)》《中药新药研制与申报》等。由于中医"证"的本质不甚明了,以及建立中医"证"的动物模型难度较大,目前中药药理学研究中许多动物模型是模拟的西医动物模型。而中医证候动物模型的建立和规范化是中药药理实验系统的基础和前提,如肾虚证、脾虚证、血瘀证、寒证、热证等证候模型。亦可选择在疾病模型上能反映中医证候的中医药理模型开展中药有效性评价。中药药理学研究有效性的评价应以整体实验为主,发展和建立中药药理的体外试验方法,从器官、组织、细胞、分子等不同层次评价中药的有效性。

(三)基于循证医学研究的中药有效性评价

循证医学是遵循证据的医学研究,提倡依据科学研究证据进行医疗决策。循证医学强调应用临床流行病学方法开展研究,以使研究结论建立在具有充分说服力的证据基础上,从而使研究成果具有可应用价值。中药临床有效性研究需要不断吸收现代循证医学的研究理论和成果,在疾病诊治过程应用现有最好的研究证据,为患者做出最佳的临床决策。在临床中药研究领域引进循证医学、系统性评述的方法,开展设计严谨、方法科学、结论可靠的临床研究,采用科学、合理的方法进行数据管理,保证真实、可靠地评价中药的有效性。

ER-1-2

中药临床安全性理论微课

第二节 中药临床安全性理论

药品安全性是指按规定的适应证和用法、用量,使用药品后人体产生不良反应的程度;亦指药品使用过程中或使用后可能对人体带来的非期望损害的性质和程度,是药物的基本属性之一。药物的安全性是相对的,不存在绝对的安全。中药同样有两面性,合理、有效而安全地使用中药可以防治疾病,用药失当则可能对人体造成伤害。中药传统安全用药思想源远流长,内容丰富,贯穿于从中药采收到临床应用的全过程,是临床安全有效应用中药的重要保障。

一、中药安全性的基本理论

中药安全性的基本理论以中药"有毒无毒"理论为核心,对临床用药具有重要的指导作用。

中药的"有毒无毒"是中药药性理论的重要组成部分,也是指导临床安全用药的基本原则。经过长期的医学实践,中药的"有毒"或"无毒"已经成为中药的一种性能概念,为全面认识中药的性质、功能、毒性等提供了理论依据。

医药文献中对"有毒无毒"的认识非常丰富,综合历代本草医籍中有关中药"毒"的阐释,中药的"毒"有狭义与广义之分。狭义的"毒"是指药物的毒副作用,可对人体造成伤害的性质。广义的"毒"主要有4种含义:①药物的总称,即"毒"与"药"通义,"毒"即是"药"。如《周礼·天官·冢宰》云:"医师掌医之政令,聚毒药以供医事。"明代《类经》卷十二云:"毒药者,总括药饵而言,凡能除病者,皆可称之为毒药。"《类经》卷十四又云:"凡可避邪安正者,皆可称之为毒药。"②药物的偏性。中医学认为药物之所以能治疗疾病,就在于它具有某种偏性。古人常将药物的这种偏性称之为"毒"。如明代张景岳云:"药以治病,因毒为能。所谓毒者,以气味之有偏也……气味之偏者,药饵之属是也,所以去人之邪气。"药物都具有各自的偏性,中药理论将这些偏性统称为"毒"。③药物作用的强弱。如《普济方》卷五药性总论云:"有无毒治病之缓方,盖药性无毒,则攻自缓也。"又云:"有药有毒之急方者,如上涌下泄。夺其病之大势者是也。"一般来说,有毒特别是有大毒的药物,如马钱子、巴豆等,对人体作用强烈;而无毒或毒性极小的药物,如麦芽、龙眼肉等,对人体作用较缓。④药物对人体造成伤害的性质,即狭义的毒。

无毒是指药物一般不会对人体造成伤害。这类药物,如山药、薏苡仁、浮小麦等,多数不含有毒成分,偏性较不明显,作用平和,治疗窗广,安全系数较高。又如茯苓与香加皮,二者虽均为利水消肿之品,但茯苓无毒而力缓,香加皮有毒则力强。

中药"有毒"或"无毒"是相对的,在一定条件下可以相互转化。有些无毒的药物因超量或超疗程等不合理应用,可对人体产生危害。金代《儒门事亲》卷二云:"凡药皆毒也,非止大毒小毒谓之毒,虽甘草、苦参不可不谓之毒,久服必有偏性。"现代研究亦显示:大量长期使用甘草可导致水肿、血压异常等不良反应。有毒药物也可通过剂量、剂型、给药方式等手段控制毒性,避免对人体产生明显的损害。人参味甘而微温,功能补气生津、益智安神,适当剂量应用可治气虚欲脱及气津两伤等证,而大量或超疗程应用则可引发滥用人参综合征,轻则火热上炎、口鼻出血,重则兴奋狂躁、血压升高、心率异常、心慌等。

二、中药安全性的应用理论

中药安全性的应用理论体现在以"毒"为中心的防范与警戒措施。药物警戒(pharmacovigilance)概念于 20 世纪 70 年代由法国医药学家首先提出,2001 年 WHO 将药物警戒定义为"The science and activities relating to the detection,assessment,understanding and prevention of adverse effects or any other drug-related problems",即"与发现、评价、理解和预防不良反应或其他任何可能与药物有关问题的科学研究与活动"。药物警戒理论贯穿于药品的整个生命周期,涵盖了从药品研发到药品上市后使用的全过程,不仅包含对合格药品在正常用法用量下所出现不良反应的监测,还包括对药品质量问题、药物滥用及用药错误等的监测;既包含药品上市前的临床试验和动物毒理学研究,也包含上市后的不良反应监测和药品安全性再评价。目前,药物警戒理念已被各国广泛采纳与应用。根据 WHO 的指南文件,药物警戒涉及的范围已经扩展到植物药、传统医药和辅助用药、血液制品、生物制品、医疗器械及疫苗等。

中药药物警戒是指在应用中药防病治病及养生保健过程中,与中药安全用药相关的一切科学与活动。其中"科学"主要包括中药临床安全与合理用药理论等学术内容;"活动"则主要包括中药及中成药的安全性监测与评价,中药安全性基础研究和中药临床安全问题的发现、评估、认识与防范,合理用药指导及宣传等内容。

中医药学历来重视药物毒性和用药安全问题防范。古代本草医籍中蕴含着大量与安全用药相关的论述,体现中医学药物应用"警示"与"戒备"思想的论述统称为中国传统药物警戒思想,主要包括服药禁忌(配伍禁忌、妊娠禁忌、服药食忌、证候禁忌)、配伍、炮制等减毒方法,有毒中药的剂量控制原则,中药毒性分级,以及药物中毒的解救等。这些警戒思想是历代中医药学家临床经验的积累与结晶,是中医药安全用药理论的集中体现。中药药物警戒理论集中体现为配伍禁忌、妊娠禁忌、配伍或炮制减毒方法、剂量与疗程控制思想、中药毒性分级以及中毒解救等。

1. 毒性分级思想 《神农本草经》论述药性云"药有酸咸甘苦辛五味,又有寒热温凉四

笔记栏

气,及有毒无毒",并将所载365种药物按功用及有毒无毒分为上、中、下三品:"上药一百二十种为君,主养命以应天,无毒,多服、久服不伤人。……中药一百二十种为臣,主养性以应人,无毒、有毒,斟酌其宜。……下药一百二十五种为佐使,主治病以应地,多毒,不可久服。"其中所说"有毒无毒"即是药物毒性分级思想的初步体现。于汉末至两晋间成书的《名医别录》首次将毒性药物分为大毒、有毒、小毒三个等级,如"天雄有大毒""乌头有毒""菜耳实有小毒"等,这标志着中药毒性分级思想的深化。《日华子本草》将有毒中药分级增加了"微毒",由三级分类法细化为四级分类法。明代本草巨著《本草纲目》亦按毒性大小将有毒中药分为大毒、有毒、小毒、微毒四个级别。清代医药学家对药物毒性分级的认识更加细化,如汪昂《本草易读》突破前世本草四级分类法,将有毒药物分为大毒、有毒、小毒、微毒和微有小毒五个等级。现代医药专著中也十分重视对毒性药物的认识,《中华本草》中毒性药物按极毒、大毒、有毒、小毒四级定量分级;《中药大辞典》将中药毒性分为剧毒、大毒、有毒、小毒和微毒五级,是现代最详细的中药毒性分级法;《中华人民共和国药典》以及各版《中药学》教材大多遵古沿用,均采用大毒、有毒、小毒的分类方法。

2. 中毒解救思想　中药中毒解救思想由来已久。最早设专篇论述中药解毒方法的是东晋葛洪《肘后备急方》,其设"治卒服药过剂烦闷方"篇,此是针对服药过量引起胸闷等不良反应的解救专篇。又如"治卒中诸药毒救解方"篇详细记载了"中狼毒以蓝汁解之""中踯躅毒以栀子汁解之""中雄黄毒以防己汁解之"等多种解毒方法。再如"治食中诸毒方"篇中亦载有部分药物中毒的解救方法,如"蜀椒闭口者有毒,戟人咽,气便欲绝,又令人吐白沫。多饮桂汁若冷水一二升,及多食大蒜,即便愈"等。此后,唐代药王孙思邈在《备急千金要方》和《千金翼方》中对药物中毒后的解救做了专篇论述,如《备急千金要方·解毒并杂治》"甘草解百药毒,此实如汤沃雪有同神妙。有人中乌头、巴豆毒,甘草入腹即定……有人服玉壶丸治呕不能已,百药与之不止,蓝汁入口即定。"并列出解毒方剂十二首。又如《千金翼方·杂病下》"药毒第三"中列述"解野葛毒方"和"一切解毒方"等解毒方剂共计十二首。此后,历代本草医籍中均载有中毒解救的相关论述。李时珍《本草纲目》里对中毒解救思想进行了详细的记载,提出相须、相使、相畏、相恶诸药,认为"相畏者,受彼之制也""相杀者,制彼之毒也",相畏、相杀即是解毒关系;同时归纳总结了解"酒毒"及解"诸毒"的药物,并广泛记述了解毒的相关内容。

3. 预防中毒思想

(1) 配伍禁忌思想:配伍禁忌思想是中药药物警戒思想的鲜明体现。《神农本草经》指出:"勿用相恶相反。"金元时期,中药学经典的配伍禁忌理论"十八反""十九畏"被提出,标志着配伍禁忌思想日趋成熟。如金代张从正《儒门事亲》中记载十八反歌诀:"本草明言十八反,半蒌贝蔹及攻乌,藻戟遂芫俱战草,诸参辛芍叛藜芦。"又如李杲《珍珠囊补遗药性赋》中总结出十九畏歌诀云:"硫黄原是火中精,朴硝一见便相争;水银莫与砒霜见,狼毒最怕密陀僧;巴豆性烈最为上,偏与牵牛不顺情;丁香莫与郁金见,牙硝难合京三棱;川乌草乌不顺犀,人参最怕五灵脂;官桂善能调冷气,若逢石脂便相欺。"歌诀中所说攻、战、相争、相欺、最怕、难合、莫与、不顺情等均含有配伍禁忌之意。时至今日,"十八反""十九畏"仍然是中药配伍禁忌理论的核心内容。

(2) 剂量与疗程控制思想:中药服用剂量与疗程控制思想最早见于《神农本草经》:"若用毒药疗病,先起如黍粟,病去即止,不去倍之,不去十之,取去为度",意思是服用毒药应首先从小剂量开始尝试,慢慢加量,直至疾病祛除。南北朝《本草经集注》在《神农本草经》的基础上,对服用毒药的剂量原则作了进一步详细阐述:"一物一毒,服一丸如细麻;二物一毒,服二丸如大麻;三物一毒,服三丸如小豆;四物一毒,服四丸如大豆;五物一毒,服五丸如兔矢,六物一毒,服六丸如梧子;从此至十,皆如梧子,以数为丸。"其意思是说使用毒药治病时,应具体情况具体分析,斟酌药物的毒性大小决定服药剂量,不可一概而论。唐代王冰强调根据药物毒性的大小决定疗程,如《重广补注黄帝内经素问·五常政大论》中提出:"大毒治病,十去其六,常毒治病,十去其七,小毒治病,十去其八,无毒治病,十去其九,谷肉果菜,食养尽之,无使过之,伤其正也。不尽,行复如法。"

（3）妊娠禁忌思想:中药妊娠禁忌思想源远流长。早在春秋战国时期《山海经·西山经》记载"有草焉……名曰䔄葏,食之使人无子",反映了当时人们对妊娠禁忌的初步认识。《素问·六元正纪大论》中就有"妇人重身,毒之何如"之记载,已经对孕妇可否使用有毒药物的问题进行讨论。汉代《神农本草经》中记载了若干堕胎药物,如牛膝、瞿麦等。南北朝梁代陶弘景在《本草经集注》中论述了诸病通用药,首次专设堕胎药项。唐朝《新修本草》中列举堕胎药40余种。至宋代文献中出现以妊娠禁忌为内容的歌诀,如南宋朱端章《卫生家宝产科备要》中的产前禁忌药物歌,陈自明的《妇人大全良方》中载有孕妇药忌歌诀等。后世许多妊娠禁忌歌诀多以此为基础,元代医家李杲的《妊娠用药禁忌歌》云:"蚖斑水蛭及虻虫,乌头附子配天雄;野葛水银并巴豆,牛膝薏苡与蜈蚣;三棱芫花代赭麝,大戟蝉蜕黄雌雄;牙硝芒硝牡丹桂,槐花牵牛皂角同;半夏南星与通草,瞿麦干姜桃仁通;硇砂干漆蟹爪甲,地胆茅根都失中。"此外,《胎产救急方》和《炮炙大法》等著作中亦有类似歌诀。明代李时珍的《本草纲目》将妊娠禁忌药分为妊娠禁忌、堕生胎、活血流气、产难、滑胎、下死胎六大类。清代《神农本草经疏》《胎产指南》《女科秘诀大全》等著作中均有妊娠禁忌药的记载。历代记载以药性峻烈程度及对胎儿和母体的影响程度,将药物分为禁用、忌用、慎用。虽然不同典籍记述不同,但对妊娠用药安全具有明确的指导意义。

（4）配伍与炮制减毒思想:中医临床历来重视通过配伍和炮制等手段降低药物的毒烈之性。如汉代《神农本草经》中即有配伍减毒的相关论述:"若有毒宜制,可用相畏相杀者。"所谓相畏是指一种药物的毒性可以被另一种药物抑制或削弱,如半夏畏生姜;所谓相杀是指一种药物能够抑制或削弱另一种药物的毒性,如生姜杀半夏。又如李时珍《本草纲目》中有炮制减毒的论述:"芫花用时以好醋煮十数沸,去醋,以水浸一宿,晒干用,则毒灭也。"现代毒理学研究证明,芫花经醋制后毒性降低,半数致死量较生品提高。

中药药物警戒理论内涵丰富,需要深入全面地挖掘,有助于更加准确地认识与评价中药安全性,以保障中药用药安全。

三、中药安全性评价

中药安全性评价是认识中药用药安全的基础。中药临床应用形式多样,其安全性评价包括饮片汤剂的安全性评价、中成药的安全性评价及中西药合用的安全性评价。

其一,饮片汤剂的安全性主要采用临床观察法进行评价,部分饮片的安全性亦可采用动物毒理实验进行评价。饮片汤剂以复方形式应用,在辨证论治原则的指导下常采用一人一方的治疗方式,较难开展多中心、双盲、大样本的药物临床流行病学安全评价,主要根据患者用药后产生的不良反应来判断安全性。

其二,中成药的安全性评价可分为临床前安全性评价与临床安全性评价。临床前安全性评价是新药临床前研究的重要内容,是新药进行临床试验前必须完成的实验研究。严格按照《药物非临床研究质量管理规范》,采用实验体系(实验动物、细胞及器官等)进行初步的安全性评价,为临床试验提供安全保障。临床安全性评价主要为临床试验。临床试验指任何在人体(患者或健康志愿者)进行药物的系统性研究,以证实或揭示试验药物的作用、不良反应及/或试验药物的吸收、分布、代谢和排泄,目的是确定试验药物的疗效与安全性。临床试验应严格按照《中药新药临床研究一般原则》(2015 年第 83 号)及《证候类中药新药临床研究技术指导原则》(2018 年第 109 号)等文件进行,又包括新药上市前的临床试验和上市后的临床试验两部分。临床试验一般分为Ⅰ期、Ⅱ期、Ⅲ期、Ⅳ期临床试验。新药上市前的临床安全性评价分为Ⅰ期临床试验、Ⅱ期临床试验和Ⅲ期临床试验 3 种,试验结束后可以进行新药的上市申报工作。上市后临床安全性评价主要包括Ⅳ期临床试验,其目的是考察在广泛使用条件下的药物疗效和不良反应,评价在普通或者特殊人群中使用的利益与风险关系等。

其三,临床中西药合用包括中药汤剂与西药合用、中成药与西药合用及中西药复方制剂等形式,安全性评价较为复杂,常采用多种方法进行评价。一方面,合用的中成药(包括中西药复方制剂)及西药须按照各自规范的新药临床前安全性评价与临床安全性评价。另一方面,合用后的安全性主要采用临床观察法进行评价。其中中成药与西药合用可采用多中心、双盲、大样本的药物临床流行病学安全性评价;汤药与西药合用则较难开展药物临床流行病学安全性评价。

中药药物警戒是在中药安全性日益引起关注的背景下应运而生的新概念,是现代药物警戒理念与中医药特色相结合的产物,也是与中医药传统安全用药思想一脉相承的。中药药物警戒理论的提出,有助于在中医药理论指导下更加合理地使用中药,有助于更好地开展中药安全性监测,有助于更加准确地认识与评价中药安全性。2019 年施行的新修订的《中华人民共和国药品管理法》,明确了药品监督管理部门的职责分工,强化了行业参与者的责任,要求创新法律责任体系,提出建立药物警戒制度,坚守药品安全底线,维护公众健康权益。其中第 12 条第二款首次提出建立药物警戒制度,对药品不良反应及其他与用药有关的有害反应进行监测、识别、评估和控制。并且明确规定要建立药品上市许可持有人年度报告制度,每年按规定向药品监督管理部门报告药品风险管理情况。药品上市许可持有人要制定药品上市后风险管理计划,以及上市后药品不良反应信息管理与风险控制措施。2021 年国家药品监督管理局发布《药物警戒质量管理规范》,要求药品上市许可持有人和药品注册申请人应当按要求建立并持续完善药物警戒体系,规范开展药物警戒活动。

医药工作者必须提高安全用药意识,高度重视可能出现的不良反应,药品不良反应监测是指运用药物流行病学等方法对中药应用中所出现的不良反应进行收集、报告、评价和信息反馈,是药物警戒中最重要的组成部分,是执业药师和执业医师重要的职责和工作。

第三节 中药临床经济性理论

药品是社会发展及人类预防和诊治疾病不可缺少的重要物质资源。由于社会资源的稀缺性,决定了可用于药品的研究开发、生产、流通和使用过程的物质资源及技术、资金、人员、时间等的有限性,进而决定了可供人们选择和使用的药品品种、质量和数量的有限性。随着社会进步、经济发展和科学技术水平的提高,人们对自身健康水平的期望与需求不断提高。中药资源的有限性和人们对生命质量、健康水平需求的无限性之间的矛盾日益突出。如果某种药品既安全又有效,但价格昂贵,患者用不起则谈不上用药合理。用药的经济性并非单纯指尽量少用药或只用廉价药,其意义是在用药时获得相同的治疗效果所投入的用药成本应尽可能低,以减轻患者及社会的经济负担。

因此,如何合理地配置药物资源、提高药物资源的利用率,使有限的药物资源最大程度地提高生命质量、产出最大化的健康效果,是药物经济学关注的重要问题。鉴于中药使用的广泛性,了解中药的经济性对合理配置有限的医药卫生资源显得尤为重要。中药药物经济学评价是中药治疗疾病的经济学分析,目的是提供成本效果最佳的药物治疗方案,降低药物不良反应,优化药物资源配置。

一、中药临床经济性的基本理论

药物经济学是一门应用经济学原理和方法来研究和评估药物治疗成本与效果及其关系的学科。药物经济学是经济学原理与方法在药品领域内的具体运用。广义的药物经济学主要研究药品供方与需方的经济行为、供需双方相互作用下的药品市场定价,以及药品领域的各种干预政策措施等。狭义的药物经济学是一门将经济学基本原理、方法和分析技术运用于临床药物治疗过程,并以药物流行病学的人群观为指导,开展研究以求最大限度地合理利用现有医药卫生资源的综合性应用。其主要任务是测量、对比分析和评价不同药物的治疗方案,药物治疗方案与其他治疗方案(如手术治疗、理疗等),以及不同卫生服务项目所产生的相对社会经济效果,为临床合理用药和疾病防治决策提供科学依据。

药物经济学评价研究的实质是对各种(药物)治疗方案的投入(成本)和产出(健康结果)进行综合考察,通过测算成本-效果(效用)比率或测算增量成本-效果(效用)比率,来进行不同药物品种及其治疗方案之间的客观比较,以寻求最具成本-效果的治疗方案,为相关政策措施的制定提供实证依据。

药物经济学通过治疗方案的优化设计,来保证有限的社会卫生保健资源发挥最大的效用。用药的经济性并非单纯地指尽量少用药或只用廉价药品,而是指用药时获得相同的治疗效果所投入的用药成本应尽可能降低,以减轻患者及社会的经济负担。

药物经济学研究最主要的目的是促进合理用药,有效利用药品资源。目前缺乏有效的影响医师处方行为的政策措施,甚至于临床医师开处方时未考虑费用问题。因此,有些国家通过向医师提供药物经济学研究信息,间接地影响医师处方行为,达到合理用药的目的。如英国是欧洲国家中利用药物经济学研究促进合理用药较为突出的国家,制药厂家主动向临床医师提供丰富的药物经济学研究资料,提高了临床用药的经济性。

中药药物经济学是利用现代经济学基本原理、方法和分析技术,结合流行病学、决策学、生物统计学等学科知识,全方位地分析药物治疗备选方案的成本、效益、效果或效用,并以药物流行病学的人群观为指导,从全社会角度开展研究,为临床合理用药和制定最佳的疾病防治措施提供科学依据,以求最大限度地合理利用现有医药卫生资源的综合性应用科学。

二、药物经济学在中药中的应用

药物经济学在中药中的应用主要体现在以下三个方面。

其一,药物经济学是中药合理用药的基本要求之一。合理用药包含安全性、有效性、经济性、适当性四大要素。通过合理、有效地利用有限的药物资源,使之产生良好的社会效益和经济效益是临床合理用药的基本要求。中药以其多成分、多系统、多靶点的综合效应,在养生、保健和治疗中优势突出,并且利于有效控制医药费用。在临床治疗决策中,临床中药师除需要考虑安全性、有效性外,也应考虑药物治疗的费用问题,评估和考察临床治疗的经济性。

其二,药物经济学有助于调整宏观药品政策,合理配置医药卫生资源。药物经济学评价结果是调整药品价格、医疗保险目录、基本药物目录的重要依据。作为临床中药师,通过最少成本分析、成本-效果(效用/效益)分析、药物利用研究等方法对临床治疗备选方案的经济性进行判定或比较,控制不合理用药与治疗费用,可为制定医疗保险药品目录及医院用药目录、有效地配置药品资源提供依据。另外,中药作为天然药物,药物资源的可持续利用极为重要,开展药物经济学评价对保证合理配置医药卫生资源具有益作用。

其三,药物经济学可用于指导中药药学服务实践。结合药品的药理、药效、不良反应等信息,临床中药师应在新药引进时开展该药物的经济学评价,比较原有药物和新药的经济性,指导患者的药物治疗。所以,开展药物经济学评价是临床药学服务实践的重要工作。

三、药物经济学的评价

(一)药物经济学评价方法

药物经济学评价主要对不同的药物治疗方案及其他各种备选方案的经济性进行评价与比较,进而选择经济性较好的方案予以实施。常用的药物经济学评价方法有药物的最小成本分析、药物的成本-效果分析、药物的成本-效用分析、药物的成本-效益分析、药物增量(边际)成本-效果(效用)分析等。

1. 药物的最小成本分析　是在两个药品具有相同效果时对成本进行比较,成本较小的药品应该首选。

2. 药物的成本-效果分析　是最常用的一种经济学评价方法。药物的成本-效果分析是一种用于对有治疗意义,可供选择的治疗方案或干预措施的成本和效果进行鉴别、衡量和比较的方法。其目的在于通过分析,寻找达到某一治疗效果时成本最低的治疗方案,是分析和评价所有备选治疗方案的安全性、有效性和经济性的重要工具。其适合于安全性和有效性不同的治疗方案(包括两种或多种不同的药物或同一药物的多种不同剂型)间的比较,只要治疗方案或干预措施可用相同的临床结果指标衡量,就可采用此法;也可用于特定条件下对药物治疗与一种或多种非药物治疗方案进行比较。药物的成本-效果分析仅用于不同干预措施对同一疾病的干预情况,而不适用于不同疾病的干预。在进行中药与西药治疗方案比较时常采用此方法。为了提高不同干预措施之间的可比性,需要注意中药药物经济学评价研究中效果指标的选择,尽可能采用终点指标[如治愈率、寿命年、有无并发症事件发生、各种生理参数(如血压,血糖,胆固醇下降)及其他功能状态的改善情况]评价药物效果。

3. 药物的成本-效用分析　是成本-效果分析的一种发展,是综合考虑治疗效果与患者满意度及生活质量等各方面的效用指标而进行的一种分析方法。与成本-效果分析不同的是,其结果是以效用来评价。成本-效用分析中,结局需要以健康相关的生活质量为指标,包括质量调整生命年、残疾调整生命年、健康生命年当量等判定效用的指标,其中质量调整生命年为最常用的指标。成本-效用分析评估药品对改进生命质量的作用具有重要意义,因为只有一部分医学技术或药品能治愈疾病或挽救生命,大部分的治疗则是改善患者的生命质量。例如:对癌症治疗方案的评价;对不影响死亡率,但会影响发病率和生活质量的治疗方案的评价。

4. 药物的成本-效益分析　是成本与效益均为货币单位,可计算成本-效益比值,也可计算净效益(效益-成本)的一种分析方法。药物的成本-效益分析是比较单个或多个药物治疗方案或其他干预措施所消耗全部资源的成本和由此产生的结果(效益)的一种方法。成本-效益分析法的适用范围较为广泛,只要结果能够应用一定方式的货币单位计量,就可以采用此方法。

5. 药物增量成本-效果(效用)分析　或称边际成本-效果(效用)分析,是用于新药与老药的比较研究的方法。如新药的价格比老药(或标准疗法)要贵,由此增加的成本(增量成本或边际成本)是否能取得相当的或更高的效果或效用,就可采用增量成分效果(效用)

分析。

（二）中药药物经济学评价的特殊性

中药在整体调节和改善患者生活质量、增强人体抗病能力、提高健康水平等方面有着突出优势，但疗程普遍较长。所以对中药进行经济学评价需要长期研究，才能反映中药给人体带来的长期效果，研究时限越短则越不利于中药的评价。

中药具有多层次、多靶点的特点，在针对某一种适应证的同时还能有效调节人体功能和抗病能力，具有较广泛的治疗调节作用。《中国药物经济学评价指南及导读》规定药物经济学评价研究的适应证是已批准的西医诊断的适应证。在研究中将多层次、多靶点的中药和特异性很强的西药就单个适应证进行成本-产出分析，使得中药在治疗相同证候的其他适应证和整体改善身体状况的产出优势没有得到体现。因此，中药的经济学评价需要建立与传统药物经济学不同的评价标准，以使得中西药公平地进行比较。

中药在对症、对病、对证不同层面的治疗作用，疗效判定，以及效用指标的选择，直接影响中药疗效评价的结果，体现为中药在治疗疾病时不仅治疗了表现于外的症状，通过全面辨证和辨病，对患者进行整体治疗。简而言之，中医的整体施治更易于提高患者的生存质量。因此，传统的药物经济学评价采用的单个效果指标作为临床中药评价指标，不利于对中药的全面认识。效用指标中的质量调整生命年，则能够较好地评价中药的整体作用。该指标综合了治疗方案对患者生命的质和量两个方面的影响，较全面地评价了治疗方案对患者的整体作用。

对中药进行经济学评价可促使政府、医院、药物研发机构更清楚地了解中药的经济性，更有效地配置、使用中医药卫生资源。同时，中药药物经济学的研究和发展需要中医学、中药学、经济学、管理学等学科的积极配合，弥补传统评价模式的不足，发展出一套适合中药评价的新评价模式。

总之，中药临床应用的经济性要求以最小的投入取得最大的医疗和社会效益，即使中药的临床有效性得到了充分发挥，减少了中药的安全问题，有效地利用了卫生资源。药物经济学研究是对药物最佳应用的研究，是临床中药师重要工作之一，对推动中药的合理应用具有重要意义。

第四节　中药临床适当性理论

WHO提出的合理用药原则是"安全、有效、经济、适当"。用药适当性是合理用药的一个重要方面。中医临床要想达到合理用药的目的，就必须考虑用药的适当性。其中"适当"包含了中药适当的治疗目的、适当的治疗方案，也涵盖了适当的剂量、适当的用药时间和适当的用药方法等。用药适当性的基本要求是将适当的药物，以适当的剂量，在适当的时间，经适当的途径，给适当的患者，使用适当的疗程，达到适当的治疗目标。适当性的原则强调尊重客观现实，立足当前医疗科学技术和社会发展水平的合理用药，既要保证疗效，又要避免不切实际地追求高水平的药物治疗。

中药合理使用的基本原则是一个有机整体，包括安全性、有效性、经济性和适当性。合理用药的根本出发点是有效性，以保证患者防病治病的首要目标；同时需要权衡利弊，将安全性作为基本前提，承受最小的风险；再者需要以尽可能低的成本达到药物治疗的有效性和安全性，实现经济性的最大效益；适当性是实现用药安全性、有效性及经济性的必要保证。中药临床应用的适当性是体现中药特点的重要因素，是中药临床合理应用的基本原则之一，

笔记栏

探讨适当性原则的学术内涵具有重要意义和临床实用价值。

一、中药临床应用的适当性理论

用药的适当性是指遵照医嘱、药品说明书及《中国药典》等指导文件的用法、用量来使用药物,以保证用药的安全和有效,用药的适当性包括7个方面。

1. 适当的用药对象　适当的用药对象强调用药必须考虑用药对象的病理生理状况和疾病情况,要遵循辨证用药的原则,加以区别对待。同样一种病发生在两个人身上,由于个体间的差异,即使能用同一种药物治疗,也含有疗效差别,因而要进行全面权衡。一个治疗方案不可能适用于所有的患者,必须考虑用药对象,如老年人、儿童、妊娠和哺乳期妇女、肝肾功能不良者、过敏体质者,应特别注意用药禁忌,不同人群、不同个体应区别对待。

2. 适当的药物　根据患者的身体状况,在同类药物中选择最为适当的药物,在需要多种药物联合作用的情况下,还必须注意适当的合并用药。选择适当的药物时应注意以下方面:①根据疾病与患者的机体条件,选出最适当的药物,使药物的疗效和药动学特点都能满足治疗需要。②要注意药物与机体之间的相互作用,最大限度地发挥治疗作用。③多种药物联用时,选择适当的合并用药的品种和方式,关注药物与药物之间的相互作用。④对于小儿、老年人等特殊人群,应对患者生理、病理情况结合药物综合考虑,审慎选择药物。

3. 适当的时间　遵循药物在体内作用的时间规律,设计给药时间和间隔,以提高药效,减少副作用。药动学研究显示,药物进入机体后存在着显著的时-效或时-量关系。因此,制定合理的给药方案,必须设计适当的给药时间和间隔时间,以保证血药浓度的坪值上限低于中毒浓度水平,下限不低于有效浓度水平,在最佳时间发生预期的作用,尽快控制病情。适当的用药时间有两个方面的含义:一是根据疾病特性,按发作规律和机体自身的代谢规律用药。如截疟药宜在疟疾发作前两小时服用,以便更好地作用于疟原虫。攻下药应晨起饭前空腹服用,以利于药物直接作用于胃肠道,产生泻下作用。苦寒清热药应饭后服用,以免苦寒伤脾胃,刺激胃肠道;安神药宜睡前服,以便发挥疗效,促进患者进入睡眠状态。二是用药间隔时间的长短主要取决于药物的半衰期,用药时应严格按规定的用药间隔按量应用。如雷公藤片主要有效成分和毒性成分均为雷公藤甲素,有研究显示雷公藤片的毒效半衰期有助于确定给药间隔,保障临床用药的安全性与有效性。根据毒效半衰期 $t_{1/2} = 4.5$ 小时计算,3个半衰期(13.5小时)后药物消除将达90%,故给药间隔采用2~3次/d。另有研究显示注射用三氧化二砷的血浆消除半衰期为(12.13±3.31)小时,故临床采用静脉滴注每天一次以保障临床的安全性与有效性。

4. 适当的剂量　应严格遵照医嘱、药品说明书及《中国药典》规定的剂量给药。对作用强、治疗指数小的药物,如心血管药物等,适当剂量给药极为重要,必须按照个体化原则给药。有条件的情况下,应当进行血药浓度监测,精心设计适当的初始剂量和推荐剂量,避免凭自我感觉随意增减药物剂量。

5. 适当的途径　适当的给药途径需要综合考虑用药目的、药物性质、患者身体状况及安全、经济、简便等因素。①一般情况下能口服的药物,就尽量不采用静脉给药。因此,首选口服给药,既方便又经济;对病情较急、危重的患者可先考虑静脉给药,病情稳定后改为口服给药。②同一药物的不同制剂和不同给药途径,会引起不同的药物效应。如陈皮、青皮口服具有行气健脾、化痰的作用,而其提取物制成的注射剂则有升压作用。③不同的药物具有不同的药动学特点。如发挥吸收作用的给药途径按其吸收速率的慢快,可依次排列如下:口服<直肠给药<舌下给药<皮下注射<肌内注射<吸入给药<静脉注射。④适当的给药途径是增

强患者用药依从性的重要因素。用药方式简便的给药途径,患者的接受程度高,依从性较好。

6. 适当的疗程　根据治疗学原则,确定适当的药物疗程。如盲目延长给药时间,不仅会造成浪费,而且也容易产生蓄积中毒、药物依赖性等不良反应。同样盲目停药,则不能够彻底治愈疾病,易使疾病复发。所以既不能盲目延长给药时间,又不能不顾病情擅自停药,以免造成不应有的损失。如洋地黄、朱砂安神丸等易产生蓄积中毒,为防止蓄积中毒,待用到一定疗程后可停药或给予较小的维持剂量。

7. 适当的治疗目标　治愈疾病是医患的共同目标,但限于客观条件,某些疾病的药物治疗只能起到减轻症状或延缓病情发展的作用。所以在治疗过程中,医患双方都应该采取积极、客观和科学的态度正视现状,并通过不懈努力,达到适当的治疗目标。对于患者不切实际地要求根治病痛或使用没有任何毒副作用的药物,临床中药师应协助医护工作者与患者沟通,减少盲从。对有些只能减轻症状或延缓发展的疾病,医患双方应积极努力制定双方可接受并能达到的治疗目标。

二、适当性在中药临床中的应用

适当性用药原则在中药临床中的应用具有重要的指导意义,体现在中医药治疗中的方方面面。在制定中药治疗方案时,强调力求选择适当的中药,以适当的剂量,在适当的时间,经过适当的给药途径,给予适当的患者,使用适当的疗程,确定适当的治疗目标,指导中药临床应用的适当性。另外,保障用药的适当性需要综合考虑临床用药的各个因素,立足当前医药科学技术和社会发展水平,同时要兼顾安全性、有效性、经济性,不能盲目降低治疗要求,也不应不切实际地一味追求高水平药物治疗。

三、适当性的评价

中药临床应用的适当性评价需要综合患者的病情以及当前医药科学发展的现状等多方面因素,对药物品种、剂量与疗程、给药途径、给药时间、适应证、治疗目标等进行评价,力求综合全面、尊重客观现实。

1. 评价用药对象的适当性　用药对象的适当性评价不仅需要考虑患者的病证状态、病理生理基础,还要考虑患者的经济承受能力。①需要评价药证、药症、药病的相符程度,做到诊断与论治用药相对应;②需要评价老年人、儿童、妊娠期和哺乳期妇女、肝肾功能不全及过敏体质患者的身体条件,为其选择适当的药物;③需要评价患者的经济条件,尽量满足患者的基本医疗需求。相同疾病,不同患者,同一种药物治疗方案的适当性存在差异。

2. 评价药物选择的适当性　根据辨证论治及诊断,遵循因人、因时、因地制宜的原则,评价所选药物的适当性。主要从药物品种、性能主治、处方配伍、使用禁忌、药物相互作用、药效学及药动学特点、使用注意、病证的改善程度等角度进行客观评价。

3. 评价药物剂量的适当性　药物剂量适当与否直接关系到中药临床疗效的好坏和安全性的大小,剂量适当性评价强调因人而异的个体化给药原则。中药的剂量范围波动较大,最适当的剂量难以一概而论,需要根据中医药理论及现代药理毒理学研究结果评价给药剂量,使血药浓度在有效范围内,而又不至于引起不良反应。

4. 评价给药时间的适当性　给药时间的适当性评价要求依据药物的药动学,参考时辰药理学的原理,评价给药时间与用药时间间隔。中药有效成分进入体内存在一定的"时-效"关系,制定给药时间与用药时间间隔,应保证血药浓度的周期性波动在治疗窗内。

5. 评价给药途径的适当性　给药途径的适当性评价需要综合考虑用药目的、药物性质、患者机体状态及安全性、经济性及简便性等因素。给药途径的评价在预期疗效相同或相似的情况下,应遵循能口服不注射,能肌内注射不静脉注射的原则。

6. 评价药物疗程的适当性 药物疗程的适当性评价依据是有效性、安全性及经济性。疗程的适当性既要保证病情得到有效治疗或稳定控制或延长复发,又要防止超疗程用药引发蓄积中毒或药源性疾病。

7. 评价治疗目标的适当性 治疗疾病、根治病痛是医疗的目标,但受当前医疗条件和药物发展水平的限制,某些疾病尚不可能做到药到病除或彻底根治。评价治疗目的适当与否,应针对患者的病证状态,正视当前医药现状,同时兼顾安全性、有效性、经济性,确定适当的治疗目的。

总之,合理用药需要综合体现安全、有效、经济及适当,四者缺一不可。既要权衡患者应用药物所获得的收益,又要考虑用药后对患者可能造成的伤害;既要考虑药物的疗效与治疗疾病的需要,又要顾及患者的经济承受能力及保护卫生资源与生态环境。并以此为宗旨,制定出相对最好的药物治疗方案。进而达到最大限度地发挥药物的治疗效果,减少药物不良反应的发生;有效地防治疾病,提高患者的生命质量;控制医疗保健费用过度增长,使社会和患者都获得最佳效益。

合理用药是相对的、动态发展的。在以药物治疗某种病证时,其合理性是与同类药物相比较而言的。随着中医药学、医学理论及其他相关科学技术的发展,人类对疾病病因病机的研究不断深入,对中药或中成药性能主治的认识也在不断地深化,新的药物会不断研制开发,药物的治疗方案亦会随之变化,并日臻完善。

（张一昕　林志健）

复习思考题

1. 简述合理用药的基本原则。
2. 简述临床药师在合理用药中的作用。

第二章

临床中药学与临床中药师

> ## ▶ 学习目标
>
> 1. **知识目标** 了解临床中药学研究的相关概念,熟悉临床中药师的任务和使命。
> 2. **能力目标** 具备开展临床中药学研究的能力;掌握临床中药师开展药学服务的基本能力。
> 3. **思政目标** 从临床中药师的医者使命与职业道德角度,培养学生大医精诚、无私奉献的精神。

临床中药学是一门具有中药学与中医临床相结合特点的新兴学科,其主体是从事临床中药学工作的药学工作人员,直接面向临床,为患者提供全程化药学服务,提高中药合理用药水平。

第一节 临床中药学的相关研究

一、研究范围

临床中药学的目标是提高临床合理用药水平,其研究范围涉及临床用药的全过程。根据用药因素的不同,临床中药的研究范围可分为药物因素研究、用药人群研究及用药因素研究等。根据临床用药环节的不同,临床中药的研究范围可分为药学信息的收集整理,药物治疗方案的制定与调整,医师、药师、护士的沟通协调,患者的用药指导,用药后的疗效与安全性监测及药学反馈等。这些研究往往是相互交叉和相互渗透的,为指导临床合理用药提供了依据。

临床中药学作为一门综合性应用学科,需要应用多学科的技术手段与方法开展学科研究,如中医药文献研究方法、中药信息学研究方法、临床试验研究方法、药物流行病学研究方法、药物经济学研究方法、实验研究方法,以及人文社科与管理学研究方法等。随着科学技术手段的不断发展,临床中药学将不断吸收和应用新的研究方法开展相关工作。

二、研究内容

临床中药学研究的核心内容是"以患者为中心"的药物应用研究,侧重于研究中药与人的关系,主要涉及如何保障药物应用的有效性、安全性、经济性与适当性。

（一）有效性研究

其一,药物治疗的必要性与药物选择研究。在中医药基础理论指导下,遵循中医药辨证

笔记栏

论治与整体观的用药思想,明晰药物治疗特点、功效与主治范围,分析临床药物治疗的可行性及预期效果,探讨临床用药的必要性,选择合适的治疗药物。

其二,药物治疗方案研究。通过对中药治疗学的探讨,分析中药应用环节中的影响因素,研究实施个体化药物治疗方案。同时,监测该治疗方案的疗效与不良反应,评价治疗方案的合理性,根据需要调整药物治疗方案,以获得最佳的治疗效益-风险比。

其三,药物信息学研究。收集和分析有关药物功能主治、药物相互作用、药物不良反应、药剂学、药动学等方面的资料,获取药学情报,开展药物咨询,促进医师、药师、护士之间的合作,沟通医师、护士、患者之间的关系,使用药更加安全,提高临床药物治疗的合理性。

其四,药物相互作用研究。药物相互作用研究主要包括以下三个方面。①中药配伍增效减毒研究:挖掘传统中医药的配伍理论,研究中药配伍后的增效减毒作用,指导临床选药,制定药物治疗方案。②与西药联用的相互作用研究:根据现代药物相互作用的基本理论与原理,探讨中药与西药合用、中西药复方制剂、中西药序贯用药等用药形式导致的药物相互作用,揭示中药与西药联用的药效及安全性基础。③药物与膳食的相互作用研究:探讨食物对药物的吸收、分布、代谢及排泄的影响,分析饮食禁忌及忌口的本质,指导患者用药期间的合理膳食。

（二）安全性研究

药品安全性研究是指对药品安全性问题的各个方面进行深入研究,目的是识别药品潜在的安全问题,定性或定量地描述药品安全风险,探究药品安全问题的发生机制,有针对性地提出药品安全性的警戒措施,减少临床安全隐患。该研究主要围绕中药安全问题的发现、评估、理解与警戒防范的展开,具体体现在中药不良反应监测研究、中药安全性的基础研究、中药安全隐患的警戒防范研究等方面。

1. 中药不良反应监测研究　开展中药不良反应监测研究是发现中药不良反应的最有效方法,是评估中药安全性的重要途径。其一,通过大样本人群用药监测,发现中药安全问题的信号,弥补中药安全性认识的相对不足。前瞻性研究和回顾性研究相结合、主动监测与被动监测相结合、个案报道与群体事件相结合,强调证据之间的相互印证和统一指向,从安全性的角度构建从中药适应证、适用人群,到给药途径、溶媒、剂量、疗程、合并用药等全方位的证据体系,对发现罕见不良反应、迟发性不良反应、特殊人群的不良反应以及联合用药引起的不良反应等具有重要意义。其二,不良反应监测发现的安全信号可引起医药工作者及社会的关注。通过安全信号的进一步分析和评价,确认不良反应与药物应用的因果关系。其三,药品不良反应监测研究也体现了医疗机构管理药品安全风险的水平,是一个国家药品风险防控水平和能力的体现。其四,通过不良反应监测研究,客观、公正地评价中药相关的安全问题,从而为政府决策提供科学依据。

2. 中药安全性的基础研究　开展中药安全隐患的发生原因、机制、防治措施等基础研究,有利于促进中药安全性问题的全面理解,促进临床合理用药。①应加强中药材种植、炮制（制剂）的研究,从源头上解决中药原料的质量问题,从而消除中药临床安全隐患;②应加强中药有毒成分、毒性机制的研究,对一些剧毒中草药不仅要测出单次给药的毒性剂量,还要了解其长期连续给药产生毒性作用的剂量。要利用现代药理学、毒理学的方法对有毒中药进行实验研究,确定治疗量与中毒量之间的关系、急性中毒的剂量及慢性中毒的主要症状和靶器官、中毒机制和解救的方法,为临床用药的安全性监护和药物的毒性防治提供依据;③应加强中西药相互作用的基础研究,探讨中西药合用在吸收、分布、代谢、排泄过程中所发生的药动学变化,为中西药合理联用提供依据,从而减少中西药合用带来的不良反应。

3. 中药安全隐患的警戒防范研究 中药安全隐患的警戒防范研究是在中药不良反应监测与中药安全问题基础研究的基础上,有效地利用药物安全信息,遵循药物安全问题的警戒、防范原则、防范方法,建立全过程、全方位的中药药物警戒防范体系。通过中药安全隐患警戒防范的研究,对药材、饮片、中成药全流程进行把控,从患者、药物及用药等角度全面防范中药应用的安全隐患。

主要研究包括如下。①挖掘传统中药药物警戒理论:中医药典籍中有着丰富的安全警戒内容,通过梳理传统药物警戒思想与方法,为临床安全用药提供参考。②研究分析用药安全警戒信号:通过临床安全性监测,发现有效的药物警戒信号,并及时向临床提供药物警戒信息与防范意见,保障患者用药安全。③规范药品风险-效益研究:从有效性、安全性和经济性等方面对药品进行全面评价,构建药品风险管理体系,实现效益风险最优化,不断淘汰风险-效益不佳的品种,防范安全问题。④开展药品安全监管研究:通过对药品安全监管的系统研究,从中发掘药物警戒信号,及时向生产部门与监管部门汇报,并采取相应的解决办法,消除药品安全隐患。对监管稳定性差、有效期短、投诉率高、临床使用疑问多的药品以及药品监管部门重点监测的药品,研究相应的监管方法,提出警示,避免不良事件的发生。

（三）经济学研究

药物经济学要求最大限度地合理利用现有医药卫生资源,是指导临床治疗决策和合理用药的重要依据。目前,我国医疗体制改革对医药经费及临床用药进行严格的监管,临床药师和医师都必须遵循相关医疗制度,缓解患者经济压力,改善治疗效果,提高患者的生活质量。

其一,药物经济学研究采用经济学原理和方法,研究和评估药物治疗的成本与效果及其关系,比较不同药物干预方案、药物与其他干预方案的经济性,以及不同卫生服务项目所产生的相对社会经济效果,从微观角度为临床合理用药提供科学依据,控制药品费用的不合理增长。

其二,药物利用评价是药物使用过程（模式）合理性的评价,主要包括药物使用数量及药物质量评价。一方面,从宏观角度考察药物的利用情况;另一方面,根据经济学原理,把研究领域扩展到对整个社会药物资源的最佳利用上。不仅考虑个体用药的经济性,而且从药物资源的社会分布,处方用药的频度、数量等考察药物的利用情况,以避免滥用药物、用药过度或用药不足等问题。因此,药物利用评价研究不仅有助于患者的药物治疗,而且有助于从宏观角度为医疗行业的社会和经济管理提供决策依据。

（四）适当性研究

由于患者的个体差异,医疗条件的客观限制等,需要在治疗过程中开展药物适当性研究。从患者病情的实际出发,确定适当治疗目标,以循证医学为依据,要针对患者病情状况,充分考虑其个体特征,选择适当的剂量、疗程、给药间隔、给药途径等,制定适当的用药方案以避免造成药物过度治疗或治疗不足。

三、研究主体

临床中药师是开展临床中药学工作的主体。临床中药师是基于临床中药学专业理论,运用药物及临床的知识与技能,参与药物治疗方案的制定、实施药学监护、评价临床用药的有效性与安全性的专业技术人员。临床中药师应实施以患者为中心的中药学服务,以实现安全、合理、有效、经济的中药治疗。临床中药师协助医师为患者制定合理的药物治疗方案,避免药物不良反应及药物间的不良作用,解决药物治疗过程中的相关问题,在

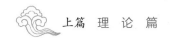

临床合理用药中发挥重要作用。医护人员也需与临床药师相互协作,这样才能保证临床用药的安全有效。

第二节　临床中药师

随着临床中药学的发展,临床中药师的工作、职责及作用发生巨大变化,形成了以患者为中心,为患者提供高质量的与药物使用相关的药学服务模式,临床中药师作为药学服务的主体,对提高药物治疗的安全性、有效性、经济性和适当性具有明确的促进作用。

一、临床中药师的工作方向

（一）面向药品消费者

临床中药师要应用所掌握的临床中药学知识与技能,为用药人群提供药学服务,以达到有效治疗疾病和养生保健的目的。其一,解答有关中药治疗的问询,使应用中药治疗和养生保健人群配合医护人员制定的用药方案,提高依从性;其二,主动进行用药知识的宣传教育,指导中药煎服方法、药品储存方法、饮食禁忌等,正确地使用中药。其三,主动讲解中药潜在的安全问题,指导认识其不良反应,以达到早识别、早处理,降低中药安全隐患。

（二）面向临床

临床中药师以最新的中西药信息,为临床医师及护士提供药物咨询服务,从药师的角度协助医师制定药物治疗方案,指导护士合理配药与用药,促进医师、药师、护士的协作,为患者提供高品质的药学服务。

（三）面向管理部门

临床中药师通过临床用药情况、不良事件分析评价、风险-效益管理等工作,获取临床用药的基础信息,向卫生行政部门以及药品监督管理部门反映药学相关问题,为药品质量控制及社会保健提供依据;根据药物经济学的相关原理,分析反馈临床用药情况,为医药卫生行政部门制定政策提供参考。

（四）面向生产部门

临床中药师是直接接触药品和患者的药学专业人员,熟悉药品的质量和应用,可从药品应用终端向中药生产各环节提供咨询与指导。一方面,帮助中药生产企业控制药材、饮片以及中成药的质量,保证临床应用合格药品。另一方面,开展药品有效性及安全性评价,向中药生产部门提供相关信息,为药品改进提供技术参考。

二、临床中药师的任务与能力要求

临床中药师的任务是多角度、多层面的,既涉及用药的全流程,又因岗位不同而有专科、通科之别,但其工作的目的是开展药学服务,协助医师、护士开展医疗活动,指导患者用药,以保障临床用药的安全、有效、经济与适当。鉴于工作任务的复杂性,需要临床中药师具备综合的知识与能力。

（一）临床中药师的任务

1. 配合医师制定治疗方案　临床中药师可建议医师使用合适的药物,以及对医师开出的处方提供参考意见。临床中药师要严把中药配伍关,关注中药之间、中西药之间药物的相互作用。中药有"十八反""十九畏"等配伍禁忌,配伍不当会发生严重不良反应,中西药不适当联用可能产生理化变化及药理毒理效应的变化。临床中药师可通过药物分析技术,实现对复方制剂中药成分的定量研究,为中药的配伍、中西药代谢提供科学的参考,从而指导中药的合理用药,以避免降低药物疗效和出现不良反应。

临床中药师通过医学和药学的有机结合,配合医师提供更为合理的治疗方案。同时,临床中药师应在患者用药后进行药物疗效监测、中药的药动学研究、制剂的生物利用度研究和不良反应的监测等,对治疗方案提出合理的修改建议,促使制定个体化用药方案。

2. 协助护士执行治疗方案　护士在执行医嘱过程中,常常面对多药联合应用,而药物的理化性质和药物之间相互作用的复杂性,增加了用药护理工作的难度。临床护理人员对一些较为复杂处方的加药次序、配制时间和操作规范等常存在疑惑。临床中药师应通过自身对药物的了解,协助护士选择适当的给药途径、给药顺序等,避免由于操作不当而造成药物的疗效降低,甚或产生不良反应。

3. 指导患者落实治疗方案　临床中药师为患者提供咨询服务,告知煎煮方法和服药时间,说明中药制剂的剂型特点及使用方法,指导患者中药的合用与饮食禁忌,以避免产生不良事件和毒性反应,达到治疗目的。同时,临床中药师对患者用药进行监测和随访,以便发现新的不良反应,从而全面地掌握药物的特性,更好地指导合理用药。

（二）临床中药师的能力要求

世界卫生组织(WHO)和国际药学联合会(FIP)提出了"七星药师"的角色要求。①健康服务的提供者(A CARE-GIVER):药师必须提供最高质量的药学服务,并且与其他健康服务的提供者和睦相处。②决策者(A DECISION MAKER):药师必须具有评价、分析的能力,能够对使用资源的最优方法做出决策。③沟通者(A COMMUNICATOR):药师必须知识渊博,当与健康专家和公众交流时要足够自信。④引导者(A LEADER):药师在公共福利机构中应当具有一定的引导地位,并在其引导工作中要显示出一定的同情心。⑤管理者(A MANAGER):药师必须有效地管理资源和信息,并且能够服从他人的管理。⑥教育者(A TEACHER):每个药师都必须参与到培养和教育未来执业药师的工作当中。⑦终身学习者(A LIFE-LONG LEARNER):每一位药师必须知道如何学习。从在校学习开始,持续的学习应当贯穿整个医学生涯。近年来又出现了"九星药师"的提法,标志着临床对药师的要求在不断提升。

临床中药师作为从事中药药学服务的专业人员,在知识结构、工作能力等方面应有更高的要求。在"七星药师"要求的基础上,需掌握中药学与中医学的基本理论与知识技能,同时涉猎社会学、经济学、心理学、管理学等交叉学科。临床中药师不仅要具备丰富的专业知识和较强的工作能力,还必须具备人文修养、娴熟的交流技巧和丰富的社会经验。临床中药师应做到以下几点。

其一,具备深厚的医药学理论和丰富的知识。临床中药师必须加强专业知识的学习以及其他交叉学科知识的学习,包括中药学、临床中药学、药事管理学、中医理论、医学伦理学、中药药理学、细胞生物学、免疫学等,努力提高自身的专业素质。做到通晓疾病的临床用药知识;掌握药物治疗方案的设计、推荐、监测、评估技能;具有较高的药物信息采集和分析判断能力。

其二,具有良好的人文沟通和交流能力。临床中药师需要具有一定的人文知识、交流艺术和职业素养,具有较好的人际交流技能,能够在复杂的情形下阐明相关用药问题。为临床医护人员和患者提供用药建议,确保中药在中医药理论指导下辨证使用,保障临床用药的安全、有效、经济与适当,对中药的临床合理使用发挥积极作用。

其三,具备知识更新与继续学习的能力。临床中药师不能停留在原有的理念和知识上,要时刻跟踪中医药的研究动态,了解新的技术方法、学习新理念,注重知识的更新,以满足临床日益增长的用药需求。

临床中药学
服务微课

第三节 临床中药学服务

一、临床中药学服务的内容

药学服务是临床药学代表性的综合理念,是临床药学时代特征的体现。临床中药学借鉴国际药学界药学服务的思想,发展形成自身的基本内容。

1. 药学服务 全程化药学服务(pharmaceutical care,PC)也称药疗监护或药疗保健,起源于20世纪80年代末,在20世纪90年代开始崭露头角,成为21世纪医疗机构药学工作的新模式,一种新的药学观念、理论、策略。药学服务是围绕提高患者生活质量的既定目标,直接为公众、医务人员、患者及其家属提供负责任的、直接的与药物治疗相关的服务,以期提高药物治疗的安全性、有效性与经济性,实现改善与提高患者生活质量的目标,即药师运用最新的知识与技术,通过与其他医药专业人员合作,设计、执行和监测将对患者产生特定结果的药物治疗方案。这些结果包括疾病的痊愈、减轻、疾病进程的阻止或延缓、疾病或症状发生的预防等。药学服务已成为药师为维护患者乃至公众健康进行的专业服务。国际上强调药师应开展全程化药学服务,即在用药之前和之中以及愈后恢复等整个医疗卫生保健过程中提供药学服务。主要内容包括药物调剂服务、药物治疗管理服务、药学监护服务、药疗保健服务、用药咨询服务、药师照顾服务、药学关怀服务、药学实验检测服务、药学信息服务、药事管理服务等药学相关服务。

国际通识药师的任务是实施药学服务。合格的药师通过与患者和其他专业人员合作,设计治疗计划,执行和监测将会对患者产生的治疗效果。随着药学服务的推进,临床药学的工作实践范围逐渐扩大,药师参与对患者的具体治疗工作,直接对患者负责,不仅可以保证医疗机构的药学服务质量,而且涉及在健康中心、社会药房等机构开展的合理用药工作。在我国,临床药学服务既包括西药临床应用的相关服务,也包括中药临床应用的相关服务。

2. 临床中药学服务 临床中药学服务是"以患者为中心",在中药及中西药联合应用过程中,提供高质量、直接的中药学服务。随着现代药学服务工作理念的逐步深入,临床中药师将传统中医药理论与现代科学成果相融合,积极深入临床开展药学服务,参与医师用药的过程,以提供药学信息,协助医师制定用药方案,监督指导合理用药,提高疗效,减少药品不良反应的发生,实现安全、有效、经济的中药治疗,指导临床合理使用中药。

新中国成立以来,在国家关于中西医结合、中西医并重的医疗政策下,既有中药治疗,又有西药治疗,以及中西药联合用药等情况。近年来中药安全问题频发,引起社会的广泛关注。因此,临床中药学服务与药学服务必须要密切配合,积极推动药学服务的理念在中国的普及,应对中西药的复杂用药现状。

3. 临床中药学服务的基本特征 临床中药学服务因服务内容的复杂性,具有以下几个基本特征。①与药物治疗有关:临床中药学服务要求药师不仅要提供合格的符合临床需求的中西药物,更重要的是关注患者的合理治疗,要对疾病治疗全过程进行决策,包括中西药物的选择、剂量的确定、给药方法的优化、治疗效果的评估等,同时还包括提供人文关怀,以实现安全、有效、经济的药物治疗。②主动实施药学服务:强调对患者健康的关注和责任,尽管不需要对患者的辨证诊断等提供实际照顾,但药师应对服务对象实施发自内心、负责的服务。主动的药学服务与既往被动的处方发药服务方式不同,需要药师具备一定的临床知识,结合自身的中药学专业特长,积极开展药学服务。③预期目标明确:药学服务的预期目标主要包括应用中西药物预防疾病、治愈疾病、消除或减轻症状、阻止或延缓病程、养生保健及减少不良反应,以提高公众的生活质量。④关注生活质量:药学服务把药物治疗与改善患者生活质量联系起来,体现了对药物治疗本质认识的深化,药物不再仅用于防治疾病,更应以改善患者生活质量为目标。⑤承担相应责任:药学服务将药物治疗托付给药师,并监督落实药物治疗计划,以保证药物治疗的安全性、有效性、经济性及适当性。临床药师对药物治疗结果要承担相应的责任。

4. 药学服务与临床中药学　临床中药学是以研究中药合理用药为核心的一门学科,其主体是临床中药师,其宗旨是实现药物临床应用的安全性、有效性、经济性及适当性,达到合理用药的目的。药学服务作为一种全新的药物相关的服务模式,其工作内容涉及患者用药的方方面面,贯穿于临床中药学工作的全过程。在临床药学服务中,临床中药师应围绕公众健康,主动参与治疗活动,发现、解决和预防与中药治疗相关的实际问题,即药师通过提供药学服务来保障合理用药。

二、临床中药师的医者使命

临床中药师是医疗卫生队伍中不可或缺的重要一员,在保障患者用药安全、有效、合理方面发挥着重要作用。临床中药师的医者使命主要体现在以下几个方面:①保障用药安全。临床中药师是药物安全的守护者。在医疗活动中通过处方审核、处方点评、用药咨询、药学查房、药物不良反应监测,开展全程化药学服务等方式,确保患者用药安全。②提高用药疗效。临床中药师熟悉药物的药理作用、适应证、用法用量等,能够根据患者的病情特点,提供个体化的用药指导,提高用药有效性。③推动合理用药。临床药师可以通过开展药学教育、宣传合理用药知识等方式,提高患者和医务人员的合理用药意识,推动合理用药。

临床中药师肩负着重要的医者使命,也要牢记职业道德。《中国执业药师职业道德准则》要求中国境内的执业药师,包括依法暂时代为履行执业药师职责的其他药学技术人员,应做到以下几点。

1. 救死扶伤,不辱使命　执业药师应当将患者及公众的身体健康和生命安全放在首位,以我们的专业知识、技能和良知,尽心尽职尽责为患者及公众提供药品和药学服务。

2. 尊重患者,一视同仁　执业药师应当尊重患者或者消费者的价值观、知情权、自主权、隐私权,对待患者或者消费者应不分年龄、性别、民族、信仰、职业、地位、贫富,一律平等相待。

3. 依法执业,质量第一　执业药师应当遵守药品管理法律法规,恪守职业道德,依法独立执业,确保药品质量和药学服务质量,科学指导用药,保证公众用药安全、有效、经济、合理。

4. 进德修业,珍视声誉　执业药师应当不断学习新知识、新技术,加强道德修养,提高专业水平和执业能力;知荣明耻,正直清廉,自觉抵制不道德行为和违法行为,努力维护职业声誉。

5. 尊重同仁,密切协作　执业药师应当与同仁和医护人员相互理解,相互信任,以诚相待,密切配合,建立和谐的工作关系,共同为药学事业的发展和人类的健康奉献力量。

三、临床中药学服务的主要步骤

1. 收集整理患者的相关信息,包括个人信息、中医辨证及诊断、用药信息、过敏史、婚育史、实验室检查等。

2. 掌握药物信息,明确所选药物的药性特点、功能主治、剂型规格、代谢特征、配伍与相互作用、不良反应等。

3. 确定药物治疗目标,明确主要目标和次要目标、近期目标和长期目标,确保治疗的可行性。

4. 以药师的视角,从安全性、有效性及经济性角度,协助医师制定药物治疗方案。

5. 设计药物治疗方案的监测计划,关注药物的安全性与有效性。

6. 实施药物治疗方案,对护士在药物配制、存储等方面给予指导。指导患者用药,做好药学宣教,提高患者用药依从性。

7. 根据监测过程出现的问题,协助医师调整药物治疗方案。

8. 根据药物治疗中发现的问题,采取相应的措施做好警戒防范,保证临床安全用药。

四、临床中药学服务的工作方式

(一)临床中药学服务的层次

临床中药学服务是医疗全过程服务的组成部分,根据临床药学服务内容的区别可划分为以下三个层次。

第一层次:基础药学服务。药师被动开展的药学服务工作,主要包括药品供应、质量保障、药品调剂、审核处方、提供药物信息和用药咨询。

第二层次:核心药学服务。药师应当关注临床治疗用药诸环节开展的药学服务工作。临床药师应下临床,和医师一起查房、会诊、抢救、病历讨论、书写药历、采集整理药品不良反应报告等,协助医师制定合理给药方案、开展用药监护、向护士及患者提供合理用药咨询,参与临床用药实践,以患者为中心开展药学服务。

第三层次:拓展药学服务。药师应主动拓展药学服务工作领域。药师应开展药学实验研究,如开展血药浓度监测、药动学研究、药物经济学研究、急救药学研究等,为全程药学服务提供技术和支持。

临床药学服务并非一个简单的服务项目,而是一个内涵丰富、专业化程度很高的服务体系,以上三个层次互为依存,共同构成临床中药学服务的整体框架。

(二)临床中药学服务的具体工作

1. 基础药学服务 基础药学服务是临床中药学工作最基本的层次,目的是保障临床供药并且提供给患者希望获得的药物基础信息。基础药学服务的实质是将合格的药品提供给合适的患者,为其提供适当的建议等,保证用药的合理性。

(1)保障药物品质:中药采收、加工炮制、生产储藏及调剂均会影响药物的品质。由于历史原因,地域不同,中药材品种繁多,别名错杂,再加上产地和采集时间等不同,导致中药材品质参差不齐。因此在采购时,既要保证品种满足临床需求,还要甄别来源品质,尽量选用优质道地药材。在加工炮制及制剂制备时,要以中医药理论为指导,严格操作规程,确保成品符合要求。在药物储存时,要根据中药的来源及性质,合理储藏,避免发霉、虫蛀、变色、潮解、风化等导致药物变质。在调剂时,要规范调剂流程,正确调配饮片,保证调剂质量。

(2)严格审核发药:临床中药师应注重审查医师处方的临床诊断是否与用药相符,处方应付是否正确,调配剂量是否准确,有无配伍禁忌,有无中西药不合理联用。对不安全、不合理用药处方提出预警和拦截。注重审查处方书写是否完整正确,药量是否为超常用量,用法是否合适,有无"十八反""十九畏"及妊娠禁忌等。发现问题及时与医师沟通解决,减少用药隐患。

（3）提供药品信息：药师以编辑药品宣传栏、开设用药咨询窗口的形式，向临床医护人员和患者宣传药品知识、传递新药信息，推荐合适的药品。对用药者片面的选药方式应给予耐心的劝解；通过了解用药者的具体病情并结合其购买承受能力，推荐安全、有效、经济的药品。药师发放药品时，要参考传统中药药物警戒思想及现代药理毒理学研究，宣传配伍禁忌、证候禁忌、妊娠禁忌及饮食禁忌等，指导患者明确用药时间、方法、顺序，建议部分煎药有困难的患者在医院代煎中药。

（4）宣教科学用药：其一，药品知识宣教。宣教内容主要包括药物疗效、不良反应。宣教目的是提高用药人群对药物的认知。临床药师在提供服务时应针对不同的药物，尤其是对特殊剂型（如洗剂、栓剂、泡腾剂等）应用的宣教。其二，特殊人群用药指导。如根据特殊患者（老年人、婴幼儿、孕妇、哺乳期妇女、精神不健全等）、特殊病理人群（肝、肾功能不全及心脑血管疾病、糖尿病患者等）用药特点，详细交代药物用法、用量和注意事项。其三，用药知识普及与沟通。详细介绍中药的煎煮方法，解释"先煎、后下、包煎、兑服、烊化、煎汤代水"等煎煮流程和操作方法；根据药物及病情需要告知患者相关服药方法，如"空腹服、饭前服、饭后服、睡前服、发作前服、顿服、代茶饮"等。开展用药宣教时用语须通俗易懂、清楚明了，尽量不使用太专业化的术语，必要时应指导患者做简单的记录。

（5）解释不良反应：临床中药师应提醒患者留意用药过程中可能出现的不良反应，有助于解决患者疑惑。一旦出现问题能及时咨询或就诊，便于开展药物不良反应的监测工作，以减少药疗伤害和药疗纠纷。

（6）提供药品标签：临床药师应为患者提供简便明了的药品信息，国际通行的规范途径是药品标签。药品标签可以贴在药盒上，或印刷在药品包装袋、饮片包装纸等明显位置，其目的是指示患者正确用药。对于既有内服汤药也有外用汤药、拆零配发药品，且无法为患者提供药品说明书时，必须提供药品标签。标签内容必须涵盖药名、剂量、用法、批号、效期、注意事项、禁忌等。为防止用药过程发生差错或其他人误用，需注明用药者姓名，以及该药类别，如内服药或外用药。同时，药品标签应注明药房信息，包括药房名称、联系方式、购药时间等。

2. 核心药学服务 药师下临床，参与指导医护人员合理用药是临床中药学的基本任务，是保障用药安全的基础。临床中药师运用自身的药物知识、最新药物信息资料和药物检测手段，在用药和品种选择上提出意见，供临床医师制定药物治疗方案时参考，以提高疗效、减少不良反应的发生。

（1）参与药物治疗：由于中医药学知识涉及面广、信息量大，临床中药师须与临床医师、护士面对面交流，提供临床用药指导和咨询，开展一系列的临床中药学服务工作，包括参与临床查房、会诊、病历讨论、为患者建立药历、进行药物经济学评价以及药物不良反应监测、个体化用药方案的制定、危重患者的会诊、合理化用药的监督与指导等。中药师可从有效性、安全性、经济性、适当性等多个角度建议和指导医师开具处方，选择正确品种、剂型、联合用药方案。如关注处方是否对证，配伍是否得当，剂量、给药途径是否符合患者身体情况，还要检查不同科室处方间是否存在重复用药，中西药合用是否存在潜在风险。对于处方出现的问题和不良反应的风险要及时联系医师说明，提出解决办法，指导医师修订用药方案。

（2）创建药历：临床中药师参与临床需要建立药历制度。药历是指为患者建立的用药档案，内容包括患者的一般资料、家族史、生活习惯及嗜好、过敏史、用药史及历次用药的药品名称、剂量、疗程疗效、不良反应记录等。药历制度的建立能够保障消费者用药的安全、有效，还可以增进药师与患者的关系，提高药学服务水平。临床中药师特别需要关注病情复杂、特殊体质、住院患者的药历，帮助临床医护人员提高用药水平，获得更好的治疗效果。

（3）了解用药主体：临床中药师直接面对患者，需要围绕患者病情了解用药主体的情况，并为患者提供适当、全面的药学服务。注意在了解患者病情时，需要详细询问用药者的病情、用药情况、家族史、经济情况等。同时，注意保护特殊患者或咨询对话的隐私性；对患者的选药方式应给予耐心的解释；通过了解用药者的具体病情并结合其购买承受能力，推荐安全、有效、经济的药品。

（4）加强药护沟通：中药师应加强和护士的沟通，为护士提供配药与用药的相关指导。如针对中药注射剂及其他特殊给药途径的药品，可由中药师核查指导，共同完成药物治疗，以确保用药时机、配制方式、剂量等的正确性。同时，中药师能够及时掌握护士用药操作的相关困惑，使药学服务与临床医疗结合更紧密。

（5）实施不良反应监测：通过药物不良反应监测报告，可以把散发的不良反应病例资料汇集起来，并进行因果关系的分析和评价。临床中药师应该和医师与护士展开密切配合，并详细记录和中药相关的不良反应以及副作用等，进行综合分析与及时处理。建立和完善由医、护、药专业人员共同参加的不良反应监测小组，按规范要求执行不良反应报告制度，由专人负责收集、整理、分析全院的药物不良反应情况，定期召集专家组成员讨论出现的药品不良反应，对临床合理用药提出指导意见。

（6）开展治疗药物监测：治疗药物监测是指利用现代化测试手段，定量分析生物样品中的药物或其代谢产物浓度，探索血药浓度安全范围，并应用各种药动学方法，设计最佳给药方案（剂量、途径、给药间隔），实现药物治疗个体化，达到用药安全、有效、经济的目标。治疗药物监测的目的主要包括两方面，一方面是要确保患者使用药物的剂量适当，能达到预期的治疗效果；另一方面是要避免出现药物中毒。临床中药师应开展治疗药物监测工作，特别是在使用有毒中药时应加强监测，了解其药动学，检测其生物利用度；利用治疗药物监测所获得的血药浓度及药物反应等来调整给药剂量，达到提高疗效和减少不良反应的目的，做到临床用药"心中有数"，避免盲目加量、减量、换药、加药、停药等。

（7）提高患者依从性：临床中药师要了解患者的疑问、需求，解决用药中的各种问题，进而通过讲解合理使用中药、中药的不良反应、中药汤剂的煎煮方法和服法、药物之间的相互作用、不同病证的饮食宜忌等知识，纠正患者认识上的误区，促使患者主动配合治疗方案，提高患者用药依从性。通过药学服务的实施可促使更多患者理解遵循医嘱用药的意义，从而督促患者积极主动地采取对治疗有利的行为方式，有效提升患者用药依从性，促使其积极配合治疗，从而提高临床疗效。

3. 拓展药学服务研究　临床中药师不仅要主动面向临床，还要利用自己的药学优势，开展临床药学研究，为个体化用药监护及精准药学服务提供依据，实现从参与药物治疗，促进合理用药发展到主动指导临床合理用药的转变。

（1）开展实验研究，当好临床医师的参谋：临床中药师应结合患者临床治疗需要，利用中药学专业理论和现代实验仪器，开展药动学和生物利用度等研究工作。通过检测和分析药物的药动学（PK）、药效学（PD）、生物利用度研究、药物与膳食关系的合理性研究、药品不良反应（ADR）监测等数据，推断药物在体内的作用过程，阐明药物治疗与临床疗效的关联性，及时向医师提出药物剂量调整和更换用药方案的可靠数据，当好临床医师的参谋。

（2）利用信息学手段，开展用药指导：临床药物治疗的合理性，建立在及时掌握大量和最新药物信息的基础上。临床中药师应收集有关药物治疗方面的资料，构建药物信息库，以便针对临床治疗工作中的问题，提供药物有效性信息、安全性信息、经济学信息及新药信息等。其一，药物有效性信息。全面收集药物的性味、功效、主治、规格、药理作用、药动学参数、理化性质、配伍禁忌、药物的相互作用、使用方法、剂量等信息，建立合理用药信息库，为临床提供方便、快捷的查询,提高临床中药师的工作质量。其二,药物安全性信息。通过不良反应监测以及信息学手段,全面了解药物的不良反应、注意事项、妊娠用药风险及用药警戒等信息。其三,收集药物的经济学信息。其四,收集新药的相关信息,掌握新药的适应证、注意事项等,为医师、护士和患者讲解新药合理应用的知识。

临床中药师需结合中药信息学研究,采用数据挖掘等信息技术,不断收集药物的相关信息,分析总结出有效的信息,以便开展用药指导时可以较好地解答患者的用药问题。同时临床中药师还应主动向患者及其家属开展中药知识的宣教,告知正确用药方式、煎药方式、禁忌及注意事项,指导合理用药。

(3)进行药物经济学研究,指导合理用药:医师在治疗患者时,除了考虑药物的治疗效果,还要考虑药价和医保用药范围。临床中药师应关注药品的整个生命周期,熟悉药物的疗效、价格及医保报销,掌握药物经济学信息,通过药物的费用-效果等分析,为高效、安全、经济、适当地使用药物,以及最佳治疗效果和最小不良反应等方面提供科学而又客观的依据,为卫生决策者和社会医疗保险提供参考。

(4)药物相互作用和配伍研究:目前已从体外理化性质的研究发展到生物体内的研究,研究结果对于指导临床合理配伍用药具有重要意义。

中药在配伍方面,除需注意传统的配伍禁忌外,还需了解现代药物的研究结果,必须充分考虑到药物之间是否存在相互作用。部分化学药物与中药联合使用,会导致药物的药性或理化性质发生改变,可能会诱发药物的不良反应。如有机酸含量高的药物山楂、五味子等药物与磺胺类药物合用,可导致磺胺类药物的溶解性降低,在肾脏析出结晶,引起急性肾损害。服用西柚汁可抑制细胞色素 P450 3A4 酶(CYP3A4)酶活性,联合用药可引起药物的吸收代谢异常,导致疗效和安全性的变化。因此,中药师必须关注药物的相互作用,以及药物与食物的相互作用。

总之,临床中药学服务是我国医院药学发展的必然,是中医药学术发展的要求,是时代进步的需要。临床中药师要努力学习医药知识,遵循中医药理论,发挥中医药特色,积极探索,勇于创新,结合国情和实际情况,建设适合中医医院的临床中药学服务模式。

●(张一昕 林志健)

复习思考题

1. 何谓药学服务?解释开展全程化药学服务的工作内容。
2. 临床中药师如何开展药学服务?
3. 简述临床中药师的奉献与责任担当。

下 篇

实践篇

ER-3-1

第三章
PPT

第三章

解 表 药

1. 知识目标　通过学习解表药的性效理论,掌握解表药的临床药学服务基本内容,能够辨析发散风寒药与发散风热药的用药告知与使用注意。

2. 能力目标　学生应具备开展解表药药学服务的能力,能够针对具体案例制定解表药临床药学监护、安全警戒措施及用药告知方案。

3. 思政目标　因麻黄提取物麻黄碱可作为毒品原料药,临床用药时应严格遵守原国家食品药品监督管理局有关含麻黄碱复方制剂管理的相关规定,对职责怀有敬畏之心,全面强化生命意识、法治意识,加强社会责任感和专业使命感。

【概念与分类】

凡以发散表邪为主要作用,治疗表证的药物,称为解表药,又称发表药。解表药主要为植物类药。药性多辛散,归肺、膀胱等经,善行肌表,能发散表邪。其根据药性寒热的不同,分为发散风寒药及发散风热药。

发散风寒药:凡以发散风寒为主要功效,主治风寒表证的药物,称发散风寒药,又称辛温解表药。其性味多辛、温;功效解表散寒,适用于外感风寒表证,症见恶寒、发热、喷嚏、流涕、肢体疼痛、口不渴、脉浮缓或浮紧。

发散风热药:凡以疏散风热为主要功效,主治风热表证或温病卫分证的药物,称发散风热药,又称辛凉解表药。其性味多为辛、凉;功效辛凉解表,适用于外感风热表证或温热病邪侵袭卫表,症见恶风、发热、流涕、咽干咽痛、脉浮数等。

有些解表药还兼有利水消肿、止咳平喘、透疹、止痛、消疮等功效,可用于治疗水肿、咳嗽气喘、麻疹、风疹、痹痛、头痛、牙痛、身痛、疮肿初起等。

【使用宜忌】

1. 用法　多数解表药含挥发油,不宜久煎。药后可选择适当的助汗措施,但不宜过汗。用药期间避免受风、着凉。夏季天气炎热,用量宜减;冬季天气寒冷、体质壮实者用量可适当增加。

2. 病证禁忌　①对于外邪直中脏腑,或外感病表邪已解,传变入里者,均不宜使用;②阴虚、津伤、失血等津液不足的患者,应慎用;③热病后期津液亏耗,久患疮疡、淋病、失血者虽有外感表证亦应慎用;④本类药物通过发汗驱逐肌表病邪,过汗易伤津耗气。

3. 配伍禁忌　解表药不宜与收敛固涩药配伍,部分药物不宜与解热镇痛药、强心药、降压药、镇静药等同用。

4. 特殊人群用药禁忌　解表药中部分有毒药物孕妇及哺乳期妇女、儿童、老年人慎用。

5. 饮食禁忌　服用解表药期间不宜食用肥甘厚腻之品。

笔记栏

麻黄临床药
学服务微课

第一节 发散风寒药

麻 黄

【品种与品质】

本品来源于麻黄科植物草麻黄、木贼麻黄和中麻黄的干燥草质茎,以干燥、茎粗、淡绿、内心充实、味苦涩者为佳。

【处方用名】

麻黄,生麻黄,麻黄绒,炙麻黄,蜜麻黄。

【临床效用】

麻黄辛、微苦,温,归肺、膀胱经。功效发汗解表,宣肺平喘,利水消肿,温经散寒。主治风寒表实证,症见恶寒、发热、头身疼痛、无汗、脉浮紧;肺气壅遏、风寒外束之实证,症见肺失宣降的喘咳;水肿,小便不利,风水水肿。本品还可用于风湿痹痛及阴疽等。

生品长于发汗,用于外感风寒表实无汗证;制绒发汗力减缓,临床多用于老年人、儿童及风寒袭表轻证或不宜强力发汗者;蜜炙后增强入肺平喘之功,主治咳喘证。

【临床药学服务】

1. 用法用量　煎服,2~10g。外感风寒体虚者、老年人、儿童宜用小剂量,或用麻黄绒;体质壮实、风寒表证表实无汗者,可用大剂量。内服煎汤或入丸、散。汤剂、散剂有利于发汗解表。入汤剂常规煎煮,去浮沫。用于感冒,可温服以助发汗。

2. 用药监护　麻黄用于风寒表证,应注意观察发汗与否及发汗的程度;用于咳嗽气喘,注意观察有无出汗、小便量等情况;使用麻黄利水,应注意尿量变化等情况。此外,用药中观察有无心悸、血压升高、失眠等情况。定期检查肝功能。

3. 用药告知　与其他解表发汗药合用,注意减量;夏季应用注意减量;不可过汗,中病即止。

【临床用药警戒】

1. 使用注意　区分生品与制品的药效差异;根据证候轻重选择药量;麻黄用量过大有耗气伤津之虑。

2. 使用禁忌

(1)病证禁忌:本品发汗宣肺力强,凡表虚自汗、阴虚盗汗及肺肾虚喘者均当忌用。高血压患者慎用。

(2)特殊人群用药禁忌:孕妇及哺乳期妇女慎用;运动员禁用;老年男性前列腺肥大患者禁用。

(3)中西药配伍禁忌:麻黄不宜与降压药、镇静催眠药、单胺氧化酶抑制剂(如帕吉林、异烟肼)、强心苷、氨茶碱、肾上腺素、去甲肾上腺素、异丙肾上腺素及解热镇痛药等合用。

(4)饮食禁忌:忌食生冷、黏腻、刺激性大的食物。

思政元素

麻黄——依法经营，安全至上

麻黄碱是从中药麻黄中提取的一种生物碱，具有松弛支气管平滑肌、收缩血管和兴奋中枢的作用，主要用于预防支气管哮喘和缓解轻度哮喘发作。但麻黄碱被列为第一类易制毒化学品，其经过化学处理可成为制作冰毒的原料，因此导致含麻黄碱类的复方制剂流入非法渠道被用于制毒，危害巨大。为进一步加强含麻黄碱类复方制剂(不包括含麻黄的中成药)的管理，原国家药品食品监督管理局发布了《关于进一步加强含麻黄碱类复方制剂管理的通知》(国食药监办〔2008〕613号)，进一步规范含麻黄碱类复方制剂的经营行为，严格审核含麻黄碱类复方制剂购买方资质，严把含麻黄碱类复方制剂准入关，严控生产含麻黄碱类复方制剂所需原料药审批量，完善信息报送，加强监督检查，以保障公众用药安全。

桂 枝

【品种与品质】

本品来源于樟科植物肉桂的干燥嫩枝，以质嫩、色棕红、香气浓者为佳。

【处方用名】

桂枝，嫩桂枝，蜜桂枝，柳桂。

【临床效用】

桂枝辛、甘、温，归心、肺、膀胱经。功效发汗解表，温通经脉，助阳化气，平冲降逆。主治风寒表证，症见表实无汗或表虚有汗，恶寒、发热，头身疼痛；寒凝血滞诸症，如胸痹心痛、脘腹冷痛、痛经、经闭、风寒湿痹等；水湿内停证，症见痰饮眩晕、心悸，或水肿，小便不利等；上焦阳虚，下焦寒气上冲之奔豚病。

生品长于发汗解表、温经通阳；蜜桂枝长于温中补虚、散寒止痛。

【临床药学服务】

1. 用法用量　煎服，3~10g。外感风寒体虚者、老年人、儿童宜用小剂量。不宜久煎，以免影响药力。本品用于治疗感冒应温服以助发汗。

2. 用药监护　桂枝用于风寒表证，应注意观察发汗与否及发汗的程度；用于温通助阳及温通经脉，应观察胸痹及脘腹冷痛、肢体疼痛是否缓解，还应观察患者有无伤阴、动血等与不良反应有关的症状和体征。

3. 用药告知　用于治疗风寒表证需要采取促进发汗的辅助手段。与其他发散风寒药(如麻黄)同用时，注意减量，不可发汗过度。

【临床用药警戒】

1. 使用注意　区分生品与制品的药效差异；根据证候轻重，确定用量。

2. 使用禁忌

(1) 病证禁忌：温热病、阴虚火旺、血热妄行等证，均当忌用。

(2) 特殊人群用药禁忌：孕妇及月经过多者慎用。

(3) 中西药配伍禁忌：传统认为不宜与赤石脂、白石脂同用。不宜与酚妥拉明、普萘洛尔、胃蛋白酶合剂同用。

(4) 饮食禁忌：用药期间不宜食用辛辣、油腻食物。

笔记栏

生　姜

【品种与品质】

本品来源于姜科植物姜的新鲜根茎,以块大、丰满、质嫩者为佳。

【处方用名】

生姜,鲜生姜,鲜姜,姜皮。

【临床效用】

生姜辛,微温,归肺、脾、胃经。功效解表散寒,温中止呕,化痰止咳,解鱼蟹毒。主治风寒感冒轻证,症见恶寒、发热、鼻塞、头身疼痛等;寒凝中焦或脾胃虚寒证,症见脘腹冷痛,胃寒或痰饮呕吐;风寒咳嗽,症见恶寒、鼻塞、咳嗽胸闷。本品能解生半夏、生天南星及鱼蟹毒。

生品多用于治疗风寒表证;生姜汁偏于化痰止呕,用于中风卒然晕厥,天南星、半夏中毒之喉舌麻木肿痛,或呕逆不止;生姜煨后偏于温中,多用于治疗中焦虚寒之胃脘冷痛、食少、呕吐;生姜皮性寒,功能行水消肿,用于皮肤水肿。

【临床药学服务】

1. 用法用量　煎服,3～10g。外用适量,捣敷穴位,炒热熨或搽患处。用于治疗感冒,应温服以助发汗。

2. 用药监护　生姜用于风寒表证,应注意观察发汗与否及发汗的程度;注意观察体温、食欲、咳嗽、呕吐等症状和体征的改善情况。还应观察患者有无助热伤阴等与不良反应有关的症状和体征。

3. 用药告知　用于治疗风寒感冒需要采取促进发汗的辅助手段,如喝热粥、覆盖厚衣被等。少量服用能开胃,但过量、长期服用能生内热。

【临床用药警戒】

1. 使用注意　根据证候轻重选择药量。注意疗程,不宜大量长期使用,以免助热生火、散气耗气。过敏体质者不宜外用。

2. 使用禁忌

(1) 病证禁忌:阴虚内热及热盛者忌用。表虚自汗者忌用。

(2) 特殊人群用药禁忌:孕妇及经期月经过多者慎用。

(3) 中西药配伍禁忌:传统认为不宜与黄芩、黄连同用。不宜与红霉素同用。

(4) 饮食禁忌:忌辛辣、刺激性食物;忌酒。

荆　芥

【品种与品质】

本品来源于唇形科植物荆芥的干燥地上部分,以茎细、色紫、穗多、香气浓者为佳。

【处方用名】

荆芥,荆芥炭,荆芥穗,荆芥穗炭。

【临床效用】

荆芥辛,微温,归肺、肝经。功效解表散风,透疹,消疮。主治外感表证,无论风寒、风热均可应用;风邪外袭之麻疹透发不畅、风疹瘙痒,疮疡初起而兼有表证者。

荆芥炭辛、涩,微温,归肺、肝经。功效收敛止血,主治吐血、衄血、便血、崩漏等出血证。

生品长于发表透疹消疮;炒炭后长于止血。

荆芥穗为荆芥的干燥花穗,药性平和,长于祛风,尤善用于表证头痛等头面部症状明显者,用量宜轻。无汗者生用,有汗者炒用,止血炒炭用。

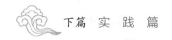

【临床药学服务】

1. 用法用量 煎服,5~10g。发表透疹消疮生用,止血宜炒炭用。不宜久煎。温服有利于发散表邪。

2. 用药监护 荆芥用于治疗表证,应注意观察体温、出汗等症状变化;用于止血及消疮,应注意观察出血、皮肤瘙痒及疮疡等改善情况。还应观察患者有无助热、伤阴等与不良反应有关的症状和体征。

3. 用药告知 荆芥发汗力弱,用于治疗风寒感冒需要采取促进发汗的辅助手段,如喝热粥、覆盖厚衣被等。

【临床用药警戒】

1. 使用注意 区分生用、制炭药效差异;根据证候轻重选择药量。

2. 使用禁忌

（1）病证禁忌:外感表虚证、血虚血热出血不宜单用;火热内盛、阴虚内热者不宜用;体虚多汗者慎用。对该药过敏者禁用。

（2）特殊人群用药禁忌:婴幼儿、老年体弱者慎用。

（3）饮食禁忌:忌生冷油腻食物。传统认为不宜与河豚、驴肉、螃蟹、黄花鱼等同食。

羌 活

【品种与品质】

本品来源于伞形科植物羌活或宽叶羌活的干燥根茎和根,以外表皮色棕褐、切面油点多、气味浓者为佳。

【处方用名】

羌活,川羌活,西羌活。

【临床效用】

羌活辛、苦,温,归膀胱、肾经。功效解表散寒,祛风除湿,止痛。主治风寒夹湿表证,症见恶寒发热、无汗,头痛项强、肢体酸痛等;风寒湿痹证,症见肩项臂痛、手足麻木等。

【临床药学服务】

1. 用法用量 煎服,3~10g。用于解表应温服。外用适量,煎水熏洗。

2. 用药监护 用于风寒表证及风寒湿痹,应注意观察发汗、体温、疼痛等的改善情况。还应注意观察有无恶心、呕吐等不良反应。

3. 用药告知 与其他发散风寒药同用时,注意减量。羌活发汗力较强,用于治疗表证,应注意发汗适度,不可过度发汗。不宜长期大剂量应用,用量过大可能对胃肠道有刺激,易引起呕吐。

【临床用药警戒】

1. 使用注意 根据证候轻重选择药量,注意疗程。注意顾护脾胃。

2. 使用禁忌

（1）病证禁忌:本品辛温香燥之性较烈,风热感冒、温病禁用;阴血亏虚者慎用,脾胃虚弱者不宜单味使用。

（2）特殊人群用药禁忌:孕妇慎用;肝肾功能不全者慎用。

（3）中西药配伍禁忌:不宜与钙通道阻滞剂同用。

（4）饮食禁忌:忌酒,忌食辛热油腻食物。

细 辛

【品种与品质】

本品来源于马兜铃科植物北细辛、汉城细辛或华细辛的干燥根和根茎,以根多、色灰黄、味辛辣麻舌者为佳。

【处方用名】

细辛,辽细辛,华细辛。

【临床效用】

细辛辛,温,有小毒;归心、肺、肾经。功效解表散寒,祛风止痛,通窍,温肺化饮。主治风寒表证,症见头身疼痛、鼻塞较甚者;阳虚外感风寒,症见恶寒发热、神疲欲寐;外感风邪之偏正疼痛、牙痛;风寒湿痹证,症见腰膝冷痛;鼻渊头痛,鼻流清涕;寒饮伏肺证,症见咳嗽气喘、痰白清稀。

【临床药学服务】

1. 用法用量　煎服,1~3g。散剂每次服 0.5~1g。汤剂宜饭后服用。外用适量。

2. 用药监护　注意观察出汗、体温、肢体疼痛、鼻塞、咳喘等与疗效有关的症状和体征的改善情况;注意观察有无心悸、精神兴奋、头痛加重等与不良反应有关的症状和体征。注意监测肝肾功能。

3. 用药告知　本品有毒,不宜长期超量服用。与其他发散风寒药同用时,注意减量。注意汗出适度,不宜过度发汗。

【临床用药警戒】

1. 使用注意　传统认为用量不宜超过用药标准;研末服,使用剂量更需谨慎。根据证候轻重选择药量,注意疗程。使用汤剂可延长煎煮时间以减轻毒性。

2. 使用禁忌

(1) 病证禁忌:血热动血者、阴虚阳亢之头痛、肺燥伤阴之干咳忌用。

(2) 特殊人群用药禁忌:老年人、婴幼儿、肝肾功能不全者慎用;孕妇忌用。

(3) 中西药配伍禁忌:传统认为恶狼毒、山茱萸、黄芪;畏滑石、硝石。"十八反"禁忌认为不宜与藜芦同用。与镇静药和扩张血管药同用时宜减量;不宜与降压药、普萘洛尔等同用。

(4) 饮食禁忌:不宜食用生冷食物。

📖 知识链接

马兜铃酸的不良反应

马兜铃酸为硝基菲类有机酸类化合物。这类有机化合物天然存在于马兜铃属及细辛属等马兜铃科植物中,而这些植物部分品种被作为中药使用。马兜铃酸类化合物中,主要的毒性成分为马兜铃酸Ⅰ和马兜铃酸Ⅱ,其在硝基还原酶的催化下,一部分被还原为马兜铃内酰胺。有研究显示马兜铃酸具有肾毒性,其代谢产物马兜铃内酰胺同样具有肾毒性。含有马兜铃酸的中草药可能会引发基因突变,进而导致肾癌或肝癌。有报道马兜铃酸Ⅰ是马兜铃属植物中毒性最强的成分。

苍 耳 子

【品种与品质】

本品来源于菊科植物苍耳的干燥成熟带总苞的果实,以粒大、饱满、色黄绿者为佳。

【处方用名】

苍耳子,炒苍耳子。

笔记栏

【临床效用】

苍耳子辛、苦、温,有毒;归肺经。功效散风寒,通鼻窍,祛风湿。主治风寒表证,症见鼻塞流涕明显者;鼻渊鼻鼽,鼻塞流涕;风寒湿痹证,症见关节疼痛、四肢拘挛。

生品有毒,散风除湿,通鼻窍;炒制后可降低毒性,偏于通鼻窍,祛风湿,止痛。本品常用于鼻渊头痛,风湿痹痛。

【临床药学服务】

1. 用法用量　煎服,3～10g。煎汤趁热温服,以助发汗。外用适量,煎汤洗,或研末外敷。

2. 用药监护　注意观察鼻塞、流涕、嗅觉、肢体疼痛、皮肤瘙痒等与疗效有关的症状和体征的改善情况。长期使用或大量使用,应观察有无头痛、恶心、易激动、尿少等与不良反应有关的症状和体征。注意监测肝功能。

3. 用药告知　苍耳子有毒,应严格控制疗程与剂量,不宜长期或大量服用。与其他发散风寒药同用时,注意减量。

【临床用药警戒】

1. 使用注意　一般用炒制品。根据证候轻重选择药量,过量服用易致中毒,注意疗程,不宜长期服用。

2. 使用禁忌

(1) 病证禁忌:血虚头痛不宜服用。

(2) 特殊人群用药禁忌:孕妇及肝肾功能不全者忌用;儿童慎用。

(3) 饮食禁忌:忌食辛辣油腻食物。传统认为不宜与猪肉同用。

辛　夷

【品种与品质】

本品来源于木兰科植物望春花、玉兰或武当玉兰的干燥花蕾,以花蕾未开放、完整、色黄绿者为佳。

【处方用名】

辛夷,辛夷花,木笔花。

【临床效用】

辛夷辛、温,归肺、胃经。功效散风寒,通鼻窍。主治风寒表证,症见鼻塞流涕;鼻渊鼻鼽,症见头痛、鼻塞、流涕。

【临床药学服务】

1. 用法用量　煎服,3～10g。包煎。外用适量。

2. 用药监护　注意观察鼻塞、流涕、嗅觉等症状和体征的变化。注意观察患者是否有鼻咽部刺激症状等。

3. 用药告知　与其他散寒通窍药同用时,注意减量。服药过程中要顾护脾胃。

【临床用药警戒】

1. 使用注意　应根据证候轻重选择药量。本品发汗力弱,临床治疗风寒表证时需适当配伍其他药。

2. 使用禁忌

(1) 病证禁忌:虚人外感、鼻病证属阴虚火旺者忌服。

(2) 特殊人群用药禁忌:孕妇用量不宜过大。

(3) 中西药配伍禁忌:传统认为不宜与菖蒲、蒲黄、黄连、石膏同用。

（4）饮食禁忌:忌生冷油腻食物。

第二节　发散风热药

薄　荷

【品种与品质】

本品来源于唇形科植物薄荷的干燥地上部分,以身干叶满,叶色淡绿,茎紫棕色或淡绿色,香气浓郁者为佳。

【处方用名】

薄荷,薄荷叶,薄荷梗,卜荷等。

【临床效用】

薄荷辛,凉,归肺、肝经。功效疏散风热,清利头目,利咽,透疹,疏肝行气。主治风热感冒或温病初起、邪在卫分证,症见头痛眩晕、目赤多泪、咽喉肿痛;风热束表证,症见麻疹不透、风疹瘙痒;肝郁气滞证,症见胸胁胀痛、月经不调等;夏令感受暑湿秽浊之气,脘腹胀痛,呕吐泄泻。

薄荷叶长于发汗解表;薄荷梗偏于行气和中。

【临床药学服务】

1. 用法用量　煎服,3~6g,后下。

2. 用药监护　注意观察体温、头痛、目赤、皮疹、瘙痒、情绪等症状和体征。长期或大量使用时,注意有无头痛、恶心、呕吐、心动过缓等不良反应,定期监测肝功能。

3. 用药告知　与其他疏散风热药合用,注意减量。

【临床用药警戒】

1. 使用注意　区分薄荷叶和薄荷梗的药效差异;根据证候轻重选择药量。

2. 使用禁忌

（1）病证禁忌:体虚多汗者不宜使用;阴虚、久咳、自汗、风寒感冒等不宜使用;腹泻便溏,平素脾胃虚寒者不宜常用久用;高血压、鼻出血者不宜长期服用。

（2）特殊人群用药禁忌:哺乳期妇女不宜用。

（3）中西药配伍禁忌:不宜与调节甲状腺激素药同用。

（4）饮食禁忌:忌食生冷、油腻、辛辣食物。

牛　蒡　子

【品种与品质】

本品来源于菊科植物牛蒡的干燥成熟果实,以粒大饱满,无瘪瘦粒,色泽黑,无杂质者为佳。

【处方用名】

牛蒡子,炒牛蒡子,牛蒡,牛子,炒牛子,大力子。

【临床效用】

牛蒡子辛、苦,寒,归肺、胃经。功效疏散风热,宣肺透疹,解毒利咽,消肿疗疮。主治风热感冒,温病卫分证,症见咽喉红肿疼痛,或咳嗽痰多、咳痰不利、发热、等;麻疹不透或透而复隐,风疹瘙痒;热毒证,症见痈肿疮毒、丹毒、痄腮、喉痹等。还可用治乳痈肿痛,尚未成脓;

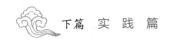

风热外袭,火毒内结,痈肿疮毒,兼有便秘者。

生品性寒,疏散风热,透疹,利咽,解毒疗疮力强;炒制品则寒性降低,用于素体脾胃虚弱,外感风热,热毒不甚者。

【临床药学服务】

1. 用法用量　煎服,6~12g。入煎剂宜打碎,炒用可降低寒性。

2. 用药监护　注意观察咽痛、体温、皮疹、疮肿、大便等症状和体征的改善情况。

3. 用药告知　与其他疏散风热药合用时,注意减量。顾护脾胃。

【临床用药警戒】

1. 使用注意　区分生品与炮制品的药效差异;根据证候轻重选择药量。本品性寒,滑肠通便,大剂量易致腹泻。

2. 使用禁忌

(1) 病证禁忌:气虚便溏者慎用;痈疽已溃者忌用;脾胃虚寒,泄泻者忌用。低血糖患者慎用;对该药过敏者禁用。

(2) 特殊人群用药禁忌:孕妇及经期慎用。

(3) 中西药配伍禁忌:不宜与升血压药合用;不宜与泻下药同用。

(4) 饮食禁忌:忌食生冷、黏腻、刺激性食物。

🔍 **知识链接**

牛蒡子的药理作用及不良反应

研究表明,牛蒡子中的有效成分牛蒡子苷元有一定的抗癌作用,牛蒡子苷和牛蒡子苷元及总木脂素等,还可用于保护血管、降低血压、抗炎、抗病毒等。有报道,患者服用含有牛蒡子的汤剂可出现胸闷、气急,并有喉头阻塞感,呕吐、头晕,皮肤出现斑疹、瘙痒等。常见含牛蒡子的中成药有维C银翘片等。

蝉　蜕

【品种与品质】

本品来源于蝉科昆虫黑蚱的若虫羽化时脱落的皮壳,以皮壳完整、干净无杂物者质为佳。

【处方用名】

蝉蜕,蝉退,蝉衣,蝉壳,虫退。

【临床效用】

蝉蜕甘,寒,归肺、肝经。功效疏散风热,利咽,透疹,明目退翳,解痉。主治风热感冒,温病卫分证,症见声音嘶哑或咽喉肿痛;风热火毒上攻证,症见咽喉红肿疼痛、声音嘶哑;麻疹初起,表邪外束,症见麻疹不透、皮肤瘙痒;风热上攻或肝火上炎证,症见目赤肿痛、翳膜遮睛;急慢惊风,破伤风证,症见牙关紧闭、手足抽搐、角弓反张。此外,本品还常用于治疗小儿夜啼不安。

【临床药学服务】

1. 用法用量　煎服,3~6g,或单味研末冲服。一般病证用量宜小;止痉则需较大剂量。

2. 用药监护　注意观察体温、皮肤、眼目、皮疹、抽搐等症状和体征的情况;观察有无过敏反应。

3. 用药告知　与其他疏散风热药合用,注意减量。

【临床用药警戒】

1. 使用注意　根据病证选择药量,一般病证用量宜小;止痉则需较大量。

2. 使用禁忌

（1）病证禁忌:外感风寒、内伤生冷、脾胃虚寒等证不宜用。

（2）特殊人群用药禁忌:婴幼儿、老年人不宜长期或大量服用。孕妇及备孕期人群慎用。对本品过敏者禁用,过敏体质者慎用。

（3）中西药配伍禁忌:不宜与磺胺类药物、呋喃妥因、利福平、阿司匹林、吲哚美辛等同服。

（4）饮食禁忌:忌食生冷、黏腻、刺激性食物。

知识链接

蝉蜕的不良反应

经研究证明,蝉蜕对雌、雄动物均具有一定的抗生育作用,可为临床应用提供参考。蝉蜕可增强子宫平滑肌收缩幅度及频率,增加子宫活动力,有抗炎、改善微循环作用。有服用蝉蜕发生腹痛、心房颤动、过敏反应等不良反应的报道。含蝉蜕的中成药有通心络胶囊、安嗽胶囊等。

桑　　叶

【品种与品质】

本品来源于桑科植物桑的干燥叶,以霜后采摘且叶片完整、表面黄绿或浅黄棕、无杂质者为佳。

【处方用名】

桑叶,霜桑叶,冬桑叶,炙桑叶,蜜桑叶,炒桑叶。

【临床效用】

桑叶甘、苦,寒,归肺、肝经。功效疏散风热,清肺润燥,平抑肝阳,清肝明目。主治风热感冒,温病初起,温热犯肺证,症见发热、咽痒、咳嗽等;肺热、燥热咳嗽证,症见咳嗽痰少、色黄而黏稠,或干咳少痰、咽痒等;肝阳上亢证,症见头痛眩晕、头重脚轻、烦躁易怒;风热上攻、肝火上炎证,症见目赤、涩痛、多泪;肝肾精血不足,目失所养,症见眼目昏花、视物不清。此外,还可治血热妄行,症见咳血、吐血、衄血。

生品长于发散风热、平抑肝阳、清肝凉血;蜜制桑叶能增强润肺止咳的作用。

【临床药学服务】

1. 用法用量　煎服,5~10g。外用煎水外洗。

2. 用药监护　注意观察体温、咳嗽、头痛、头晕等症状的变化;观察有无皮肤过敏反应。

3. 用药告知　与其他发散风热药同用注意减量。服药时可适当喝热粥、覆衣被以助药力。

【临床用药警戒】

1. 使用注意　区分生品与炮制品的药效差异;根据证候轻重选择药量。

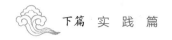

2. 使用禁忌

（1）病证禁忌：外感风寒、脾胃虚寒者不宜用。低血压患者慎用；低血糖患者不宜长期或大量服用。

（2）特殊人群用药禁忌：孕妇慎用。

（3）中西药配伍禁忌：不宜与酸性较强的药物合用；不宜与含有金属盐类药物（如硫酸亚铁、碱式碳酸铋）合用。

（4）饮食禁忌：忌食生冷、黏腻、刺激性食物。

知识链接

桑叶的药理作用

桑叶中含有黄酮类、生物碱类、多糖类、甾醇类、多酚类化合物，挥发油，氨基酸，维生素等，具有降血糖、降血脂、降血压、抗氧化、抗肿瘤、抗病毒和增强机体免疫力等作用。常见含桑叶的中成药有夏桑菊颗粒、桑菊感冒片、桑菊感冒合剂等。

菊　　花

【品种与品质】

本品来源于菊科植物菊的干燥头状花序，以质感松软、顺滑、花瓣整齐不脱落者为佳。

【处方用名】

菊花，黄菊花，白菊花，滁菊花，杭菊花，贡菊，怀菊。

【临床效用】

菊花甘、苦，微寒，归肺、肝经。功效散风清热，平肝明目，清热解毒。主治风热感冒，温病初起卫分证，症见发热、头痛、咳嗽等；肝阳上亢证，症见头痛、眩晕；肝经风热或肝火上攻证，症见目赤肿痛；肝肾精血不足证，症见目失所养、眼目昏花，视物不清。亦可用于治疗疮痈肿毒。

【临床药学服务】

1. 用法用量　煎服，5~10g。外用适量，煎水熏洗。散风清热宜用黄菊花，平肝明目、清热解毒宜用白菊花。

2. 用药监护　注意观察体温、头痛、头晕等症状的变化；注意观察有无过敏反应。

3. 用药告知　饮食宜清淡。

【临床用药警戒】

1. 使用注意　根据证候轻重选择药量，区别不同品种功效差异。

2. 使用禁忌

（1）病证禁忌：外感风寒、脾胃虚寒者慎用；气虚头痛眩晕不宜用。

（2）特殊人群用药禁忌：孕妇不宜大量长期服用。

（3）中西药配伍禁忌：不宜和氨基糖苷类同用；不宜与氢氧化铝制剂、钙制剂、亚铁制剂等合用。

（4）饮食禁忌：忌食辛辣、生冷、黏腻的食物。

葛　　根

【品种与品质】

本品来源于豆科植物野葛或甘葛藤的干燥根，以体重、质硬、富粉性者为佳。

【处方用名】

葛根,甘葛根,干葛根,粉葛根,柴葛根,煨葛根。

【临床效用】

葛根甘、辛,凉,归脾、胃、肺经。功效解肌退热,生津止渴,透疹,升阳止泻,通经活络,解酒毒。主治外感表证,症见发热、头痛等;热病口渴,消渴证;麻疹初起,表邪外束,症见疹出不畅;脾虚泄泻,或表证未解,邪热入里,症见身热、下痢臭秽、肛门有灼热感、苔黄脉数,或湿热泻痢,热重于湿;瘀血阻络证,症见中风偏瘫、胸痹心痛、眩晕头痛;酒毒伤中,症见恶心呕吐、脘腹痞满。临床还常用于治疗高血压颈项强痛。

生品长于解肌退热,生津止渴,透疹,通经活络;煨葛根长于升阳止泻。

【临床药学服务】

1. 用法用量　煎服,10~15g。解肌退热、透疹、生津宜生用,升阳止泻宜煨用。

2. 用药监护　注意观察体温、大便、胃肠道反应及血压、血糖的变化。

3. 用药告知　与其他发散风热药同用,注意减量。用药中顾护脾胃,饮食熟软易消化。

【临床用药警戒】

1. 使用注意　区分生品与制品的药效差异;根据证候轻重选择药量。

2. 使用禁忌

(1) 病证禁忌:表虚多汗、脾胃虚寒者慎用。低血压患者不宜长期服用;低血糖患者慎用。

(2) 特殊人群用药禁忌:孕妇慎用。

(3) 中西药配伍禁忌:不宜与氢氧化铝制剂、钙制剂、亚铁制剂等同用。

(4) 饮食禁忌:忌食辛辣、生冷、黏腻的食物。

知识链接

葛根素注射液的不良反应

葛根素注射液广泛用于缺血性心脑血管疾病的治疗,可能导致的不良反应主要表现为各种类型的过敏反应,包括药物热、皮疹过敏性哮喘、全身性过敏反应,甚至过敏性休克等。发生过敏反应的潜伏期,从十几分钟到十余天不等,多数在连续用药过程中出现,经停药及抗过敏治疗后恢复。葛根素注射液还可引起溶血性贫血,出现腰痛、排尿困难和血尿,一般停药和经对症治疗后缓解。此外,本品还可引起肝、肾损害,患者出现四肢乏力、食欲缺乏、黄疸以及转氨酶、血钾、尿素氮等明显升高。经过对症治疗后,肝、肾功能可恢复正常。

柴 胡

【品种与品质】

本品来源于伞形科植物柴胡或狭叶柴胡的干燥根,以主根粗大、坚硬者为佳。

【处方用名】

柴胡,北柴胡,南柴胡,生柴胡,醋柴胡,炙柴胡,酒柴胡,鳖柴胡。

【临床效用】

柴胡辛、苦,微寒,归肝、胆、肺经。功效疏散退热,疏肝解郁,升举阳气。主治表证发热

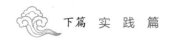笔记栏

及少阳证,症见恶寒发热、寒热往来、胸胁苦满、口苦、咽干、目眩;肝郁气滞证,症见胸胁或少腹胀痛,情志抑郁,妇女月经失调、痛经等;气虚下陷证,症见脘腹重坠作胀、食少倦怠、久泻脱肛、脏器脱垂。

生品长于解表退热、升阳,用于外感表证发热及气虚下陷证;醋炙长于疏肝解郁;鳖柴胡为用鳖血炮制品,长于养肝阴、制遏邪火、养阴截疟。

【临床药学服务】

1. 用法用量 煎服,3~10g。解表退热用量宜稍重;疏肝解郁、升阳用量均宜稍轻。

2. 用药监护 观察体温、情绪变化;观察肝功能变化。

3. 用药告知 与其他发散风热药同用,注意减量。不宜长期用药。

【临床用药警戒】

1. 使用注意 区别不同炮制品的功效差异;根据证候轻重选择药量,中病即止。

2. 使用禁忌

(1) 病证禁忌:阴虚阳亢、肝风内动、阴虚火旺及气机上逆者忌用或慎用;外感风寒、血虚无热者慎用。高血压患者慎用。

(2) 特殊人群用药禁忌:婴幼儿、老年人不宜长期或大量服用。孕妇慎用。

(3) 中西药配伍禁忌:传统认为恶皂荚,畏女菀、藜芦(《本草经集注》)。不宜与维生素C、烟酸、谷氨酸、胃酶合剂、稀盐酸等酸性较强的西药合用;不宜和含金属离子的西药,如氢氧化铝制品、钙制剂、亚铁制剂等同用。

(4) 饮食禁忌:忌食辛辣、生冷、黏腻的食物。

知识链接

柴胡的不良反应

有关研究显示,柴胡皂苷和柴胡挥发油具有中枢抑制作用。柴胡不同品种、不同炮制方法、不同提取方式等均对柴胡的毒性有影响,主要是由柴胡皂苷含量不同引起的。研究显示,大叶柴胡的干燥根茎,表面密生环节,有毒,不可当柴胡用。柴胡毒性主要靶器官为肝脏,肝损伤机制与多途径的氧化应激损伤有关。亦有临床报道,偶有患者服用柴胡相关药物后出现不同程度的过敏反应。

升 麻

【品种与品质】

本品来源于毛茛科植物大三叶升麻、兴安升麻或升麻的干燥根茎,以根茎粗壮、坚实者为佳。

【处方用名】

升麻,川升麻,绿升麻,花升麻,炙升麻,炒升麻。

【临床效用】

升麻辛、微甘、微寒,归肺、脾、胃、大肠经。功效发表透疹,清热解毒,升举阳气。主治外感风热夹湿之阳明经头痛证,症见前额作痛、呕逆、心烦痞满;风热表证,温病初起,症见发热、头痛等;风寒表证,症见恶寒发热、无汗、头痛、咳嗽;麻疹初起,透发不畅;阳明热毒,胃火炽盛证,症见牙龈肿痛、口舌生疮、咽肿喉痛以及皮肤疮毒等;气虚下陷证,症见脏器脱垂、崩

漏下血。

生品长于发表透疹、清热解毒,用于外感风热表证、温病初起、麻疹初起及阳明热毒证等;炙用长于升阳举陷,用于气虚下陷证。

【临床药学服务】

1. 用法用量　煎服,3~10g。

2. 用药监护　注意观察体温、斑疹、胃肠道反应等。

3. 用药告知　与其他发散风热药同用,注意减量。用药中要顾护脾胃。

【临床用药警戒】

1. 使用注意　区分生品与制品的药效差异;根据证候轻重选择药量,不宜常服久服。

2. 使用禁忌

(1) 病证禁忌:麻疹已透,阴虚火旺,以及阴虚阳亢者忌用。窦性心律缓慢者慎用。

(2) 特殊人群用药禁忌:孕妇及妇女经期慎用;肝功能不全者慎用。

(3) 中西药配伍禁忌:不宜与磺胺类、呋喃妥因、利福平、阿司匹林、吲哚美辛等同服;不宜与硫酸亚铁、碱式碳酸铋等合用。

(4) 饮食禁忌:忌食辛辣、生冷、黏腻的食物。

蔓 荆 子

【品种与品质】

本品来源于马鞭草科植物单叶蔓荆或蔓荆的干燥成熟果实,以粒大饱满、色香者为佳。

【处方用名】

蔓荆子,蔓荆实,荆子,万荆子,蔓青子,蔓荆。

【临床效用】

蔓荆子辛、苦、微寒,归膀胱、肝、胃经。功效疏散风热,清利头目。主治风热表证,症见头晕头痛;风热上扰证,症见目赤肿痛、目昏多泪;中气不足,清阳不升致头晕目眩、耳鸣耳聋症。此外,又有祛风止痛之功,也可用于治疗风湿痹痛。

生品性寒凉,以疏散风热、清利头目见长;炒制品功效与生品相似,而寒凉之性减弱。

【临床药学服务】

1. 用法用量　煎服,5~10g。泡酒或入丸、散。外用适量,捣敷。

2. 用药监护　注意观察体温、眼目、头痛症状等变化。

3. 用药告知　与其他发散风热药同用,注意减量。

【临床用药警戒】

1. 使用注意　区分生品与炒制品的药效差异;根据证候轻重选择药量。

2. 使用禁忌

(1) 病证禁忌:血虚有热的头痛目眩以及胃虚患者慎用。

(2) 中西药配伍禁忌:传统认为恶乌头、石膏。不宜与碘离子制品、碳酸钠等碱性较强的西药、重金属药(如硫酸亚铁、硫酸镁、氢氧化铝等)、酶制剂、阿托品、氨茶碱、地高辛、咖啡因、苯丙胺同用。

其他解表药

其他解表药的药学服务内容见表3-1。

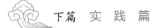

表 3-1 其他解表药的药学服务

药名	临床性效特征	炮制品种	临床药学服务 用法用量	临床药学服务 用药监护与告知	不良反应与用药警戒
防风	辛、甘，微温；祛风解表、胜湿止痛、止痉	生用长于祛风解表，胜湿止痛，止痉；炒用偏于止泻；炒炭长于止血	煎服，5~10g	用于治疗风寒感冒需要采取促进发汗的辅助手段，如适当喝热粥、覆盖厚衣被等	过量服用可出现多汗、口渴，并可能出现胃肠不适反应
白芷	辛，温；解表散寒、祛风止痛、宣通鼻窍、燥湿止带、消肿排脓	临床一般用生品	煎服，3~10g。外用适量，研末调敷	注意有无呕吐、呃逆、头晕、心慌等不良反应。用于治疗感冒，需采取促进发汗的辅助手段，如喝热粥、覆盖厚衣被等。	过量服用可出现恶心、呕吐、头晕、心慌、气短、血压升高，甚至惊厥、呼吸困难等不良反应。孕妇慎用；高血压患者慎用
香薷	辛，微温；发汗解表、化湿和中	临床一般用生品	煎服，3~10g。用于发表量不宜过大，不宜久煎；用于利水消肿量宜稍大，宜浓煎为丸服	发汗力较强，用于治疗风寒感冒，尤其在夏季，不可发汗过度。汤剂热服易引起呕吐，以凉服为宜；服药后避风	过量服用可能出现大汗。孕妇及哺乳期妇女慎用。肾功能不全者禁用
藁本	辛，温；祛风、散寒、除湿、止痛	临床一般用生品	煎服，3~10g。外用适量	与其他解表药同用需注意用量，不可发汗太过	偶可引起过敏性荨麻疹
紫苏叶	辛，温；解表散寒、行气和胃	临床一般用生品	煎服，5~10g。解鱼蟹毒可用至30g。不宜久煎	用于治疗风寒表证，可采取促进发汗的辅助手段，如喝热粥、覆盖厚衣被等	偶可引起多汗。气虚及表虚自汗者不宜单用本品
西河柳	甘、辛，平；发表透疹、祛风除湿	临床一般用生品	煎服，3~6g。外用适量，煎汤擦洗	用药后应避风，以免复受外邪。用量不宜过大，可能引起心烦、呕吐	麻疹已透者不宜使用
葱白	辛，温；发汗解表、散寒通阳	临床一般用生品	煎服，3~9g。外用适量。入汤剂不宜久煎，趁热饮服以助发汗。外用贴敷或捣敷	发汗力弱，治疗风寒感冒，可采取促进发汗的辅助手段，如喝热粥、覆盖厚衣被等。少量服用能开胃，但大量服用时有一定刺激性	本品辛温发汗，表虚多汗者慎服。传统认为不宜与地黄、常山同用；不宜与蜜、枣同食
胡荽	辛，温；发表透疹，开胃消食	临床一般用生品	煎服，3~6g。外用适量。不宜久煎。外用煎汤洗或捣敷，促疹外透	注意避风保暖。注意疗程，不宜久用	气虚证、热毒壅盛而疹出不畅者忌服。麻疹已透者不宜用

笔记栏

续表

药名	临床性效特征	炮制品种	临床药学服务		不良反应与用药警戒
			用法用量	用药监护与告知	
淡豆豉	苦、辛，凉；解表、除烦、宣发郁热	临床一般用生品	煎服，6～12g	力量较弱，用于治疗风热感冒，需和其他疏散风热药合用	注意该药的贮存条件及保质期。对该药过敏者禁用
浮萍	辛，寒；宣散风热、透疹、利尿	临床一般用生品	煎服，3～9g。外用适量，煎汤浸洗	与其他发散风热药同用，注意减量	对该药过敏者禁用
木贼	甘、苦，平；疏散风热、明目退翳	临床一般用生品	煎服，3～9g	与其他发散风热药同用，注意减量	对该药过敏者禁用

学习小结

应用解表药时,需根据外感风寒或风热的不同,分别选择长于发散风寒或发散风热的药物,对于体虚外感者还应随证配伍助阳、益气、养阴等扶正之品,以保护正气并利于祛邪。

麻黄、桂枝、羌活、藁本、白芷、荆芥、防风等发汗力较强的解表药,需注意不可使之过汗,以免损伤阳气和津液。

薄荷、牛蒡子、菊花、蔓荆子、柴胡、葛根、升麻等辛凉解表药,常用于外感风热或温病初期发热,兼具有清利头目、利咽喉、宣肺止咳、散邪透疹等功效,可适当配伍清热解毒药。

苍耳子、细辛为有毒之品,临床应用须遵从小剂量递增原则,超过《中国药典》用量时需医师双签字确认,以免中毒。辛夷饮片有绒毛宜包煎,以防发生咽部刺激症。

（张一昕 王 茜）

复习思考题

1. 根据解表药的药性特点,阐述解表药临床应用的药学服务措施。

2. 阐述发散风寒药与发散风热药的药学服务侧重点。

3. 患者,女,36 岁。主诉发热、恶寒 1 天,就诊时症见恶寒,发热,头痛,鼻塞,咳嗽,咽干,脘闷,恶心,苔白腻,脉浮。医师给予柴连口服液治疗,每次 1 支,每天 3 次,连续服用 3 天。请论述作为药师应如何开展药学服务。

◇◇◇ 第四章 ◇◇◇

清 热 药

【概念与分类】

凡以清泻里热为主要作用,治疗里热证的药物,称为清热药。清热药主要为植物类药,药性多寒凉,归肺、胃、心、肝等经,善清泻里热。根据主治特点的不同,将其分为清热泻火药、清热燥湿药、清热解毒药、清热凉血药及清虚热药。

清热泻火药:凡以清泻气分或脏腑热邪为主要功效,主治温病气分证或脏腑实热证的药物,称为清热泻火药。其性味多苦寒或甘寒,功效清热泻火。此类药适用于温病邪入气分,症见高热、口渴、汗出、烦躁,甚或神昏谵语、舌红苔黄、脉洪大;肺、胃、心、肝等脏腑的火热证,症见咳嗽痰稠、口渴喜饮、心烦尿赤、目赤肿痛、舌红苔黄等。

清热燥湿药:凡以清热燥湿为主要功效,主治湿热病证的药物,称为清热燥湿药。其性味多苦寒,功效清热燥湿、泻火解毒。此类药适用于湿热证及脏腑火热证。湿热证多见发热、苔腻等症,但因湿热所在部位的不同,临床症状各异;暑湿与湿温证,症见身热不扬、胸膈痞闷、小便短赤;脾胃湿热证,症见痞满吐利;肝胆湿热证,症见身目发黄、尿赤等;大肠湿热证,症见泻痢腹痛、里急后重;膀胱湿热淋证,症见小便淋沥、涩痛等;湿热带下证,症见带下量多色黄而臭;湿热流注关节,可致关节红肿热痛;湿热浸淫肌肤,可生湿疹、湿疮等。大多数清热燥湿药还兼能清热泻火、解毒,又可用于脏腑实热证以及热毒内蕴病证。

清热解毒药:凡以清热解毒为主要功效,主治热毒病证的药物,称为清热解毒药。其性味多苦寒或甘寒,功效清热解毒。此类药适用于热毒所致的疮痈疔疖、丹毒、温热病、咽喉肿痛、痄腮、痢疾等,有的药物还可用于治疗水火烫伤、虫蛇咬伤以及癌肿等。

清热凉血药:凡以清热凉血为主要功效,主治营血分热证的药物,称清热凉血药。其性味多苦寒或咸寒,功效清热凉血。此类药适用于热入营血之实热证,如温热病热入营血,症见身热夜甚、烦躁不眠,甚至神昏谵语、斑疹、吐血、衄血、咳血、便血、尿血、舌质红绛、脉细数等。

清虚热药:凡以清虚热为主要功效,主治虚热证的药物,称清虚热药。其性味多甘寒,功效清虚热。此类药适用于阴虚内热证,症见骨蒸潮热、手足心烦热、两颧发红、盗汗、遗精、舌红少津、脉细数等。

【使用宜忌】

1. 用法用量　注意因时、因地、因人选择药性及药物剂量。与苦寒之品配伍时,应注意剂量及药性叠加。夏季天气炎热,用量可适当增加;冬季天气寒冷,用量宜减。老、幼及体弱患者,不可重剂。药性苦寒宜配伍顾护脾胃之品。

2. 病证禁忌　①脾虚食少便溏者,慎用。②阳虚者,慎用。③阴盛格阳、真寒假热之证,禁用。

3. 配伍禁忌　个别药物有"十八反""十九畏"等配伍禁忌,需要在用药时注意。

4. 特殊人群用药禁忌　清热药中部分药物有毒,孕妇、儿童、老年人慎用。

5. 饮食禁忌　服用清热药期间不宜食用生冷、油腻、腥膻、有刺激性之品。

第一节　清热泻火药

石　膏

【品种与品质】

本品来源于硫酸盐类矿物硬石膏族石膏,主要成分为含水硫酸钙($CaSO_4 \cdot 2H_2O$),以块大、色白、半透明、纵断面如丝者为佳。

【处方用名】

石膏,生石膏,煅石膏。

【临床效用】

石膏甘、辛,大寒,归肺、胃经。功效清热泻火,除烦止渴。主治温病气分实热证,症见壮热、烦渴、汗出、脉洪大;肺热喘咳,症见高热、喘促气急、咳嗽痰稠;胃火牙痛,症见牙龈肿痛、口舌生疮。

生品长于清热泻火、除烦止渴,用于温病气分实热证、肺胃火热证;煅石膏甘、辛、涩,寒,功效收湿、生肌、敛疮、止血,外治湿疹、水火烫伤、疮疡不敛、外伤出血。

【临床药学服务】

1. 用法用量　生石膏煎服,15~60g,宜打碎先煎。煅石膏外用适量,研末撒敷患处。

2. 用药监护　生石膏用于温病气分实热证,应注意观察体温、出汗情况,食欲及胃肠反应。

3. 用药告知　与其他寒凉药合用,注意减量;不可久服,中病即止。

【临床用药警戒】

1. 使用注意　区分生品与制品的药效差异;根据证候轻重选择药量。

2. 使用禁忌

(1)病证禁忌:本品大寒伤胃,真寒假热、脾胃虚寒及阴虚内热者忌服。

(2)特殊人群用药禁忌:婴幼儿、老年人等不宜大量长期服用;肾炎、肾功能不全等肾病患者不宜大量长期服用。

(3)中西药配伍禁忌:不宜与强心苷类,如洋地黄、地高辛等同用;不宜与四环素、喹诺

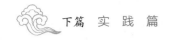

酮类抗生素同用;不宜与多酚羟基药物,如左旋多巴同用;不宜与芦丁、鞣酸蛋白、铁剂等同用。

（4）饮食禁忌:忌食生冷、黏腻、刺激性食物。

思政元素

石膏——传承创新，抗疫建功

1954年夏天,河北省石家庄市暴发了流行性乙型脑炎(简称乙脑),患者病死率高达50%,疫情一时难以控制。河北郭氏中医世家第三代传人郭可明先生,临危受命,勇于担当,殚精竭力查阅中医典籍及相关资料,仔细研究分析,创造性地将乙脑按照中医"暑温"的范畴进行辨证救治,以白虎汤和清瘟败毒饮为主方,方中重用生石膏30～180g,取得了显著的疗效,创造了当时治疗乙脑的奇迹。而在治疗新型冠状病毒感染时,国家中医药管理局组织有关专家拟定的中药组方"清肺排毒汤",仍重用石膏以发挥其清肺解热功效,使其再立新功。中医药抗疫可谓中医药守正创新的生动实践。

知　母

【品种与品质】
本品来源于百合科植物知母的干燥根茎,以切面色黄白者为佳。

【处方用名】
知母,肥知母,盐知母,炒知母。

【临床效用】
知母苦、甘、寒,归肺、胃、肾经。功效清热泻火,滋阴润燥。主治温病气分热证,症见壮热、烦渴、脉洪大;肺热咳嗽,症见痰黄质稠;阴虚燥咳,症见干咳少痰;骨蒸潮热,遗精,盗汗;内热消渴;肠燥便秘。

生品长于清热泻火,用于气分实热证;盐知母长于滋阴降火,用于相火妄动、骨蒸潮热、遗精等。

【临床药学服务】
1. 用法用量　煎服,6～12g。

2. 用药监护　知母用于温病气分热证,应注意观察体温、食欲;血糖异常患者注意观察血糖。

3. 用药告知　与其他寒凉药合用,注意减量;不宜久服,中病即止。

【临床用药警戒】
1. 使用注意　根据证候轻重选择药量,注意疗程。注意顾护脾胃。

2. 使用禁忌

（1）病证禁忌:本品性寒滑利,脾胃虚寒及大便溏泄者忌服。低血糖患者、出血性疾病患者或有出血倾向者不宜大量长期服用。

（2）特殊人群用药禁忌:老年人及儿童应注意疗程;孕妇不宜大剂量使用。

（3）中西药配伍禁忌:不宜与维生素C、烟酸、谷氨酸、胃酶合剂等酸性较强的药物合用;不宜与普萘洛尔等β受体阻滞剂合用。

（4）饮食禁忌:忌食生冷、黏腻、刺激性食物。

笔记栏

天　花　粉

【品种与品质】

本品来源于葫芦科植物栝楼或双边栝楼的干燥根,以块大、色白、粉性足、质坚细腻、筋脉少者为佳。

【处方用名】

天花粉,花粉,瓜蒌根,栝楼根。

【临床效用】

天花粉甘、微苦,微寒,归肺、胃经。功效清热泻火,生津止渴,消肿排脓。主治热病伤津口渴,内热消渴;肺热咳嗽,燥咳痰稠,咳痰带血;疮疡肿毒。

【临床药学服务】

1. 用法用量　煎服,10～15g。

2. 用药监护　注意观察患者与治疗相关症状和体征(如体温、咳嗽、痰量痰色、精神状态、皮肤肿疡等)的变化。还应观察是否出现过敏反应、腹泻、食欲欠佳等。

3. 用药告知　用药中控制剂量,顾护脾胃,宜食用熟软易消化食物。

【临床用药警戒】

1. 使用注意　天花粉用量过大可见胃肠不适;依据病情及个体差异严格控制剂量。

2. 使用禁忌

(1) 病证禁忌:本品性寒润,脾胃虚寒、大便滑泄者忌服。

(2) 特殊人群用药禁忌:天花粉有抗早孕作用,孕妇慎用。

(3) 中西药配伍禁忌:"十八反"禁忌认为不宜与川乌、制川乌、草乌、制草乌、附子、制附子等乌头类药物同用。

(4) 饮食禁忌:忌食生冷、黏腻、刺激性食物。

栀　　子

【品种与品质】

本品来源于茜草科植物栀子的干燥成熟果实,以皮薄、饱满、色黄、完整者为佳。

【处方用名】

栀子,山栀,生山栀,炒山栀,焦山栀,黑山栀。

【临床效用】

栀子苦,寒,归心、肺、三焦经。功效泻火除烦,清热利湿,凉血解毒;外用消肿止痛。主治热病心烦,躁扰不宁;湿热黄疸;小便赤热,热淋,血淋;血热吐血,衄血,尿血;热毒疮疡,酒渣鼻,痤疮。外用治热毒疮肿,扭挫伤痛。

生品长于泻火除烦,清热利湿,凉血解毒;炒焦后苦寒之性缓和,长于清热除烦,宣散郁热;炒炭后长于凉血止血。

【临床药学服务】

1. 用法用量　煎服,6～10g。外用生品适量,研末调敷。

2. 用药监护　注意观察患者与治疗相关症状和体征的变化;观察血压、食欲、二便等有否异常。

3. 用药告知　用药中顾护脾胃,宜食用熟软易消化食物。

【临床用药警戒】

1. 使用注意　区分生品与制品的药效差异;根据证候轻重选择药量。不宜单味大剂量

笔记栏

使用。

2. 使用禁忌

（1）病证禁忌:本品苦寒伤胃,脾胃虚寒者慎用。

（2）特殊人群用药禁忌:肝功能不全患者、老年患者、婴幼儿慎用。

（3）中西药配伍禁忌:不宜与菌类制剂,如乳酶生、双歧三联活菌等同用;不宜与镇静催眠药,如巴比妥钠同用;不宜与酶制剂,如胃蛋白酶、胰酶等同用;不宜与苷类、阿托品、东莨菪碱等同用。

（4）饮食禁忌:忌食生冷、黏腻、刺激性食物。

夏 枯 草

ER-4-2

夏枯草临床
药学服务
微课

【品种与品质】

本品来源于唇形科植物夏枯草的干燥果穗,以穗大、色棕红者为佳。

【处方用名】

夏枯草,麦夏枯。

【临床效用】

夏枯草辛、苦,寒,归肝、胆经。功效清肝泻火,明目,散结消肿。主治肝火肝阳上亢之头痛眩晕,目赤肿痛,目珠夜痛,头痛眩晕;瘰疬,瘿瘤;乳痈,乳癖,乳房胀痛。

【临床药学服务】

1. 用法用量　煎服,9~15g;或熬膏服。宜饭后服用。

2. 用药监护　应注意观察食欲、血压等相关症状和体征。

3. 用药告知　注意顾护脾胃,宜食用熟软易消化食物,或饭后服用。

【临床用药警戒】

1. 使用注意　对胃有刺激作用,不可自行增加用量及疗程。

2. 使用禁忌

（1）病证禁忌:本品性寒滑利,脾胃虚寒者慎用。慢性胃肠炎、慢性肝炎、慢性腹泻者不宜单味大量长期服用;低血压患者不宜单味大量长期服用。

（2）特殊人群用药禁忌:孕妇、先兆流产患者慎用。

（3）中西药配伍禁忌:不宜与含钾量高的药物或螺内酯、氨苯蝶啶、氯化钾等保钾排钠药合用。

（4）饮食禁忌:忌食生冷、黏腻、刺激性食物。

决 明 子

【品种与品质】

本品来源于豆科植物钝叶决明或决明(小决明)的干燥成熟种子,以颗粒均匀、饱满、色绿棕者为佳。

【处方用名】

决明子,草决明,炒决明子。

【临床效用】

决明子甘、苦、咸,微寒,归肝、大肠经。功效清肝明目,润肠通便。主治目赤肿痛,畏光多泪,目暗不明;头痛眩晕;肠燥便秘。

生品清热、通便力强;炒制品与生品功效相似而寒性减弱。

【临床药学服务】

1. 用法用量　煎服,9~15g;打碎研末,每次3~6g。用于通便可饭前服。

2. 用药监护 决明子用于头痛眩晕,应注意观察血压等情况;用于肠燥便秘,应注意观察排便情况。

3. 用药告知 用药中顾护脾胃,宜食用熟软易消化食物。不宜久服,中病即止。

【临床用药警戒】

1. 使用注意 根据病证轻重选择剂量与疗程,治疗便秘时不宜大量长期服用,以防发生继发性便秘。与降压药同用须注意减量。

2. 使用禁忌

(1) 病证禁忌:脾虚便溏者不宜使用。

(2) 特殊人群用药禁忌:孕妇、儿童慎用;老年患者不宜长期应用。

(3) 中西药配伍禁忌:不宜与碱性药合用。

(4) 饮食禁忌:忌生冷油腻食物。

青 葙 子

【品种与品质】

本品来源于苋科植物青葙的干燥成熟种子,以粒饱满、色黑、光亮者为佳。

【处方用名】

青葙子。

【临床效用】

青葙子苦,微寒,归肝经。功效清肝泻火,明目退翳。主治肝热目赤,目生翳膜,视物昏花;肝火眩晕。

【临床药学服务】

1. 用法用量 煎服,9~15g。

2. 用药监护 用于目疾应注意观察眼压、视力等变化。

3. 用药告知 用药中顾护脾胃,宜食用熟软易消化食物。

【临床用药警戒】

1. 使用注意 严格控制剂量,依据证候轻重及个体差异选择药量。

2. 使用禁忌

(1) 病证禁忌:本品有扩散瞳孔作用,高眼压及青光眼患者禁用。

(2) 中西药配伍禁忌:不宜与缩瞳类药或扩瞳类药,如毒扁豆碱、毛果芸香碱、阿托品、东莨菪碱、山莨菪碱等同用。

(3) 饮食禁忌:忌辛辣、油腻、刺激性食物。

第二节 清热燥湿药

黄 芩

【品种与品质】

本品来源于唇形科植物黄芩的干燥根,以外表皮色棕黄、切面色黄者为佳。

【处方用名】

黄芩,黄芩片,酒黄芩,黄芩炭。

【临床效用】

黄芩苦,寒,归肺、胆、脾、大肠、小肠经。功效清热燥湿,泻火解毒,止血,安胎。主治中上焦湿热证,症见胸脘痞闷、身热不扬、恶心呕吐、苔黄腻、痞满呕吐、湿热泻痢;肺热咳嗽,少阳证。又可用于痈肿疮毒、咽喉肿痛、血热吐衄及胎动不安等。

生品长于清热泻火解毒,用于热病、湿温、黄疸、泻痢、乳痈发背、热扰胎动不安;酒制用于上焦肺热及肌表之湿热;黄芩炭以清热止血为主,用于崩漏下血、吐血、衄血。

【临床药学服务】

1. 用法用量　煎服,3~10g。外用适量,宜煎水洗或研末撒敷。

2. 用药监护　黄芩用于湿热证,应注意观察胸闷、呕吐、泻痢程度是否有所缓解;用于肺热咳嗽,注意观察患者咳嗽、咳痰的改善情况;用于咽喉肿痛,注意观察疼痛程度是否减轻。此外,用药中观察有无食欲异常、呕吐、腹泻、皮疹等情况。

3. 用药告知　过服伤胃,注意中病即止,避免克伐太过以伤正气,与其他寒凉药同用应注意减量。

【临床用药警戒】

1. 使用注意　区分生品与制品的药效差异;根据证候轻重选择药量;长期服用容易损伤脾胃。

2. 使用禁忌

(1)病证禁忌:凡外感风寒、内伤生冷、脾胃虚寒、肾阳虚衰及气虚胎元不固者不宜单味药大量服用。低血压患者不宜单味药大量长期服用;糖尿病患者慎用。

(2)特殊人群用药禁忌:儿童、老年患者不宜大量长期服用。

(3)中西药配伍禁忌:传统认为黄芩不宜与葱白、朱砂、牡丹皮、藜芦合用。不宜与酸性较强的西药,如烟酸、谷氨酸同用;不宜与酶类制剂和菌类制剂,如胃蛋白酶合剂、胰酶、乳酶生、促菌生等同用;不宜与洋地黄类,如强心苷同用;不宜与碘化物、金属盐类西药等同用。黄芩注射液不宜与青霉素注射剂同用。

(4)饮食禁忌:忌苦寒及辛辣食物。

黄　　连

【品种与品质】

本品来源于毛茛科植物黄连、三角叶黄连或云连的干燥根茎,以切面鲜黄、味极苦者为佳。

【处方用名】

黄连,味连,雅连,云连,川连,酒黄连,姜黄连,萸黄连。

【临床效用】

黄连苦,寒,归心、脾、胃、肝、胆、大肠经。功效清热燥湿,泻火解毒。主治湿热阻滞中焦脾胃之证,症见湿热泻痢、脘腹痞满、恶心呕吐;胃火炽盛之消渴,症见热盛烦躁、心烦不寐、胃热呕吐、消渴。又可用于热毒蕴结、痈肿疔毒、目赤牙痛、湿疮、湿疹等。

生用苦寒之性较强,长于泻火解毒、清热燥湿;酒炙能引药上行,缓其寒性,善清头目之火;姜炙可缓和其过于苦寒之性,并增强止呕作用;吴茱萸制能抑制其苦寒性,以清气分湿热、散肝胆郁火为主。

【临床药学服务】

1. 用法用量　煎服,2~5g。外用研末调敷、煎水洗或浸汁点眼。饭后服用可减少胃肠的不良反应。

笔记栏

2. 用药监护　黄连用于湿热阻滞中焦脾胃之证,注意观察患者恶心、呕吐症状是否缓解;用于清热泻火,注意观察心烦、消渴程度是否减轻;用于泻火解毒,注意观察痈肿、牙痛等情况的变化。此外,用药中观察有无头晕、恶心、呕吐、心慌、胸闷气短、腹痛或腹泻加重等情况。

3. 用药告知　用药时应顾护脾胃,严格控制用药时间及用量,不宜久服或大剂量服用。与其他寒凉药同用应注意减量。

【临床用药警戒】

1. 使用注意　区分生品与制品的药效差异;根据证候轻重选择药量。本品大苦大寒,过量久服易伤脾胃。

2. 使用禁忌

（1）病证禁忌:凡外感风寒、脾胃虚寒及肾阳虚衰者不宜单味药大剂量服用;阴虚津伤、妇女产后、久病体虚、贫血、消耗性疾病低热者忌单味药大量长期服用。低血压、低血糖患者不宜大量长期服用。

（2）特殊人群用药禁忌:儿童、老年患者不宜大量长期服用;孕妇慎用。

（3）中西药配伍禁忌:不宜与酶制剂和菌类制剂,如胰蛋白酶、胃蛋白酶、乳酶生、双歧三联活菌等合用;不宜与重金属盐类,如碱式碳酸镁、硫酸亚铁、硫酸镁、氢氧化铝等合用;不宜与强心苷类药物、生物碱类药物等合用;不宜与胆碱酯酶复活药,如解磷定、氯解磷定等同用;不宜与酸性西药以及碱性较强的西药,如阿司匹林、碳酸氢钠等同用;不宜与含碘离子的西药、降血糖药等同用。黄连注射液与青霉素配伍溶液不稳定,不宜同用。

（4）饮食禁忌:忌油腻及冷饮等食物。

黄　　柏

【品种与品质】

本品来源于芸香科植物黄皮树的干燥树皮,以皮厚、色鲜黄、味极苦者为佳。

【处方用名】

黄柏,川黄柏,盐黄柏,酒黄柏,黄柏炭。

【临床效用】

黄柏苦,寒,归肾、膀胱经。功效清热燥湿,泻火除蒸,解毒疗疮。主治下焦湿热证,症见带下黄浊秽臭、小便淋沥涩痛;热毒疮疡,症见痈肿疔毒、湿疮、湿疹。又可用于湿热泻痢、黄疸;下焦相火妄动,症见骨蒸潮热、盗汗遗精等。

生品长于泻火解毒和燥湿,用于湿热痢疾、黄疸、热淋等;盐炙长于滋肾阴、泻相火、退虚热,用于阴虚发热、骨蒸劳热、盗汗遗精等;酒炙可引药上行,清上焦及血分湿热,用于热壅上焦诸证及热在血分证;黄柏炭清热之中兼具涩性,多用于便血、崩漏下血兼有热象者。

【临床药学服务】

1. 用法用量　煎服,3～12g。外用适量,研末调敷或煎水浸渍。

2. 用药监护　黄柏用于清泻下焦湿热时,注意观察小便、带下的色量变化;用于湿热泻痢、黄疸,注意观察大便的情况,以及皮肤与巩膜的颜色变化;用于清热燥湿、泻火解毒,注意观察痈肿、疔毒、湿疹是否消退。此外,注意观察患者是否有腹泻发生及是否有恶心、呕吐、食欲不振及过敏反应。

3. 用药告知　本品服用时宜顾护脾胃,多食熟软之物。与其他寒凉药同用,注意减量。

【临床用药警戒】

1. 使用注意　区分生品与制品的药效差异;根据证候轻重选择药量。本品大剂量服用,可引起腹泻、降低食欲,以及可能出现过敏性药疹。

黄连思政
元素

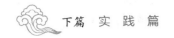

2. 使用禁忌

（1）病证禁忌：凡外感风寒、内伤生冷、脾胃虚寒及肾阳虚衰者不宜单味药大量服用；低血压、低血糖患者不宜大量长期服用。

（2）特殊人群用药禁忌：儿童、老年患者不宜大量或长期服用。

（3）中西药配伍禁忌：不宜与洋地黄类强心苷同用；不宜与盐类西药、生物碱类西药联用；不宜与菌类制剂联用；不宜与含碘离子的西药联用。

（4）饮食禁忌：忌辛辣、刺激性等食物。

龙　胆

【品种与品质】

本品来源于龙胆科植物条叶龙胆、龙胆、三花龙胆或坚龙胆的干燥根和根茎，前三者称为"龙胆"，后者称为"坚龙胆"，以色黄或色黄棕者为佳。

【处方用名】

龙胆，坚龙胆，龙胆草，胆草，苦胆草，关龙胆，酒龙胆。

【临床效用】

龙胆苦，寒，归肝、胆经。功效清热燥湿，泻肝胆火。主治下焦湿热及肝胆湿热之证，症见湿热下注、阴肿阴痒、湿疹瘙痒、带下黄稠；肝胆实火证，症见肝火头痛、目赤耳聋、胁痛口苦。又可用于肝经热盛、高热惊厥等。

生品长于清热燥湿、泻肝胆火，用于湿热黄疸、阴肿阴痒、带下、湿疹瘙痒等；酒炙可引药上行，缓其苦寒之性，用于头胀头痛、耳聋耳鸣、风热目赤肿痛等。

【临床药学服务】

1. 用法用量　煎服，3~6g。外用适量，研末捣敷。

2. 用药监护　用于皮肤热毒蕴结，注意观察患者皮损渗出、瘙痒程度是否缓解；用于泻肝胆实火，注意观察头痛、耳鸣、口苦情况是否减轻。此外，龙胆对神经系统先呈兴奋作用，后出现麻醉作用，可能引起体温降低、倦怠等，应注意监测。

3. 用药告知　本品服用后大便排泄增加，用药时注意排便变化，同时注意胃肠道反应，宜顾护脾胃，多食熟软之物。与其他寒凉药同用应注意减量。

【临床用药警戒】

1. 使用注意　区分生品与制品的药效差异；根据证候轻重选择药量。本品苦寒，长期服用容易损伤脾胃。

2. 使用禁忌

（1）病证禁忌：凡外感风寒、内伤生冷、脾胃虚寒及肾阳虚衰者不宜单味药大量服用；阴虚津伤者慎用。低血压患者不宜大量长期服用。

（2）特殊人群用药禁忌：儿童、老年患者不宜大量长期服用。孕妇及哺乳期妇女慎用。

（3）中西药配伍禁忌：传统认为龙胆不宜与防葵、地黄合用。不宜与维生素C同用。

（4）饮食禁忌：忌生冷油腻食物。

苦　参

【品种与品质】

本品来源于豆科植物苦参的干燥根，以切面色黄白、味极苦者为佳。

【处方用名】

苦参，苦参炭。

【临床效用】

苦参苦,寒,归心、肝、胃、大肠、膀胱经。功效清热燥湿,杀虫,利尿。主治肠胃湿热证,症见泄泻、痢疾、湿热黄疸;下焦湿热之证,症见湿热带下、阴肿阴痒、湿疮、湿疹。又可用于小便不利、灼热涩痛等。

生品长于清热燥湿,用于下痢、毒疮、杀虫等;苦参炭长于止血痢。

【临床药学服务】

1. 用法用量　煎服,4.5~9g。外用适量,煎汤熏洗患处。

2. 用药监护　苦参用于清热燥湿止痢,注意观察腹泻及大便质地是否发生改变;用于治疗湿热皮肤病,注意观察皮损瘙痒、湿疮、湿疹情况是否有所好转;用于利尿,应观察小便量与质的改善情况。此外,用药中观察有无过敏反应及消化道不适。

3. 用药告知　本品服用时宜顾护脾胃,宜食熟软之物。与其他寒凉药同用应注意减量。

【临床用药警戒】

1. 使用注意　区分生品与制品的药效差异;根据证候轻重选择药量。其味甚苦,性寒,久服伤脾损肾。

2. 使用禁忌

(1) 病证禁忌:凡外感风寒、内伤生冷、脾胃虚寒及肾阳虚衰者不宜单味药大量服用;心功能不全患者、低血压、视神经萎缩、视网膜静脉周围炎、中心性视网膜脉络炎、青光眼、白内障者忌大量久服。

(2) 特殊人群用药禁忌:儿童、老年患者慎用;备孕期男女慎用。

(3) 中西药配伍禁忌:传统认为苦参不宜与漏芦、菟丝子合用。"十八反"不宜与藜芦同用。

(4) 饮食禁忌:忌生冷黏腻之品。

🔍 知识链接

苦参碱的不良反应

有研究显示苦参碱有抗生育作用。体外试验表明,苦参碱可使精子的运动功能受到抑制,并对精子有杀伤作用。药物敏感试验提示,苦参碱不抑制阴道乳酸杆菌的生长、繁衍,不干扰阴道的菌群环境。口服苦参碱对小鼠精子活性也有一定的抑制作用,可能造成精子细胞膜的脂质过氧化,降低抗氧化能力,使氧自由基的生成与清除失衡,精子膜流动性降低,功能受损,精子的活力下降,顶体反应及精卵融合发生障碍,引起生育能力损害。

秦　　皮

【品种与品质】

本品来源于木犀科植物苦枥白蜡树、白蜡树、尖叶白蜡树或宿柱白蜡树的干燥枝皮或干皮。以外表皮色灰白、味苦者为佳。

【处方用名】

秦皮,蜡树皮,苦枥皮,秦白皮。

【临床效用】

秦皮苦、涩,寒,归肝、胆、大肠经。功效清热燥湿,收涩止痢,止带,明目。主治湿热壅滞下焦之证,症见湿热痢疾,便下脓血,里急后重,湿热下注带下色黄、异臭;肝火上炎之证,症见肝火目赤、翳膜遮睛。

【临床药学服务】

1. 用法用量　煎服,6~12g,宜饭后服。外用适量,煎汤熏洗患处。

2. 用药监护　用于清热燥湿、收涩止痢,注意观察大便脓血、带下色黄及异味是否改善;用于清肝泻火、明目退翳,注意观察眼分泌物等症状是否有所好转;注意观察有无过敏反应;观察是否出现食欲下降、恶心、呕吐、腹痛、腹泻等胃肠不适。监测心功能、血常规。

3. 用药告知　本品服用时宜顾护脾胃,多食熟软之物。与其他寒凉药同用应注意减量。不宜久服。

【临床用药警戒】

1. 使用注意　根据证候轻重选择药量。本品苦寒,大剂或久服易伤脾胃。不推荐直接黏膜用药。

2. 使用禁忌

(1)病证禁忌:凡脾胃虚寒、肾阳虚衰者不宜单味药服用;脾虚泄泻、慢性肠炎患者慎用。心功能不全患者不宜长期服用。

(2)特殊人群用药禁忌:儿童、老年患者不宜大量长期服用;孕妇慎用。

(3)中西药配伍禁忌:传统认为秦皮不宜与防葵、吴茱萸合用。不宜与维生素 B、维生素 C 合用。

(4)饮食禁忌:忌生冷油腻及辛辣刺激性食物。传统认为不宜与苦瓜同用。

第三节　清热解毒药

金　银　花

ER-4-4

金银花临床
药学服务
微课

【品种与品质】

本品来源于忍冬科植物忍冬的干燥花蕾或带初开的花,以花蕾多、色淡、质柔软、气清香者为佳。

【处方用名】

金银花,二花,双花,银花,忍冬花,双花炭,金银花炭。

【临床效用】

金银花甘,寒,归肺、心、胃经。功效清热解毒,疏散风热。主治一切热毒痈肿疔疮病证;温热病的卫气营血各个阶段及风热表证;热毒血痢、喉痹。

生品长于疏散风热,清泄里热,用于温热病及风热表证;炒炭后止血之功增强,多用于热毒血痢。

【临床药学服务】

1. 用法用量　煎服,6~15g。内服煎汤或入丸、散剂,露剂多用于治疗暑热烦渴;外用适量,煎水或捣敷用于疮痈肿毒。生品入汤剂煎煮时间不宜过长。

2. 用药监护　应注意观察体温、二便及过敏反应。

3. 用药告知　询问有无过敏反应;与其他寒凉药物或食物同用时,注意减量;用药时顾护脾胃,宜食易消化食物。

笔记栏

【临床用药警戒】

1. 使用注意 区分生品与制品的药效差异;根据证候轻重选择药量,治疗细菌性感染重症宜重剂。对金银花过敏者禁用。

2. 使用禁忌

(1) 病证禁忌:脾胃虚寒及疮疡属阴证者忌用;痈疽溃破久不收口者慎用;癫痫患者不宜长期大剂量服用。

(2) 中西药配伍禁忌:不宜与乳酶生、地衣芽孢杆菌活菌、促菌生等活菌制剂同用。

(3) 饮食禁忌:忌生冷辛辣之品。

连　　翘

【品种与品质】

本品来源于木犀科植物连翘的干燥果实。青翘以色青绿、无枝梗者为佳;黄翘(老翘)以色黄、壳厚、无种子、纯净者为佳。

【处方用名】

连翘,青翘,老翘。

【临床效用】

连翘苦,微寒,归肺、心、小肠经。功效清热解毒,消肿散结,疏散风热。主治口舌生疮,咽喉肿痛,疮痈肿毒,红肿热痛,瘰疬痰核;风热表证及温病初起,温热入营,高热烦渴,神昏发斑。也可用于小便不利、热淋涩痛。

【临床药学服务】

1. 用法用量 煎服,6～15g,入汤剂煎煮时间不宜过长。或入丸、散剂。外用适量,水煎外洗用于疮痈肿毒。

2. 用药监护 应注意观察患者体温、痈疮等的改善情况;观察患者食欲、二便及有无过敏反应。

3. 用药告知 与其他寒凉药物或食物同用时,注意减量;用药时顾护脾胃,宜食熟软易消化食物,可饭后服用。

【临床用药警戒】

1. 使用注意 依据证候轻重选择药量,不宜大量久服。

2. 使用禁忌

(1) 病证禁忌:脾胃虚弱、中焦虚寒者,阴疽及痈疽溃后忌用;血尿、盗汗、低热、吐血、便血、鼻出血等阴虚血热者禁单味药久用。慢性肠炎、慢性肝炎、肝硬化、慢性腹泻者忌多量久用;低血压者不宜长期服用。

(2) 中西药配伍禁忌:不宜与乳酶生、帕罗西汀、地高辛同用。

(3) 饮食禁忌:忌生冷、辛辣、油腻之品。

蒲　公　英

【品种与品质】

本品来源于菊科植物蒲公英、碱地蒲公英或同属数种植物的干燥全草,以叶多、色灰绿、根完整者为佳。

【处方用名】

蒲公英,公英,鲜公英,黄花地丁。

【临床效用】

蒲公英苦、甘,寒,归肝、胃经。功效清热解毒,消肿散结,利尿通淋。主治疮痈肿毒、红

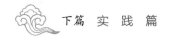

肿热痛,尤善治乳痈。也可用于湿热黄疸,热淋涩痛。

【临床药学服务】

1. 用法用量 煎服,10~15g,鲜品加量。内服煎汤、捣汁服或入散剂;外用适量,捣敷或煎汤熏洗患处。用于清热解毒不宜久煎。宜饭后服用。

2. 用药监护 应注意观察二便及皮肤反应。

3. 用药告知 与其他寒凉药物同用时须减量,不宜与寒凉食物同用;用药时顾护脾胃,宜食熟软易消化食物。

【临床用药警戒】

1. 使用注意 依据证候轻重选择药量。用量过大可致缓泻。

2. 使用禁忌

(1) 病证禁忌:非热毒实证及阴疽者不宜使用。慢性胃炎、慢性肠炎、慢性肝炎、肝硬化、慢性腹泻者禁单味药久服;心功能不全等心脏病患者不宜长期服用。

(2) 特殊人群用药禁忌:儿童不宜大量使用;月经期妇女忌单味药大量内服。

(3) 饮食禁忌:忌食用生冷、辛辣油腻之品。

大 青 叶

【品种与品质】

本品来源于十字花科植物菘蓝的干燥叶,以叶大完整、色暗灰绿者为佳。

【处方用名】

大青叶,蓝叶,蓝菜,青叶。

【临床效用】

大青叶苦,寒,归心、胃经。功效清热解毒,凉血消斑。主治外感风热或温病初起卫分证;温热病热入血分、气血两燔,高热神昏和血热妄行之吐血、衄血。也可用于疡腮,喉痹,丹毒,痈肿。

【临床药学服务】

1. 用法用量 煎服,9~15g。内服多入汤剂;外用适量,鲜品捣烂外敷。用于清热解毒。宜饭后服。

2. 用药监护 应注意观察体温、食欲、皮肤、二便及血常规等。

3. 用药告知 用药时注意顾护脾胃,宜食熟软易消化食物。

【临床用药警戒】

1. 使用注意 依据证候轻重选择药量,不宜大量久服。

2. 使用禁忌

(1) 病证禁忌:脾胃虚寒者忌用。慢性胃炎、慢性肠炎、慢性肝炎、肝硬化食欲缺乏无热毒之证者忌单味药大量久服;心功能不全等心脏病患者不宜长期服用。

(2) 特殊人群用药禁忌:肝、肾功能不全者不宜大剂量或长期用药。

(3) 中西药配伍禁忌:不宜与酸性西药合用;不宜与菌类制剂合用。

(4) 饮食禁忌:不宜食辛辣煎炸食物。

板 蓝 根

【品种与品质】

本品来源于十字花科植物菘蓝的干燥根,以片大均匀体实、粉性大者为佳。

【处方用名】

板蓝根,蓝根,大青根。

【临床效用】

板蓝根苦,寒,归心、胃经。功效清热解毒,凉血,利咽。主治外感风热、瘟疫时毒、发热咽痛、温毒发斑、痄腮、喉痹、烂喉丹痧、大头瘟疫、丹毒、疮痈肿毒等。

【临床药学服务】

1. 用法用量 煎服,9~15g。或入丸、散剂;外用适量,鲜品捣烂外敷。以饭后服用为宜。

2. 用药监护 应注意观察体温、食欲、二便、血压及血常规等。

3. 用药告知 与其他寒凉药同用时注意减量;用药时注意顾护脾胃,宜食熟软易消化食物;不宜大量久服,中病即止。

【临床用药警戒】

1. 使用注意 依据证候轻重选择药量。

2. 使用禁忌

(1) 病证禁忌:非实火热毒者忌用。慢性胃炎、腹中冷痛者忌单味药大量久服;低血压者不宜长期服用;出血性疾病患者不宜长期或大量服用。

(2) 特殊人群用药禁忌:肝、肾功能不全者慎用。

(3) 中西药配伍禁忌:板蓝根注射液不宜与青霉素合用。

(4) 饮食禁忌:不宜食辛辣食物。

鱼 腥 草

【品种与品质】

本品来源于三白草科植物蕺菜的新鲜全草或干燥地上部分,以叶多、色灰绿、有花穗、鱼腥气浓者为佳。

【处方用名】

鱼腥草,蕺菜。

【临床效用】

鱼腥草辛,微寒,归肺经。功效清热解毒,消痈排脓,利尿通淋。主治肺痈、肺热咳嗽,症见咳吐脓血腥臭或痰黄而稠,为治疗肺痈之要药。又可用于疔疮痈肿、热淋涩痛、湿热痢疾等。

临床一般用生品。

【临床药学服务】

1. 用法用量 煎服,15~25g。不宜久煎,宜饭后服用。鲜品适当加量,水煎或捣汁服。外用适量,捣敷或煎汤熏洗患处。

2. 用药监护 用于肺痈、疮痈、热淋等证,应注意观察体温、咳嗽、咳痰、皮损、二便等情况。此外,用药中观察有无恶心、呕吐、食欲缺乏等消化道不适;观察有无过敏反应。定期检查血常规。

3. 用药告知 不宜久煎;脾胃虚寒者应减量;与其他寒凉药物同用时,注意减量。

【临床用药警戒】

1. 使用注意 本品性寒,有异味,易伤脾胃,可饭后服用,中病即止;依据证候轻重选择用量,用量过大可损伤脾胃阳气。鱼腥草注射剂可致过敏,对本品过敏者禁用或过敏体质者慎用。

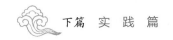

笔记栏

2. 使用禁忌

（1）病证禁忌:虚寒证及阴证疮疡者忌服。

（2）饮食禁忌:忌食生冷、滑肠、油腻食物。

知识链接

鱼腥草注射液的不良反应

鱼腥草为药食两用之品,广泛用于治疗上呼吸道感染、流感、肺脓疡等,口服不良反应较少。鱼腥草注射剂为鲜鱼腥草经现代制剂工艺制备而成,不良反应可表现为皮肤红肿、瘙痒、皮疹、恶寒、发热、寒战、心悸、呼吸困难、肺水肿、过敏性休克等。原因与原料药材质量、注射液中致敏原、静脉滴注速度、患者体质等因素有关。应用鱼腥草注射剂期间忌辛辣、刺激、油腻食物,且不宜与其他药物在同一容器内混合使用。

射　干

【品种与品质】

本品来源于鸢尾科植物射干的干燥根茎,以断面色黄、味苦浓者为佳。

【处方用名】

射干,扁竹根,嫩射干,扁竹,寸干。

【临床效用】

射干苦,寒,归肺经。功效清热解毒,祛痰利咽,散结消肿。主治痰壅热结,咽喉肿痛;痰热咳喘,症见痰黄质稠、咳嗽、喘促、胸闷。又可治疗疟母、经闭、痈肿、瘰疬等。

临床一般用生品。

【临床药学服务】

1. 用法用量　煎服,3~10g。外用适量。

2. 用药监护　用于咽喉肿痛、痰热咳喘,应注意观察咽喉红肿、疼痛、咳嗽、咳痰等情况有无改善;用于疟母、经闭、痈肿,应观察痈疖瘀肿、月经等的变化情况。此外,用药中观察有无腹泻、呕吐、食欲下降、过敏等情况。定期监测血常规。

3. 用药告知　不可自行用药;与其他寒凉药物同用时,注意减量;用药中顾护脾胃。

【临床用药警戒】

1. 使用注意　根据证候轻重选择药量;射干用量过大过久有致脾胃虚弱、腹泻之弊。

2. 使用禁忌

（1）病证禁忌:脾胃虚弱、病无实热、气血虚者忌;慢性胃肠炎、慢性腹泻、肝硬化、慢性肝炎无热毒证者忌用。

（2）特殊人群用药禁忌:孕妇忌用;老年人及儿童慎用。

（3）饮食禁忌:忌食生冷、滑肠、油腻食物。

白　头　翁

【品种与品质】

本品来源于毛茛科植物白头翁的干燥根,以切面色淡黄、根头部有白色茸毛者为佳。

【处方用名】

白头翁,白头公,白头草。

【临床效用】

白头翁苦,寒,归胃、大肠经。功效清热解毒、凉血止痢。主治热毒血痢,症见下痢脓血、发热腹痛、里急后重,为热毒血痢的要药。又可治疗热毒疮疖,阴痒带下。

临床一般用生品。

【临床药学服务】

1. 用法用量 煎服,9~15g。或入丸、散,鲜品适当加量。宜饭后服。外用适量,煎汤外洗,或鲜品捣烂敷患处。

2. 用药监护 用于热毒痢疾,应注意观察腹痛、大便质地与次数的改善情况;用于阴痒带下,应注意观察瘙痒、白带颜色及气味的变化情况。此外,用药中观察局部皮肤、黏膜有无灼热肿痛,有无喷嚏、咳嗽、呼吸困难、口腔黏膜肿胀、恶心呕吐、腹痛等不良反应。定期监测心、肝、肾功能。外用时应观察皮肤局部有无不适。

3. 用药告知 与其他寒凉药同用时,注意减量;脾胃虚弱者减少用量,用药中注意顾护脾胃。

【临床用药警戒】

1. 使用注意 区别鲜品与干品的药效差异,鲜品捣烂后对皮肤黏膜有刺激作用,接触、吸入、内服、灌洗应慎用;依据不同证候选择适当药量,量大可引起口腔黏膜肿胀、胃肠炎症、血尿、肾炎等不良反应。

2. 使用禁忌

(1) 病证禁忌:虚寒泻痢者,脾胃虚弱、食少便溏者忌用。

(2) 特殊人群用药禁忌:备孕期男女、孕妇和哺乳期妇女慎用;婴幼儿、老年人慎用。

(3) 饮食禁忌:忌食生冷、滑肠、油腻食物。

青　黛

【品种与品质】

本品来源于爵床科植物马蓝、蓼科植物蓼蓝或十字花科植物菘蓝的叶或茎叶经加工制得的干燥粉末、团块或颗粒,以蓝色均匀、体轻、能浮于水面、火烧时产生紫红色烟雾时间较长者为佳。

【处方用名】

青黛,漂黛粉,飞青黛。

【临床效用】

青黛咸,寒,归肝、肺经。功效清热解毒,凉血消斑,泻火定惊。主治温毒发斑,咽喉肿痛,口疮,痄腮,热毒疮疡。也可用于肝火犯肺之咳嗽胸痛、痰中带血,以及肝热生风之高热烦躁、惊痫抽搐。

【临床药学服务】

1. 用法用量 入丸、散,1~3g。外用适量,打粉外敷。不宜入煎剂。

2. 用药监护 应注意观察患者与治疗相关症状及体征的变化,如咽喉肿痛、溃疡肿痛的改善情况;注意观察食欲、二便改变及过敏反应等。

3. 用药告知 用药时注意顾护脾胃,宜食熟软易消化食物。

【临床用药警戒】

1. 使用注意 依据证候轻重选择药量,中病即止。大剂量使用可致食欲下降、稀便和便血等症状。

2. 使用禁忌

（1）病证禁忌:脾胃虚寒、阴虚内热及虚火上炎之吐衄者不宜使用。慢性胃炎、食少便溏、腹中冷痛者忌单味药大量久服;消化性溃疡者慎用;造血功能低下者忌用。

（2）特殊人群用药禁忌:孕妇及肝肾功能不全者慎用。

（3）饮食禁忌:忌食辛热、油腻食物。

知识链接

靛玉红的不良反应

　　大青叶、板蓝根及青黛含有靛玉红及靛玉蓝等成分。有研究显示,靛玉红有一定的骨髓抑制效应、消化系统不良反应及轻微心脏毒性,超量或长期使用可能出现恶心、呕吐、腹痛、腹泻、便血、血小板减少,少数患者可出现心功能不全、关节痛、肝功能损伤等不良反应,停药后可消失。长期用药应监测血常规、胃肠系统反应及心功能等。

重　楼

【品种与品质】

本品来源于百合科植物云南重楼或七叶一枝花的干燥根茎,以粗壮、质坚实、断面色白、粉性足、无泥沙者为佳。

【处方用名】

重楼,蚤休,七叶一枝花,滇重楼,草河车。

【临床效用】

重楼苦,微寒,有小毒;归肝经。功效清热解毒,消肿止痛,凉肝定惊。主治痈肿疔毒、红肿热痛,咽喉肿痛,虫蛇咬伤;跌打损伤,瘀血肿痛。也可用于高热、惊风、抽搐。

临床一般用生品。

【临床药学服务】

1. 用法用量　煎服,3～9g。磨汁或入散剂。宜饭后服。外用适量,捣敷或研末调敷。

2. 用药监护　观察患者皮损及疮疡肿痛的消散情况;注意检查血常规,观察消化道反应、心律变化、过敏反应等。

3. 用药告知　与其他寒凉药同用时注意减量;用药时注意顾护脾胃,宜食熟软易消化食物;不可自行延长疗程。

【临床用药警戒】

1. 使用注意　有小毒,用量不宜过大。

2. 使用禁忌

（1）病证禁忌:阴证疮疡者忌用;脾胃虚寒者忌用。

（2）特殊人群用药禁忌:孕妇禁用;育龄男性慎用;儿童及肝、肾功能不良者慎用。

（3）饮食禁忌:忌生冷、油腻及辛辣刺激性食物。

穿 心 莲

【品种与品质】

本品来源于爵床科植物穿心莲的干燥地上部分,以色绿、叶多、无杂质、味极苦者为佳。

【处方用名】

穿心莲,一见喜。

【临床效用】

穿心莲苦,寒,归心、肺、大肠、膀胱经。功效清热解毒,凉血,消肿。主治外感风热、温病初起或肺痈之肺热、肺火诸证,如咽喉肿痛、口舌生疮、顿咳劳嗽等;湿热泻痢,湿热黄疸,湿热淋证。还可用于疮痈肿毒,蛇虫咬伤。

临床一般用生品。

【临床药学服务】

1. 用法用量　煎服,6~9g。或入丸、散、片剂。宜饭后服用。外用适量,煎浓汁或制成软膏涂搽,或研细末撒于患处,或水煎熏洗。

2. 用药监护　观察患者与治疗相关症状及体征的改善情况;还应注意观察有无胃肠道不适、过敏反应、肾功能异常等。

3. 用药告知　与其他寒凉药同用时注意减量;用药时注意顾护脾胃,宜食用熟软易消化食物;不可自行加大剂量或延长用药时间。

【临床用药警戒】

1. 使用注意　依据证候轻重选择药量。本品苦寒,易伤中阳,用量不宜过大。

2. 使用禁忌

(1) 病证禁忌:脾胃虚寒者不宜使用。

(2) 特殊人群用药禁忌:孕妇不宜大剂量服用。

(3) 饮食禁忌:忌生冷、刺激性食物。

白　鲜　皮

【品种与品质】

本品来源于芸香科植物白鲜的干燥根皮,以根条大、皮肉厚、色灰白者、羊膻气浓者为佳。

【处方用名】

白鲜皮,北鲜皮,藓皮,白藓皮,臭根皮。

【临床效用】

白鲜皮苦,寒,归脾、胃、膀胱经。功效清热燥湿,祛风解毒。主治湿疹湿疮,风疹疥癣。也可用于湿热黄疸,尿赤,风湿热痹。

临床一般用生品。

【临床药学服务】

1. 用法用量　煎服,5~10g。或入丸、散。宜饭后服。外用适量,煎水洗,或研粉敷。

2. 用药监护　注意观察皮损,如湿疹、疥疮、黄疸等的改善情况;还应注意观察食欲、二便、心率等。

3. 用药告知　用药时注意顾护脾胃,宜食用熟软易消化食物。

【临床用药警戒】

1. 使用注意　长期使用损伤脾胃,不宜大量久服。

2. 使用禁忌

(1) 病证禁忌:脾胃虚寒、慢性腹泻者不宜使用;对该药过敏者禁用。

(2) 特殊人群用药禁忌:肝、肾功能不全者忌用;孕妇慎用。

(3) 中西药配伍禁忌:传统认为不宜与桔梗、桑螵蛸、茯苓及萆薢同用。不宜与肾上腺

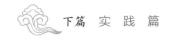笔记栏

素类药物、催产素合用。

（4）饮食禁忌:忌食生冷、油腻食物。

土 茯 苓

【品种与品质】

本品来源于百合科植物光叶菝葜的干燥根茎,以断面色淡棕、粉性足、筋脉少者为佳。

【处方用名】

土茯苓,土苓,土萆薢。

【临床效用】

土茯苓甘、淡、平,归肝、脾经。功效解毒,除湿,通利关节。主治梅毒或因梅毒服汞剂中毒而致肢体拘挛、筋骨疼痛者;湿热下注或蕴结皮肤所致的湿浊带下,湿热淋浊,湿疹疥癣。也用于痈疮红肿溃烂,瘰疬溃疡。

【临床药学服务】

1. 用法用量　煎服,15～60g。或入丸、散,或煎汤代茶饮。外用适量,水煎洗,或醋调敷。宜饭后服。

2. 用药监护　观察患者与治疗相关症状是否改善的同时,应注意观察尿量、血常规、过敏反应等。注意检查肝、肾功能。

3. 用药告知　用药时注意顾护脾胃,宜食用熟软易消化食物。

【临床用药警戒】

1. 使用注意　依据证候轻重选择药量。不宜大量久服。

2. 使用禁忌

（1）病证禁忌:肝肾阴虚者慎服。慢性腹泻、慢性肝炎、慢性胃肠炎患者不宜长期或大量使用。

（2）特殊人群用药禁忌:孕妇慎服;肝肾功能不全者、老年人及儿童慎用。

（3）中西药配伍禁忌:不宜与茶碱类药物合用。

（4）饮食禁忌:忌饮茶,忌油腻食物。

山 豆 根

【品种与品质】

本品来源于豆科植物越南槐的干燥根及根茎,以质坚硬,断面浅棕色,有豆腥味,味苦者为佳。

【处方用名】

山豆根,苦豆根,广豆根,豆根,南豆根。

【临床效用】

山豆根苦,寒,有毒,归肺、胃经。功效清热解毒,消肿利咽。主治咽喉肿痛,乳蛾喉痹,牙龈肿痛、口舌生疮。又可用于湿热黄疸、肺热咳嗽、痈肿疮毒等。

临床一般用生品。

【临床药学服务】

1. 用法用量　煎服,3～6g。或入丸、散;或鲜品捣汁。外用适量,研末吹喉,或捣烂外敷。

2. 用药监护　用于咽痛、牙龈肿痛,应注意观察咽喉、牙龈、口腔黏膜红肿、疼痛的改善情况;用于黄疸、咳嗽、痈肿,应观察身目发黄、咳嗽、局部皮肤的改善情况。此外,用药过程

中应观察是否出现呕吐、腹泻、心悸、胸闷、过敏等不良反应。定期监测心率、血压。

3. 用药告知　不可超量；与其他寒凉药物同用时，注意减量；脾胃虚寒者用小剂量，用药中顾护脾胃，宜食用熟软易消化食物；控制煎煮时间，不宜久煎。

【临床用药警戒】

1. 使用注意　本品苦寒，有毒。过量中毒反应可累及神经系统、消化系统、呼吸系统；轻度中毒可出现头晕、头痛、恶心、呕吐、四肢麻木、心律不齐、呼吸急促、血压升高等症状；重度中毒可发生肌肉痉挛、全身抽搐、面色青紫，甚至呼吸衰竭。

2. 使用禁忌

（1）病证禁忌：体虚、脾胃虚寒、便溏者忌用。慢性胃肠炎、心功能不全患者慎用。

（2）特殊人群用药禁忌：孕妇忌用；老年人及儿童慎用；肝肾功能不全者慎用。

（3）中西药配伍禁忌：传统认为不宜与黄芩、夏枯草、苦参、大黄同用。不宜与磺胺类、氨茶碱、硫酸亚铁、洋地黄、抑酸药、左旋多巴合用；不宜与链霉素、新霉素、庆大霉素、巴龙霉素、多黏菌素B、紫霉素、吲哚美辛、吡喹酮、普鲁卡因、青霉素等合用。

（4）饮食禁忌：忌食生冷、黏腻、刺激性大的食物。

附药：北豆根

北豆根为防己科植物蝙蝠葛的干燥根茎。其味苦，性寒，有小毒，归肺、胃、大肠经。功效清热解毒，祛风止痛。主治咽喉肿痛、热毒泻痢、风湿痹痛等。煎服3~9g。临床使用应注意用量及疗程。

马 齿 苋

【品种与品质】

本品为马齿苋科植物马齿苋的干燥地上部分，以质嫩、叶多、色青绿者为佳。

【处方用名】

马齿苋，马齿菜，五行草。

【临床效用】

马齿苋酸，寒，归肝、大肠经。功效清热解毒，凉血止血，止痢，通淋。主治热毒血痢，湿热痢疾；疮痈肿毒，丹毒，蛇虫咬伤，湿疹；便血、痔血，崩漏下血，热淋血淋等证。

临床一般用生品。

【临床药学服务】

1. 用法用量　煎服，9~15g，鲜品加量。内服入煎剂或捣汁服。外用适量，捣敷患处，捣汁外涂，或捣碎外洗。

2. 用药监护　用于热毒血痢、热淋血淋，应注意观察腹痛、腹泻、尿道症状的改善情况；用于崩漏、便血、疮痈，应观察出血情况与局部皮损情况。

3. 用药告知　与其他寒凉药同用时，注意减量；与其他利尿药、具有兴奋子宫作用的药物同用时，应注意减量。

【临床用药警戒】

1. 使用注意　依据证候轻重选择药量。有兴奋子宫作用，月经期及孕妇慎用。

2. 使用禁忌

（1）病证禁忌：脾胃虚寒、肠滑腹泻者忌用。慢性胃炎、胃溃疡、慢性肝炎患者慎用。

（2）特殊人群用药禁忌：孕妇及肝肾功能不全者慎用。

（3）中西药配伍禁忌：不宜与碳酸氢钠、复方氢氧化铝片、氨茶碱等碱性药物，磺胺类，氨基糖苷类（链霉素、红霉素、庆大霉素、卡那霉素等），呋喃妥因，利福平，阿司匹林，吲哚美

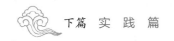

辛等药物合用。

(4) 饮食禁忌:传统认为不宜与鳖同用。忌食生冷、黏腻、刺激性食物。

熊　　胆

【品种与品质】

本品来源于脊椎动物熊科黑熊或棕熊的干燥胆汁,以色金黄、半透明、质松脆、味苦回甜者为佳。

【处方用名】

熊胆,熊胆粉,胆仁。

【临床效用】

熊胆苦,寒,归肝、胆、心、肺经。功效清热解毒,明目,止痉。主治疮痈疔毒,痔疮肿痛,咽喉肿痛;肝经热盛,高热,惊痫抽搐;肝火上炎,目赤肿痛;痰热喘咳等。

【临床药学服务】

1. 用法用量　内服,0.25~0.5g。内服入丸、散剂,装胶囊服,宜饭后服用。外用适量,研末或水调涂敷患处。

2. 用药监护　用于热毒疮痈、目赤肿痛,应注意观察皮损、眼睛红肿的改善等情况;用于惊痫抽搐,观察体温、神志、抽搐的情况。此外,用药过程中注意有无恶心、呕吐等胃肠道反应。监测血压,定期检查肝、肾功能。

3. 用药告知　用药中注意顾护脾胃,中病即止;服药时不宜饮酒。本品味腥,极苦,口服易致呕吐,宜用胶囊剂。

【临床用药警戒】

1. 使用注意　依据证候轻重选择药量。本品极苦,易引起呕吐;大剂量或长期服用可引起肝肾损伤。

2. 使用禁忌

(1) 病证禁忌:阴虚血热、外感风热初期者慎用;外感风寒,内伤生冷、脾胃虚寒等证忌用。慢性肠炎,长期腹泻者慎用;胆绞痛及胆道闭锁等患者忌用。

(2) 特殊人群用药禁忌:孕妇、婴幼儿、老年人慎用。

(3) 中西药配伍禁忌:不宜与去甲肾上腺素同用。

(4) 饮食禁忌:忌酒及生冷、油腻食物。

附药:猪胆粉

猪胆粉为猪科动物猪胆汁的干燥品。味苦,寒,归肝、胆、肺、大肠经。功能清热润燥,止咳平喘,解毒。本品适用于顿咳、哮喘、热病燥渴、目赤、黄疸、痢疾、疮痈等。用法用量:0.3~0.6g。冲服或入丸、散。外用适量,研末或水调涂敷患处。

紫 花 地 丁

【品种与品质】

本品来源于堇菜科植物紫花地丁的干燥全草,以根、花、叶、果齐全,叶灰绿色、花紫色、根黄,味微苦者为佳。

【处方用名】

紫花地丁,堇菜,紫地丁。

【临床效用】

紫花地丁苦、辛,寒,归心、肝经。功效清热解毒,凉血消肿。主治热毒壅滞之痈肿疮毒、红肿热痛,尤善治疗毒,也可用于毒蛇咬伤。

临床一般用生品。

【临床药学服务】

1. 用法用量 煎服,15~30g。不宜长时间煎煮。或入丸、散,宜饭后服。外用适量,鲜品捣碎敷患处。

2. 用药监护 应注意观察患者食欲、血常规、二便等。观察有无过敏反应。

3. 用药告知 与其他寒凉药同用时注意减量;用药时注意顾护脾胃,宜食用熟软易消化食物。

【临床用药警戒】

1. 使用注意 依据证候轻重选择药量。用量过大可致食欲减退、恶心呕吐等症状,应注意控制用量。

2. 使用禁忌

(1)病证禁忌:肾阳虚、阴疽漫肿无头、脾胃虚寒者不宜使用。慢性胃炎、慢性肝炎、慢性肠炎、长期腹泻者禁大量服用。

(2)特殊人群用药禁忌:孕妇慎用;儿童及老年人不宜长期大剂量服用。

(3)中西药配伍禁忌:传统认为不宜与磁石、咸水同用。

(4)饮食禁忌:忌食生冷、辛热食物。

鸦 胆 子

【品种与品质】

本品来源于苦木科植物鸦胆子的干燥成熟果实,以粒大饱满、种仁色白、油性足、味苦者为佳。

【处方用名】

鸦胆子,鸦蛋子,苦参子。

【临床效用】

鸦胆子苦,寒,有小毒,归肝、大肠经。功效清热解毒,凉血止痢,杀虫截疟;外用腐蚀赘疣。主治热毒血痢,便下脓血,里急后重;各种类型疟疾,尤宜于间日疟、三日疟。外治赘疣、鸡眼。

【临床药学服务】

1. 用法用量 内服,0.5~2g。内服不入汤剂,用龙眼肉包裹或装入胶囊吞服;或压去油,制成丸剂或片剂用。本品味极苦,宜饭后服用。外用适量,捣敷或制成鸦胆子油局部涂敷。

2. 用药监护 应注意观察血象、消化道反应、肝肾功能、局部皮肤反应等。

3. 用药告知 严格控制剂量。用药时注意顾护脾胃,宜食用熟软易消化食物。内服外用均需在医师、药师指导下应用。外用尤应保护正常皮肤。

【临床用药警戒】

1. 使用注意 应注意患者证候及体质。本品有小毒,中病即止,不宜久用。外用时注意保护健康皮肤,皮肤有破损则不宜敷用。不可直接黏膜用药,不可涂抹或外敷于口鼻、耳道、眼、会阴等部位。

2. 使用禁忌

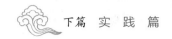

（1）病证禁忌：脾胃虚寒、胃肠出血者忌用。

（2）特殊人群用药禁忌：孕妇及儿童忌用；肝、肾功能不全者忌用。

（3）饮食禁忌：忌油腻、荤腥、酸性食物；忌饮酒。

> 🔍 **知识链接**
>
> 鸦胆子的不良反应
>
> 　　有报道鸦胆子的不良反应可涉及消化系统、呼吸系统、皮肤及其附件，临床表现为恶心呕吐、腹痛；咽痒、黏膜充血、胸闷头晕、咳喘、呼吸困难、神志恍惚、面色苍白、大汗、昏迷；皮肤潮红、瘙痒等。在皮损处外用鸦胆子或在眼睑处涂抹鸦胆子，可导致皮肤及结膜刺激等不良反应。鸦胆子的不良反应多由用药不当所致。

绵 马 贯 众

【品种与品质】

本品来源于鳞毛蕨科植物粗茎鳞毛蕨的干燥根茎及叶柄残基，以个大、质坚实、叶柄断面棕绿色者为佳。

【处方用名】

贯众，绵马贯众，贯众炭，绵马贯众炭。

【临床效用】

绵马贯众苦，微寒，有小毒，归肝、胃经。功效清热解毒，驱虫，止血。主治风热表证、温热病、疟腮、热毒疮疡，症见发热、恶寒，或热毒斑疹，或腮部肿痛，皮肤疖痈，红肿热痛；血热妄行之出血证，症见崩漏下血，吐衄便血，血色鲜红。又可用于肠道寄生虫病，如绦虫病、蛔虫病、钩虫病等。

绵马贯众炭苦、涩，微寒，有小毒，归肝、胃经。功效收涩止血。主治崩漏下血。

生品长于清热解毒、凉血止血、杀虫；炒炭后长于收涩止血。

【临床药学服务】

1. 用法用量　煎服，绵马贯众4.5~9g，绵马贯众炭5~10g。清热解毒宜生用；止血宜炒炭用。

2. 用药监护　绵马贯众用于热毒病证，应注意观察患者体温、出汗等的情况；用于血热出血，注意观察出血量的变化；使用绵马贯众杀虫，须注意观察大便中是否有虫排出，必要时做粪检，还应注意视力变化。此外，还要注意观察患者是否出现眩晕、头痛、腹痛、腹泻等症状；用药中定期检查肝功能。

3. 用药告知　与其他清热解毒药合用，注意减量；不可过剂，中病即止。

【临床用药警戒】

1. 使用注意　区分生品与炮制品的药效差异。

2. 使用禁忌

（1）病证禁忌：脾胃虚寒者慎用。

（2）特殊人群用药禁忌：肝肾功能不良者慎用；孕妇忌用。

（3）饮食禁忌：忌食油腻食物。

第四节 清热凉血药

生 地 黄

【品种与品质】

本品来源于玄参科植物地黄的干燥块根,以肥大、体重、断面乌黑油润者为佳。

【处方用名】

地黄,生地黄,生地,干地黄。

【临床效用】

生地黄甘、寒,归心、肝、肾经。功效清热凉血,养阴生津。主治热入营血证及血热出血证,症见壮热烦渴、发斑吐血、便血、崩漏;阴虚内热、骨蒸劳热以及温病后期、余热未尽,低热、五心烦热。又可用于津伤口渴、内热消渴、肠燥便秘等。

鲜地黄甘、苦,寒,归心、肝、肾经。功效清热生津,凉血,止血。用于热病伤阴,舌绛烦渴,温毒发斑,吐血,衄血,咽喉肿痛。

【临床药学服务】

1. 用法用量 生地黄 10～15g,煎服;亦可入丸、散。鲜地黄 12～30g,入煎剂或绞汁服用。

2. 用药监护 用于血热出血证,注意观察出血量及皮肤发斑程度是否缓解;用于骨蒸劳热,注意观察患者低热、五心烦热的情况是否好转;用于津伤口渴、肠燥便秘,注意观察饮水量及排便情况是否改善。注意观察患者食欲及舌苔变化。

3. 用药告知 注意用法用量,并与相应健脾养胃药合用。

【临床用药警戒】

1. 使用注意 依据证候轻重选择药量。本品性寒,宜斟酌用之,多服恐伤人胃气。

2. 使用禁忌

(1) 病证禁忌:凡脾胃虚寒、腹满便溏者不宜服;胃虚食少者慎服。低血压患者不宜单味药大量长期服用;低血糖患者不宜大量长期服用;心功能不全等心脏病患者不宜单味药大量长期服用。

(2) 特殊人群用药禁忌:儿童、老年患者不宜大量长期服用。

(3) 饮食禁忌:不宜食热性、刺激性食物。传统认为忌血、萝卜、葱、蒜。

玄 参

【品种与品质】

本品来源于玄参科植物玄参的干燥根,以支条肥大、皮细、质坚、芦头修净、肉色乌黑者为佳。

【处方用名】

玄参,元参,角参,乌元参,黑参。

【临床效用】

玄参甘、苦、咸,微寒,归肺、胃、肾经。功效清热凉血,滋阴降火,解毒散结,润肠。主治热入营血证,症见神昏谵语、身热夜甚、心烦口渴;热病伤阴之证,症见津少口渴、肠燥便秘、骨蒸劳嗽。又可用于咽痛目赤、瘰疬痰核、痈肿疮毒。

生品长于泻火解毒,用于温毒发斑、目赤咽痛、痈疽肿毒等;蒸制后其寒性减缓,长于凉血滋阴,用于热病伤阴、舌绛烦渴、津伤便秘、骨蒸劳嗽等。

【临床药学服务】

1. 用法用量　煎服,9~15g。外用适量。

2. 用药监护　用于热入营血证,注意观察神志变化及皮肤发斑、体温有无改善;用于滋阴润燥,注意观察便秘的缓解情况;用于解毒散结,注意观察肿痛、痰结是否缓解;观察胃肠道反应。

3. 用药告知　本品服用时宜顾护脾胃,多食熟软之物。

【临床用药警戒】

1. 使用注意　区分生品与制品的药效差异;依据证候轻重选择药量。本品苦寒,久服易伤脾胃。

2. 使用禁忌

(1) 病证禁忌:凡外感风寒、内伤生冷、脾胃虚寒者慎用。低血压、低血糖患者不宜单味药大量长期服用。

(2) 特殊人群用药禁忌:儿童、老年患者不宜大量长期服用。

(3) 中西药配伍禁忌:传统认为玄参不宜与黄芪、大枣、生姜、山茱萸同用;"十八反"禁忌认为不宜与藜芦配伍。

牡　丹　皮

【品种与品质】

本品来源于毛茛科植物牡丹的干燥根皮,以皮厚、切面粉白色、粉性足、香气浓者为佳。

【处方用名】

牡丹皮,丹皮,连丹皮,刮丹皮,粉丹皮。

【临床效用】

牡丹皮苦、辛,微寒,归心、肝、肾经。功效清热凉血,活血散瘀,退虚热。主治温病热入营血之证,症见身发斑疹、吐血、衄血;多种瘀血证,症见经闭痛经、跌打损伤;温病伤阴之证,症见阴虚发热、夜热早凉、无汗骨蒸。

生品长于清热凉血、活血散瘀,用于温毒发斑、阴虚发热、肠痈、痈肿、肝火头痛、经闭痛经、跌仆伤痛;丹皮炭凉血止血,用于吐血、衄血。

【临床药学服务】

1. 用法用量　煎服,6~12g。

2. 用药监护　用于清热凉血时,注意观察斑疹、出血程度是否好转;用于退虚热,注意观察患者体温是否下降或五心烦热有无改善;用于瘀血证,注意观察瘀肿处是否有所缓解。此外,用药中观察有无食欲下降、水肿等情况。

3. 用药告知　本品服用后易作呕,用药时宜顾护脾胃,多食熟软之物。

【临床用药警戒】

1. 使用注意　区分生品与制品的药效差异;依据证候轻重选择药量。本品苦寒,不宜多服,恐伤胃气。

2. 使用禁忌

(1) 病证禁忌:凡脾胃虚寒者慎用;低血压患者不宜单味药大量长期服用。

(2) 特殊人群用药禁忌:儿童、老年患者不宜大量长期服用;孕妇慎用。

(3) 中西药配伍禁忌:传统认为牡丹皮不宜与贝母、菟丝子、芫荽合用;与巴比妥类药物合用时应注意减量。

（4）饮食禁忌:忌蒜等辛辣刺激性食物。

<h1 style="text-align:center">赤 芍</h1>

【品种与品质】

本品来源于毛茛科植物芍药或川赤芍的干燥根,以根条粗长、外皮易脱落、皱纹粗而深、断面色白、粉性大者为佳。

【处方用名】

赤芍,赤芍药,木芍药。

【临床效用】

赤芍苦,微寒,归肝经。功效清热凉血,散瘀止痛,清肝火。主治温病热入营血之证,症见身发斑疹、吐血、衄血;瘀血阻滞之证,症见闭经痛经、跌打损伤。又可用于痈肿疮毒、目赤肿痛、肝郁胁痛等。

生赤芍长于活血、凉血、散瘀消肿;酒赤芍长于活血祛瘀。

【临床药学服务】

1. 用法用量 煎服,6~12g。

2. 用药监护 用于清热凉血时,注意观察斑疹、出血程度是否缓解;用于活血散瘀,注意观察痛经、闭经情况是否好转;用于清肝热,注意观察目痛、畏光、烦躁易怒情况是否减轻。

3. 用药告知 注意顾护脾胃,宜食熟软之物;与其他寒凉药同用,注意减量。

【临床用药警戒】

1. 使用注意 区分生品与制品的药效差异;依据证候轻重选择药量。本品性寒,长期服用容易损伤脾胃。

2. 使用禁忌

（1）病证禁忌:血寒经闭者慎用。低血压患者不宜单味药大量长期服用;出血性疾病而非血热者不宜单味药大量服用。

（2）特殊人群用药禁忌:儿童、老年患者不宜单味药大量长期服用;经血过多者或月经期慎用;孕妇慎用。

（3）中西药配伍禁忌:传统认为赤芍不宜与石斛、芒硝、鳖甲、小蓟合用。"十八反"禁忌认为不宜与藜芦合用。

（4）饮食禁忌:忌腥膻发物、辛辣、油腻食物。

<h1 style="text-align:center">第五节 清 虚 热 药</h1>

<h1 style="text-align:center">青 蒿</h1>

【品种与品质】

本品来源于菊科植物黄花蒿的干燥地上部分,以色绿、质嫩、叶多、香气浓郁者为佳。

【处方用名】

青蒿,香青蒿。

【临床效用】

青蒿苦、辛,寒,归肝、胆经。功效清虚热,除骨蒸,解暑热,截疟,退黄,凉血。主治温邪伤阴,夜热早凉,热退无汗;阴虚骨蒸,疳积发热;外感暑热;疟疾寒热;血热出血。

ER-4-5

青蒿的药性及临床应用微课

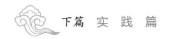

临床一般用生品。

【临床药学服务】

1. 用法用量 煎服,6～12g。本品不宜久煎,宜后下。或鲜品绞汁服。截疟宜生品绞汁服用。

2. 用药监护 用于虚热证,应注意观察有无出汗、体温降低等情况;用于血热出血,应注意血压、心率等情况。

3. 用药告知 用药中顾护脾胃,宜食用熟软易消化食物。

【临床用药警戒】

1. 使用注意 不耐本药气味者易致呕吐,影响食欲,宜饭后服用;依据证候轻重及个体差异选择药量。

2. 使用禁忌

(1) 病证禁忌:脾虚肠滑者慎用。

(2) 特殊人群用药禁忌:婴幼儿、老年人不宜大量、单味长期服用。

(3) 饮食禁忌:忌食生冷、黏腻、刺激性大的食物。

🔍 **知识链接**

青蒿素——守正创新,惠及全球

2015 年诺贝尔生理学或医学奖获得者屠呦呦受中国传统医药典籍《肘后备急方》的启发,成功地从黄花蒿中提取出青蒿素。青蒿素是有效的抗疟疾药物,尤其是对于脑型疟疾和抗氯喹疟疾,具有速效和低毒的特点。以青蒿素类药物为主的联合疗法已经成为世界卫生组织推荐的抗疟疾标准疗法,是目前治疗疟疾最有效的手段,也是抵抗疟疾耐药性的有效药物。中国作为抗疟药物青蒿素的发现方及最大生产方,在全球抗击疟疾进程中发挥了重要作用。尤其在疟疾重灾区非洲,青蒿素已经拯救了上百万个生命。

白 薇

【品种与品质】

本品来源于萝藦科植物白薇或蔓生白薇的干燥根及根茎,以根细长、心实、色淡黄者为佳。

【处方用名】

白薇,嫩白薇,香白薇。

【临床效用】

白薇苦、咸,寒,归胃、肝、肾经。功效退虚热,清热凉血,利尿通淋,解毒疗疮。主治阴虚发热,产后虚热;热入营血;热淋,血淋;疮痈肿毒,咽喉肿痛,毒蛇咬伤。

临床一般用生品。

【临床药学服务】

1. 用法用量 煎服,5～10g。

2. 用药监护 观察患者与疗效相关的症状和体征的改善情况;还应注意观察尿量、心电图等的变化。

3. 用药告知 用药中顾护脾胃,宜食用熟软易消化食物。

【临床用药警戒】

1. 使用注意 依据证候轻重,选择药量及疗程。

2. 使用禁忌

(1)病证禁忌:脾虚食少便溏者慎用。

(2)中西药配伍禁忌:传统认为恶大黄、大戟、干姜、大枣、干漆、山茱萸;不宜与钙盐、保钠排钾类药物合用。

(3)饮食禁忌:忌生冷、刺激性食物。

其他清热类药

其他清热类药物的药学服务内容见表4-1。

表4-1 其他清热类药的药学服务

药名	临床性效特征	炮制品种	临床药学服务		不良反应与用药警戒
			用法用量	用药监护与告知	
芦根	甘,寒;清热泻火、生津止渴、除烦、止呕、利尿	临床一般用鲜品或生品	煎服,15~30g。鲜品用量加倍,或捣汁用	注意观察体温、食欲、二便、精神状态等;用药中顾护脾胃,宜食用熟软易消化食物	长期或大量服用可出现乏力、食欲缺乏、便溏等;孕妇慎用
竹叶	甘、辛、淡,寒;清热除烦、生津、利尿	临床一般用生品	煎服,6~15g;鲜品15~30g	药力较弱,应用时注意适当配伍;应注意观察尿量等的情况	忌辛热、生冷食物
淡竹叶	甘、淡,寒;清热泻火、除烦止渴、利尿通淋	临床一般用生品	煎服,6~10g	药力较弱,应用时注意适当配伍;应注意观察尿量等的情况	忌辛热、生冷食物
密蒙花	甘,微寒;清热泻火、养肝明目、退翳	临床一般用生品	煎服,3~9g	应注意观察食欲等的情况;用于目疾,注意观察视力、眼眵等分泌物等。血虚视物昏花者不宜使用	对该药过敏者禁用
谷精草	辛、甘,平;疏散风热、明目退翳	临床一般用生品	煎服,5~10g	用于目疾,注意观察视力、眼压、眼眵等分泌物;注意观察是否有过敏反应	对该药过敏者禁用
三棵针	苦,寒;有毒。清热燥湿、泻火解毒	临床一般用生品	煎服,9~15g	注意观察泻痢、黄疸、湿疹、目赤、痈肿等症状与体征的变化情况	脾胃阳气虚弱者慎用

续表

药名	临床性效特征	炮制品种	临床药学服务		不良反应与用药警戒
			用法用量	用药监护与告知	
败酱草	辛、苦，微寒；清热解毒、消痈排脓、祛瘀止痛	临床一般用生品	煎服，6~15g，鲜品加量。外用适量，鲜品捣烂敷患处，或捣汁涂搽	应注意观察腹痛、腹泻、皮损、恶露的情况；定期监测血常规、肝功能。与其他寒凉药同用时，注意减量；用药中注意顾护脾胃；不可大量久服	偶有口干、食欲缺乏、恶心、呕吐等消化系统不良反应。大剂量偶见一过性白细胞减少。脾胃虚弱、食少便溏者慎用；消化系统疾病、粒细胞减少、脾功能亢进、转氨酶异常者慎用；孕妇慎服；婴幼儿及老年人不宜长期或大量服用；忌食生冷、滑肠、油腻食物
大血藤	苦，平；清热解毒、活血止痛、祛风通络	临床一般用生品	煎服，9~15g。外用适量。或浸酒或入散剂。外用研末调涂，磨汁涂，或鲜品捣烂外敷	应注意观察腹痛、腹泻、皮肤局部、月经的情况等；定期监测血常规、肝功能。孕妇应减少用量；用药中顾护脾胃，饮食宜清淡	量大或久服有出血倾向。有凝血功能障碍者慎用；慢性胃炎、慢性肝炎、慢性腹泻者忌大量长期服用；孕妇、经期妇女忌用或慎用；不宜与碳酸氢钠、氢氧化铝等碱性药物合用；忌食生冷、黏腻、刺激性食物
白花蛇舌草	微苦、甘，寒；清热解毒、利湿通淋	临床一般用生品	煎服，15~60g，抗癌酌情增加剂量。外用适量，捣敷	应注意观察皮损、二便、食欲等的情况；监测血常规、过敏反应。与其他苦寒的清热解毒药物同用，注意减量；用药中注意顾护脾胃	主要为胃肠道反应，偶有过敏反应。阴疽及脾胃虚寒者忌服；孕妇、婴幼儿、老年人不宜大量、久服；忌食生冷、黏腻、刺激性食物
野菊花	苦、辛，微寒；清热解毒、泻火平肝	临床一般用生品	煎服，9~15g，不宜久煎，宜饭后服用；外用适量，煎汤外洗或制膏外涂	注意观察皮肤、视力、眼睛肿痛、食欲、胃肠症状、二便等情况；监测血压、血常规。脾胃虚弱者、低血压患者、有出血倾向者应减少用量；与寒凉药合用应注意减量	不宜长期使用；用量过大有引起低血压并损伤胃气之虑。脾胃虚寒、食少便溏者慎用；低血压、有出血倾向者慎用；孕妇、婴幼儿、老年人不宜大量或久服；不宜与肾上腺素、去甲肾上腺素类药同用

药名	临床性效特征	炮制品种	临床药学服务		不良反应与用药警戒
			用法用量	用药监护与告知	
马勃	辛，平；清热解毒、利咽、止血	临床一般用生品	煎服，2～6g，或入丸、散。外用适量，研末撒或调敷患处；或作吹药	注意观察咽喉肿痛、皮损、出血等的情况；观察有无头晕、呕吐、皮肤瘙痒等过敏反应	接触和吸入马勃孢子细粉，可导致过敏或不良反应。风寒伏肺咳嗽失音者忌单用；对本品过敏者禁用或过敏体质者慎用；忌辛辣、油腻、刺激性食物
木蝴蝶	苦、甘，凉；清肺利咽、疏肝和胃	临床一般用生品	煎服，1～3g，或泡服、研末，或代茶饮。宜饭后服用	注意观察咳嗽、二便、腹痛、胁痛等的情况。与其他寒凉药物同用时，注意减量；用药中顾护脾胃	可出现食欲下降、反酸等消化道不良反应。虚寒性的咳嗽、咽痛，脾胃虚弱者慎用；忌食生冷、寒滑、油腻食物
半枝莲	辛、苦，寒；清热解毒、化瘀利尿	临床一般用生品	煎服，15～30g，鲜品加量，或入丸、散。外用适量，鲜品捣敷	注意观察小便量、皮损、身目发黄等的情况。体虚、脾胃虚寒者应注意减量；与其他清热解毒药同用时减量	量大或久服可损伤脾胃，脾胃虚寒者慎用；孕妇、婴幼儿、老年人不宜大量或久服；对本品过敏者禁用或过敏体质者慎用；忌食生冷、寒滑、油腻食物
金荞麦	微辛、涩，凉；清热解毒、排脓祛瘀	临床一般用生品	煎服，15～45g。或用水或黄酒隔水密闭炖服。外用适量，捣汁涂或捣碎酒或醋调敷。宜饭后服	注意观察呼吸、二便等的情况；注意观察有无过敏反应	用药时注意顾护脾胃，宜食用熟软易消化食物
紫萁贯众	苦、微寒；有小毒。清热解毒、止血、杀虫	临床一般用生品，或炒炭用	煎服，5～9g	脾胃虚寒者慎用	有小毒，不宜长期、大剂量应用
垂盆草	甘、淡，凉；利湿退黄、清热解毒	临床一般用生品	煎服，15～30g，鲜品加量。外用适量，研末涂搽；鲜品捣烂外敷或取汁外搽，或煎水湿敷。煎剂宜饭后服	应注意观察尿量、肝功能等	脾胃虚寒者慎用；心脏病患者慎用

笔记栏

续表

药名	临床性效特征	炮制品种	临床药学服务		不良反应与 用药警戒
			用法用量	用药监护与告知	
紫草	甘、咸、寒；清热凉血、活血解毒、透疹消斑	临床一般用生品	煎服，5～10g。外用适量，熬膏或用植物油浸泡涂搽	注意观察皮肤及消化道症状	长期服用偶见消瘦、尿色异常、腹泻等。脾胃虚弱者慎用；脾虚便溏者忌服
水牛角	苦、寒；清热凉血、解毒、定惊	镑丝或打成细粉用	煎服，15～30g。先煎3小时以上；或锉末冲服，水牛角浓缩粉，每次1.5～3g，每日2次，开水冲服	观察体温、精神情况	对该药过敏者禁用；过敏体质者慎用；脾胃虚寒者忌用
地骨皮	甘、寒；凉血除蒸、清肺降火、生津	临床一般用生品	煎服，9～15g	应注意观察体温、食欲、心率及血压等的情况；不宜与铁剂合用	脾虚便溏及表邪未解者慎用；低血糖、低血压及心功能不全者慎用
银柴胡	甘、微寒；清虚热、除疳热	临床一般用生品	煎服，3～10g	应注意观察食欲、体温及二便等	外感风寒、血虚无热者不宜用
胡黄连	苦、寒；退虚热、除疳热、清湿热	临床一般用生品	煎服，3～10g	注意观察胃肠道反应	对本品过敏者禁用；脾虚中寒者忌服

学习小结

　　应用清热药时需根据里热证的虚实，针对里实热证特征及阶段，分别选择长于清热泻火、清热燥湿、清热凉血、清热解毒、清虚热的药物，对于里虚热证，应注意配伍补阴药。

　　脾胃虚寒者应用苦寒清热药时须注意减量及配伍；用药时顾护脾胃，宜清淡饮食。

　　石膏、知母、栀子、黄芩、黄连、黄柏、龙胆、苦参、射干、山豆根、白头翁、鸦胆子、白花蛇舌草、生地黄、紫草、青蒿药性较寒，不宜用于脾胃虚弱、食少便溏者。

　　重楼、山豆根、鸦胆子为有毒之品，临床应用需遵从小剂量递增原则，超过《中国药典》用量时须医师双签字确认，以免发生误用中毒。鸦胆子还需注意用法，内服去壳取仁，用胶囊或龙眼肉包裹吞服；或压去油，制成丸剂或片剂用。外用适量捣敷，或制成鸦胆子油局部涂敷。鸦胆子外用时注意保护健康皮肤，皮肤有破损则不宜敷用；不可直接黏膜给药，不可涂抹或外敷于口鼻、眼、会阴等部位。对于脾胃虚寒、胃肠出血者忌用；肝肾功能不全者忌用；孕妇及儿童忌用。

　　石膏入汤剂应先煎，鱼腥草入汤剂宜后下。青黛、熊胆不入煎剂，宜入丸、散。天花粉不宜与乌头类药物同用。

● （余 娜　任艳玲　李晶晶）

复习思考题

1. 根据清热药的药性特点,阐述清热药临床应用的药学服务措施。

2. 阐述山豆根的不良反应与临床用药警戒。

3. 根据清热解毒药的药性特点,阐述清热解毒药临床应用的药学服务措施。

4. 根据所学知识阐述重楼、鸦胆子的药学服务侧重点。

5. 患者,男,42 岁。主诉发热,咽喉肿痛 1 天。就诊时症见发热面赤,咽喉肿痛,烦躁口渴,舌红,苔黄,脉数。医师给予清热解毒口服液治疗,每次 20ml,每天 3 次,连续服用 5 天。请针对以上用药,论述作为药师应如何开展药学服务。

◇◇◇ 第五章 ◇◇◇

泻 下 药

学习目标

1. 知识目标　通过学习泻下药的性效理论,掌握泻下药的临床药学服务基本内容,能够辨析攻下药、润下药以及峻下逐水药的用药告知与使用注意。

2. 能力目标　学生具备开展泻下药药学服务的能力,能够针对具体案例制定泻下药临床药学监护、安全警戒措施及用药告知方案。

3. 思政目标　结合大黄的现代认识,运用批判性思维客观评价"大黄救人无功,人参杀人无过",警示学生在治疗疾病过程中正确使用药物,精准发挥药物的功效,是中医药人的使命与责任。面对生命与健康,要秉承社会主义核心价值观"平等""敬业""诚信""友善"的观念,始终如一贯彻以人为本、以健康为中心的治疗原则。

【概念与分类】

凡以引起腹泻或润滑大肠、促进排便为主要作用的药物,称为泻下药。泻下药主要为植物类药,亦有矿物类药。其根据泻下作用及适用范围的不同,可分为攻下药、润下药及峻下逐水药三类。

攻下药:凡以攻下积滞为主要功效,主治实热积滞便秘的药物,称为攻下药。其性味大多苦寒,作用峻烈。此类药物适用于便秘,腹痛,湿热痢疾,食积腹胀、厌食、泻而不爽,多种急腹症,虫积;其清导实热的作用,还可用于温热病里热炽盛及脏腑热盛、火热上炎诸证。

润下药:凡以润滑大肠而通便为主要功效,治疗肠燥便秘的药物,称为润下药。此类药物主要是种仁类药。其性味多甘平,无毒,适用于津亏血虚等原因所致的肠燥便秘。

峻下逐水药:凡以泻下作用峻猛,可以引起剧烈腹泻,兼能利尿,可使体内水饮从二便排出,消除肿胀的药物,称为峻下逐水药。其性味大多苦寒,有毒,主要用于水肿、胸腹积水,痰饮喘满实证者。

部分药物有毒,使用时应注意用量和疗程,以免发生中毒。其中生甘遂、生千金子等为《医疗用毒性药品管理办法》(国务院令第 23 号)管制品种,应用时应严格控制用量,内服宜用炮制品,处方未注明"生用"者,应当付炮制品。

【使用宜忌】

1. 用法　区分泻下药的药性及患者病情。凡重症、急症,必须急下者,可选攻下类药物;病情较缓,体质虚弱、津血亏虚、老年患者及儿童,只宜缓下者,可选润下类药物。选药时注意不同炮制品效用区别,对有毒之峻下逐水药,注意使用炮制品。煎煮时注意后下与不宜久煎的区别。泻下药宜空腹服用,其中攻下药、峻下药宜晨起空腹服,这样不仅易于收效,又可避免晚间频频如厕而影响睡眠;润下药宜睡前空腹服,以便次日清晨排便。

2. 病证禁忌　①攻下药与峻下药容易损伤正气或脾胃,故小儿、老年人及体虚患者慎用,必要时应攻补兼施。②对体壮里实者,亦应攻邪而不伤正,中病即止,一般得泻即可,切勿过量。

3. 配伍禁忌　个别药物有"十八反""十九畏"配伍禁忌。巴豆与牵牛子,甘遂、大戟、芫花与甘草为配伍禁忌。

4. 特殊人群用药禁忌　孕妇忌用,月经期及哺乳期妇女慎用攻下药和峻下药,儿童慎用药性猛烈的攻下药及有毒的峻下逐水药。

5. 饮食禁忌　服用泻下药期间不宜食用肥甘厚腻之品。

第一节　攻　下　药

大　黄

大黄临床
药学服务
微课

【品种与品质】

本品来源于蓼科植物掌叶大黄、唐古特大黄、药用大黄的干燥根和根茎,以切面锦纹明显、气清香、味苦而微涩者为佳。

【处方用名】

大黄,生大黄,川军,酒军,酒大黄,醋大黄,熟大黄,大黄炭。

【临床效用】

大黄苦,寒,归脾、胃、大肠、肝、心包经。功效泻下攻积,清热泻火,凉血解毒,逐瘀通经,利湿退黄。主治实热积滞,症见便秘、目赤咽肿、牙龈肿痛、痈肿疔疮、肠痈腹痛;血热证,症见吐衄;血瘀证,症见闭经、产后瘀阻腹痛、跌打损伤;湿热证,症见痢疾、黄疸、小便赤热不利、水肿;外治烧烫伤。

生品泻下力较强,用于实热积滞便秘;酒大黄善清上焦血分热毒,活血化瘀,用于目赤咽肿、牙龈肿痛、痤疮红肿及各种瘀血证;熟大黄泻下力缓,泻火解毒,用于火毒疮疡;大黄炭凉血化瘀止血,用于血热有瘀之出血证;醋大黄以消积化瘀为主,用于食积痞满,产后瘀停,癥瘕癖积。

【临床药学服务】

1. 用法用量　煎服,3~15g。通便宜后下,或泡服。外用适量,研末敷于患处。

2. 用药监护　大黄用于胃肠积滞证,应注意观察大便的排泄情况及胃肠症状;用于热毒证,应观察疮痈肿毒是否消除及小便等的情况;用于出血证、血瘀证时,应观察出血量的变化、血瘀证的改善情况。

3. 用药告知　大黄可引起胃肠道不适症状,可出现轻微腹痛等,用药期间应顾护脾胃,宜食用熟软易消化食物;运用大黄导泻时,当中病即止,不宜长期使用,药后大便以每天2~3次软便为佳,不可令腹泻无度。

【临床用药警戒】

1. 使用注意　区分生品与制品的药效差异;根据证候轻重选择药量;大黄泻下攻积作用强,与其他泻下药合用时应注意减量。本品易伤正气,如非实证,不可妄用。长期使用亦可致继发性便秘。

2. 使用禁忌

(1) 病证禁忌:气血不足、津亏血少、脾胃虚弱者慎用;凡外感风寒、内伤生冷、脾胃虚寒、肾阳虚等证忌单味药服用。阳痿、早泄、无精少精、低血压等患者慎用;缺铁性贫血、骨质疏松、佝偻病、子宫脱垂等患者慎用。

（2）特殊人群用药禁忌：孕妇、哺乳期、月经期妇女慎用。

（3）中西药配伍禁忌：传统认为不宜与干漆合用。不宜与咖啡因、茶碱、铁剂、洋地黄、胃蛋白酶、多酶片、青霉素、羟氨苄西林、林可霉素、克林霉素、红霉素、氯霉素、四环素、利福平、磺胺类、B族维生素、维生素C、烟酸、异烟肼、苯巴比妥、复方阿司匹林、酚妥拉明、山莨菪碱、药用炭、鞣酸蛋白、碱性药物（如碳酸氢钠）、安血定等药物合用。

（4）饮食禁忌：传统认为忌冷水；禁食猪肉。

思政元素

大黄——药有利害，合理使用

大黄作为泻下通便的药物，其作用已广为人知。随着现代生活节奏的加快，人们的生活习惯和饮食结构都发生了较大的变化，便秘的发生率日趋增加，多自行购药或盲目服用"保健品"，致使不少患者由于长期滥服大黄、番泻叶等刺激性强的泻下药，产生了严重的药物依赖，并罹患结肠黑变病，同时增加了结肠息肉和大肠癌变的患病风险。研究证实，含有大黄、番泻叶、决明子等蒽醌类的泻药是结肠黑变病的主要发病因素，国外患者滥用蒽醌类泻药4~12个月即可出现典型的结肠黑变病，国内患者短则1个月即可出现。因此，在使用大黄、番泻叶及其制剂时，应遵从医嘱，辨证选药，合理使用。同时，广大医护人员要积极开展科普宣传，增强公众安全、合理用药意识。

芒 硝

【品种与品质】

本品为硫酸盐类矿物芒硝族芒硝，经加工精制而成的结晶体。本品主要成分为含水硫酸钠（$Na_2SO_4 \cdot 10H_2O$），以无色、透明、呈长条棱柱状结晶者为佳。

【处方用名】

芒硝，朴硝，牙硝，马牙硝，风化硝，玄明粉，元明粉。

【临床效用】

芒硝咸、苦，寒，归胃、大肠经。功效泻下通便，润燥软坚，清火消肿。主治实热积滞，症见大便燥结、咽喉肿烂、口疮、目赤及疮疡，多外用。芒硝还可通经堕胎。

芒硝泻下作用强，清热泻火、解毒、通便。玄明粉为芒硝经风化干燥而得，失水后的芒硝，其性缓和，用于实热便秘、大便燥结、积滞腹痛；外用治咽喉肿痛，口舌生疮，牙龈肿痛、目赤，痈肿，丹毒。

【临床药学服务】

1. 用法用量　内服，6~12g，一般不入汤剂。内服多冲入药汁内或开水溶化后服。外用适量，调敷患处。

2. 用药监护　芒硝用于胃肠积滞证，善除燥屎坚结，应注意观察大便的排泄情况；哺乳期妇女还应观察乳汁的分泌量是否减少。

3. 用药告知　与其他泻下药合用，注意减量。

【临床用药警戒】

1. 使用注意　区分芒硝与其他制品的药效差异；根据证候轻重选择药量。哺乳期妇女

笔记栏

不宜在乳房处外用。

2. 使用禁忌

（1）病证禁忌：血涸津液枯竭所致的大肠燥结、阴虚精乏之大热、骨蒸火炎于上之头痛忌用；外感风寒、内伤生冷、脾胃虚寒、肾阳虚等证忌单味药服用。阳痿、早泄、无精少精、中枢抑制者慎用；阿尔茨海默病、帕金森综合征、小儿智力低下、慢性苯中毒、缺铁性贫血、白细胞减少、骨质疏松、佝偻病、子宫脱垂者忌用。

（2）特殊人群用药禁忌：孕妇、哺乳期妇女、肾功能不全者慎用。

（3）中西药配伍禁忌：传统认为不宜与硫黄、三棱、苦参合用。不宜与阿托品等抗胆碱药合用。

（4）饮食禁忌：忌食猪肉、冷水、辛辣之物。

番 泻 叶

【品种与品质】

本品来源于豆科植物狭叶番泻或尖叶番泻的干燥小叶，以完整、叶形狭尖、色绿者为佳。

【处方用名】

番泻叶，泻叶。

【临床效用】

番泻叶甘、苦，寒，归大肠经。功效泻热行滞，通便，利水。主治热结积滞，症见便秘、腹满胀痛；水肿胀满。

【临床药学服务】

1. 用法用量　煎服，2~6g。后下，或开水泡服。

2. 用药监护　番泻叶用于热结便秘应注意观察患者大便的排泄情况；用于腹水水肿时，应注意水肿及尿量变化，并注意观察有无腹痛及过敏反应等情况。

3. 用药告知　其泻下作用缓和，应与其他泻下药或行气药等相须使用。

【临床用药警戒】

1. 使用注意　不宜长期或大量用药。

2. 使用禁忌

（1）病证禁忌：凡外感风寒、内伤生冷、脾胃虚寒、肾阳虚等证忌单味药服用；久服易耗损正气，年迈、久病、津亏便秘者慎用。消化性溃疡、慢性胃炎及胃肠出血者禁用。

（2）特殊人群用药禁忌：孕妇、哺乳期与月经期妇女忌用。

（3）中西药配伍禁忌：不宜与阿司匹林等抗炎药、碱性药物（如碳酸氢钠）合用。

（4）饮食禁忌：传统认为不宜与牛羊肉同食，忌与醋、酸、辣、动火等物同食。

芦 荟

【品种与品质】

本品为百合科植物库拉索芦荟、好望角芦荟或其他同属近缘植物叶的汁液浓缩干燥物。前者习称"老芦荟"，后者习称"新芦荟"。本品以色墨绿、质脆、有光泽、苦味浓者为佳。

【处方用名】

芦荟，象胆。

【临床效用】

芦荟苦，寒，归肝、胃、大肠经。功效泻下通便、清肝泻火、杀虫疗疳。主治热结便秘、肝经热盛，症见惊风抽搐、便秘溲赤、头晕头痛、烦躁易怒；小儿疳积证，症见面色萎黄、腹痛、腹胀、便秘。外用治癣疮。

【临床药学服务】

1. 用法用量 内服入丸、散服,2~5g。外用适量,研末敷患处。

2. 用药监护 用于热结便秘,应注意观察大便是否正常;用于烦躁惊痫,应观察烦躁易怒、惊痫抽搐等现象是否改善;用于疳积,应观察食欲、面色等情况是否恢复正常。

3. 用药告知 禁止过量内服,易发生迟缓性药物中毒。

【临床用药警戒】

1. 使用注意 不宜长期及过量使用。

2. 使用禁忌

(1) 病证禁忌:外感风寒、内伤生冷、脾胃虚寒、肾阳虚等证忌单味药服用。食少便溏、麻疹、便秘由虚而致、佝偻病、肾炎、溃疡病、结肠炎、痛经等患者忌用;心功能不全等患者不宜长期服用。

(2) 特殊人群用药禁忌:孕妇、哺乳期妇女慎用。

(3) 中西药配伍禁忌:不宜与碱性药物(如碳酸氢钠)合用。

(4) 饮食禁忌:不宜与辛辣动火之物同食。

第二节 润 下 药

火 麻 仁

【品种与品质】

本品来源于桑科植物大麻的干燥成熟果实,以颗粒饱满、种仁色乳白者为佳。

【处方用名】

火麻仁,大麻仁,麻子仁,麻仁,炒火麻仁,炒麻仁。

【临床效用】

火麻仁甘、平,归脾、胃、大肠经。功效润肠通便。主治血虚津亏之肠燥便秘。

生品、制品功用一致,用于血虚津亏,肠燥便秘。

【临床药学服务】

1. 用法用量 煎服,10~15g。

2. 用药监护 应注意观察大便的排泄情况。

3. 用药告知 过量可致中毒,不可自行加量或长期使用。

【临床用药警戒】

1. 使用注意 火麻仁生品与制品的药效相似,但炒火麻仁可提高有效成分的煎出率。

2. 使用禁忌

(1) 病证禁忌:慢性肠炎、腹泻、青光眼者忌用;低血压、滑精、阳痿者忌久服、多用。

(2) 特殊人群用药禁忌:儿童、孕妇不宜大量长期服用。

(3) 中西药配伍禁忌:传统认为不宜与牡蛎、白薇、茯苓合用。不宜与阿托品等抗胆碱药合用。

(4) 饮食禁忌:忌食碱性及辛辣热性食物。传统认为不宜与白酒、胡椒、羊肉、狗肉等同用。不宜与莲子、乌梅、高粱、豇豆及味酸涩之品同用。

知识链接

火麻仁的不良反应

　　火麻仁含有毒蕈碱及胆碱等,若大量食入可发生中毒,临床症状表现为恶心、呕吐、头晕、胸闷、腹泻、四肢麻木、烦躁不安、精神错乱、手舞足蹈、谵语、狂躁、脉搏增速、瞳孔散大、昏睡以致昏迷。上述症状大多在食后 0.5~2 小时发生,最长 12 小时,中毒程度之轻重与进食量的多少成正比。但其病理变化是可逆的,预后良好。另外,果皮中可能含有麻醉性树脂成分,故用时宜除净果皮以防中毒。

郁 李 仁

【品种与品质】

　　本品来源于蔷薇科植物欧李、郁李或长柄扁桃的干燥成熟种子,以粒饱满、完整、色黄白者为佳。

【处方用名】

　　郁李仁,炒郁李仁。

【临床效用】

　　郁李仁辛、苦、甘,平,归脾、大肠、小肠经。功效润肠通便,下气利水。主治肠燥便秘,水肿,脚气,小便不利。

　　生郁李仁用于津枯肠燥,食积气滞,水肿,脚气,小便不利;炒郁李仁可起到杀酶保苷的作用,药性较缓,适用于老年人、体虚及产后便秘者,用法与生品相同。

【临床药学服务】

　　1. 用法用量　煎服,6~10g。

　　2. 用药监护　应注意观察大便的排泄情况。使用郁李仁利水,应注意尿量变化。

　　3. 用药告知　禁止过量内服,避免发生中毒。

【临床用药警戒】

　　1. 使用注意　区分生品与制品的药效差异;根据证候轻重选择剂量、疗程等。

　　2. 使用禁忌

　　(1) 病证禁忌:大便不实、脾虚或肾气虚衰而致水肿、滑精、阳痿、低血压等患者不宜长期服用;津液不足者禁用。

　　(2) 特殊人群用药禁忌:孕妇慎用。

　　(3) 中西药配伍禁忌:不宜与安定类镇静催眠药及麻醉药合用。

　　(4) 饮食禁忌:忌生冷油腻食物。

第三节　峻下逐水药

甘 遂

【品种与品质】

　　本品来源于大戟科植物甘遂的干燥块根,以肥大饱满、色白、粉性足、无纤维者为佳。

【处方用名】

甘遂,炙甘遂,醋甘遂。

【临床效用】

甘遂苦、寒,有毒,归肺、肾、大肠经。功效泻水逐饮,消肿散结。主治实证水肿,臌胀,胸胁停饮;风痰癫痫;疮痈肿毒。

生甘遂药力峻烈,可用于痈疽疮毒、胸腹积水、二便不通;醋甘遂毒性减低,峻泻作用缓和,用于腹水胀满、痰饮积聚、气逆喘咳、风痰癫痫、二便不利。

【临床药学服务】

1. 用法用量　炮制后多入丸、散剂,0.5~1.5g。外用适量,生用。

2. 用药监护　用甘遂利水,应注意患者尿量、精神状态、水及电解质等的变化。监测肝、肾功能。

3. 用药告知　不可久服,中病即止;泻下排水后宜服稀粥顾护脾胃之气。

【临床用药警戒】

1. 使用注意　区分生品与制品的毒性差异,内服需用制品;注意用量,不可多服;用药期间应注意进食易消化食物,服温热米粥,以恢复脾胃功能。

2. 使用禁忌

（1）病证禁忌:元气虚衰者,水肿臌胀,小便频多,脾阴不足,土虚不能制水,以致水气泛滥者皆不宜用。

（2）特殊人群用药禁忌:儿童、孕妇禁用;肝肾功能不全者慎用。

（3）中西药配伍禁忌:传统认为不宜与远志合用。"十八反"禁忌认为不宜与甘草同用。

（4）饮食禁忌:忌辛辣油腻、生冷食物。

巴　　豆

【品种与品质】

本品来源于大戟科植物巴豆的干燥成熟果实,以种子饱满、种仁色黄白者为佳。

【处方用名】

巴豆,生巴豆,巴豆霜。

【临床效用】

巴豆辛、热,有大毒,归胃、大肠经。功效峻下冷积、逐水退肿、豁痰利咽,外用蚀疮。主治寒积便秘;腹水臌胀;喉风喉痹,症见痰涎壅塞,呼吸困难,窒息;寒性久泻。外用主治恶疮,疥癣,痈肿。

生巴豆毒性强烈,仅供外用蚀疮,多用于恶疮、疥癣、疣痣;炒巴豆毒性稍减,可用于疮痈肿毒、腹水臌胀、泻痢;巴豆霜毒性降低,泻下作用得到缓和,多用于寒积便秘、乳食停滞、腹水、二便不通、喉风、喉痹。

【临床药学服务】

1. 用法用量　巴豆霜内服入丸、散,0.1~0.3g。外用适量。巴豆外用适量,研末涂患处,或捣烂以纱布包擦患处。

2. 用药监护　用巴豆峻下、逐水,应注意观察二便的排泄情况;用于祛痰利咽,应注意观察痰涎的分泌情况;外用蚀疮,则应观察病灶相应变化。同时还应观察患者胃肠反应、肝肾功能。

3. 用药告知　禁止过量服用巴豆,防止中毒;不可久服,中病即止。

【临床用药警戒】

1. 使用注意　区分生品与制品的药效差异;注意用量;注意内服与外用的区别,内服需制霜。

2. 使用禁忌

(1) 病证禁忌:体质虚弱者、脾胃虚弱者忌用。

(2) 特殊人群用药禁忌:孕妇禁用;哺乳期妇女慎用。

(3) 中西药配伍禁忌:传统认为不宜与绿豆合用。不宜与树脂类、碱性药物合用。"十九畏"禁忌认为不宜与牵牛子同用。

(4) 饮食禁忌:禁食热粥、饮开水等热物或饮酒。

📖 **知识链接**

巴豆不同炮制品种的安全性及临床应用

　　生巴豆、巴豆油与巴豆霜三者属同一药物的不同炮制品,均有导泻作用。巴豆油为峻烈泻剂,对胃肠黏膜有刺激性、腐蚀性,对肾及皮肤亦有刺激性,临床已罕用。巴豆制霜后,毒性降低,缓和了峻泻作用,可温肠通便、化滞破癥、逐水消肿,用于寒积便秘、乳食停滞、腹水臌胀、二便不通、喉风喉痹等,故临床多用巴豆霜。但欲急下寒积、攻痰逐水时可用巴豆仁,要求严格控制剂量。

京 大 戟

【品种与品质】

本品来源于大戟科植物大戟的干燥根,以根条均匀、肥嫩、质软无须者为佳。

【处方用名】

京大戟,大戟,生大戟,炙大戟,醋大戟。

【临床效用】

京大戟苦,寒,有毒,归肺、脾、肾经。功效泻水逐饮,消肿散结。主治水肿,臌胀,胸胁停饮;痈疮肿毒,瘰疬痰核。

生品毒性峻烈,忌内服;醋制京大戟能降低毒性,缓和峻泻作用。本品用于水饮泛滥所致的水肿喘满、胸腹积水及痰饮积聚等证。单用有效,也可与甘遂、芫花同用。

【临床药学服务】

1. 用法用量　内服需醋炙,煎服,1.5~3g;入丸、散服,每次1g。外用适量,生用。

2. 用药监护　用于利水,应注意观察小便情况;用于消肿散结,则应观察病灶相应变化。注意患者尿量、水及电解质情况,胃肠反应等。定期检查肝肾功能。

3. 用药告知　禁止过量服用京大戟,防止中毒;不可久服,中病即止。

【临床用药警戒】

1. 使用注意　区分生品与制品的毒性差异;内服需醋炙;注意用量与疗程。

2. 使用禁忌

(1) 病证禁忌:气虚阴亏,脾胃虚寒者忌用。

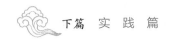

（2）特殊人群用药禁忌：孕妇、老年人及儿童禁用；肝、肾功能不全者慎用。

（3）中西药配伍禁忌："十八反"禁忌认为不宜与甘草同用。不宜与利尿药合用。

（4）饮食禁忌：忌食辛辣刺激、油腻食物。

附药：红大戟

红大戟为茜草科植物红大戟的干燥块根，又名红芽大戟、广大戟。其性味、功效及应用皆与京大戟相似。但京大戟泻下逐水力强，红大戟消肿散结力胜。煎服，1.5~5g；研末服1g。外用适量。醋炙或者生用。不宜与甘草同用。

芫 花

【品种与品质】

本品来源于瑞香科植物芫花的干燥花蕾，以花朵较完整、颜色灰紫色或淡紫色、无杂质者为佳。

【处方用名】

芫花，炙芫花，醋芫花。

【临床效用】

芫花苦、辛，温，有毒，归肺、脾、肾经。功效泻水逐饮，外用杀虫疗疮。主治实证水肿，臌胀，胸胁停饮；痰饮积聚；头疮、白秃、顽癣及痈肿。

生品毒性峻猛，现已不作内服；醋炙芫花能降低毒性，缓和泻下与腹痛症状，多用于胸腹积水、水肿胀满、痰饮积聚、气逆咳喘、二便不利。

【临床药学服务】

1. 用法用量　煎服，1.5~3g；内服醋炙品，研末吞服，一次0.6~0.9g，每日1次。外用适量。

2. 用药监护　用于利水，应注意观察水肿及小便变化；用于祛痰止咳，则应观察痰涎等情况。

3. 用药告知　严格控制药量，不可自行加大或延长用药时间。

【临床用药警戒】

1. 使用注意　区分生品与制品的药效差异；内服需醋炙；注意用量。

2. 使用禁忌

（1）病证禁忌：体质虚弱、气虚阴亏、脾胃虚寒者禁用；患有心脏病、溃疡病、消化道出血者禁用。

（2）特殊人群用药禁忌：孕妇禁用；儿童及老年患者慎用；肝、肾功能不全者忌用。

（3）中西药配伍禁忌："十八反"禁忌认为不宜与甘草同用。芫花乙醇提取物不宜与纳洛酮合用。不宜与士的宁、异戊巴比妥同用。

（4）饮食禁忌：忌食辛辣刺激、油腻食物。

商 陆

【品种与品质】

本品来源于商陆科植物商陆或垂序商陆的干燥根，以片大、色白、有粉性、"罗盘纹"明显者为佳。

【处方用名】

商陆，生商陆，醋商陆。

【临床效用】

商陆苦,寒,有毒,归肺、脾、肾、大肠经。功效逐水消肿,通利二便。主治实证水肿,臌胀,二便不通;疮痈肿毒。

生品性峻烈,攻下、逐水饮、消肿散结力强;醋炙商陆能降低毒性,峻泻作用缓和,以逐水消肿为主。

【临床药学服务】

1. 用法用量　煎服,3~9g。外用适量,煎汤熏洗患处。

2. 用药监护　商陆善利水,应注意观察小便变化、肝肾功能及胃肠反应。

3. 用药告知　禁止过量服用,防止中毒;不可久服,中病即止;药后可服温热米粥以顾护脾胃。

【临床用药警戒】

1. 使用注意　区分生品与制品的毒性差异;内服需醋炙;注意用量。

2. 使用禁忌

(1) 病证禁忌:体虚水肿及脾胃虚弱者慎用;胃虚阳弱者禁用。

(2) 特殊人群用药禁忌:孕妇禁用;哺乳期妇女和肝、肾功能不全者慎用。

(3) 中西药配伍禁忌:不宜与利尿药、阿司匹林、阿托品及含乙醇的药物合用。

(4) 饮食禁忌:忌酒及含乙醇的饮食;忌生冷、辛辣、刺激性食物。

牵 牛 子

【品种与品质】

本品为旋花科植物裂叶牵牛或圆叶牵牛的干燥成熟种子,以颗粒饱满、无果皮等杂质者为佳。

【处方用名】

牵牛子,黑丑,白丑,二丑,炒牵牛子,炒二丑。

【临床效用】

牵牛子苦,寒,有毒,归肺、肾、大肠经。功效泻水通便,消痰涤饮,杀虫攻积。主治实证水肿,腹水;痰饮咳喘;积滞便秘;虫积腹痛。

生品性峻烈,长于逐水涤肠、荡涤痰饮;炒牵牛子能降低毒性,缓和药性,易于粉碎和煎出,以消食导滞见长,多用于食积不化、气逆痰壅。

【临床药学服务】

1. 用法用量　煎服,3~6g。入丸、散,每次 1.5~3g。

2. 用药监护　牵牛子善利水,应注意观察小便量、尿常规、水及电解质的情况。注意肝、肾功能。

3. 用药告知　禁止过量服用,不可自行加量或延长用药时间,防止中毒;不可久服,中病即止。

【临床用药警戒】

1. 使用注意　区分生品与制品的毒性差异;内服炒制;注意用量。

2. 使用禁忌

(1) 病证禁忌:体质虚弱者、血虚及阴虚内热者忌用。

(2) 特殊人群用药禁忌:孕妇禁用;肝、肾功能不全者慎用;哺乳期妇女慎用。

(3) 中西药配伍禁忌:不宜与巴豆、巴豆霜同用;慎与利水类药物同用;不宜与阿托品合用。

(4) 饮食禁忌:忌食生冷油腻。

笔记栏

千　金　子

【品种与品质】

本品为大戟科植物续随子的干燥成熟种子,以颗粒饱满、种仁色白、油性足者为佳。

【处方用名】

千金子,续随子,千金子霜。

【临床效用】

千金子辛,温,有毒,归肝、肾、大肠经。功效泻下逐水,破血消癥;外用疗癣蚀疣。主治二便不通,水肿,痰饮,积滞胀满,血瘀经闭;外用治顽癣,赘疣。

生品性峻烈,长于泻下逐水,消痰结、散瘀血;去皮取净仁,去油制霜,制霜能降低毒性,泻下作用缓和。临床上内服多用千金子霜,可入丸、散剂内服,用于水肿胀满、积聚癥块、诸疮肿毒。

【临床药学服务】

1. 用法用量　生千金子:1~2g,去壳,去油用,多入丸、散服;外用适量,捣烂敷患处。千金子霜:0.5~1g,多入丸、散服;外用适量。

2. 用药监护　千金子善利水,应注意观察小便变化及水、电解质的情况。

3. 用药告知　不可过量或长久服用,中病即止。

【临床用药警戒】

1. 使用注意　区分生品与制品的毒性差异;内服多制霜;与同类药合用时注意减量。

2. 使用禁忌

(1) 病证禁忌:元气虚、脾胃弱中气不足、大便溏泄者忌用;虚损者慎用。

(2) 特殊人群用药禁忌:孕妇、老年人及儿童忌用;肝、肾功能不全者忌用。

(3) 中西药配伍禁忌:不宜与利尿药同用。

(4) 饮食禁忌:忌食肥甘厚味、辛辣之品。

学习小结

使用泻下药,应根据里实证的兼证及患者的体质,进行适当配伍。里实兼表邪者,当先解表后攻里,必要时可与解表药同用,表里双解,以免表邪内陷;里实而正虚者,应与补益药同用,攻补兼施,使攻邪而不伤正。应用作用较强的泻下药时,一定要严格控制炮制法度,控制用量及疗程,避免发生不良事件,确保用药安全。

大黄用于泻下不宜久煎,宜后下或开水泡服;活血酒制;止血则多炒炭用,外用适量,研末敷于患处。芒硝一般不入汤剂,多冲入药汁内或开水溶化后服。生巴豆、生甘遂、生千金子为《医疗用毒性药品管理办法》(国务院令第23号)管制品种,应严格控制剂量,以防中毒。巴豆与牵牛子,甘遂、大戟、芫花与甘草为配伍禁忌。

本章药物孕妇应慎用或禁用;哺乳期妇女禁用大黄、芒硝;肝、肾功能不全者慎用芒硝。甘遂、京大戟、巴豆、牵牛子、芫花、商陆为有毒之品,孕妇及哺乳期妇女均不宜使用。临床还应注意炮制,超过《中国药典》用量时需医师双签字确认。

(陈海丰)

复习思考题

1. 根据泻下药的药性特点,阐述泻下药临床应用的药学服务措施。

2. 阐述攻下药、润下药与峻下逐水药药学服务的侧重点。

3. 患者,女,66 岁。现大便干结难下、五六日一行、腹部胀满,舌红,苔黄,脉细数。医师给予麻仁胶囊治疗,每次 2~4 粒,早、晚各 1 次,连续服用 7 天。请论述作为药师应如何开展药学服务。

❖❖❖ 第六章 ❖❖❖

化 湿 药

▶ 学习目标

　　1. 知识目标　通过学习化湿药的性效理论,掌握化湿药的临床药学服务和临床用药警戒的基本内容,能够辨析化湿药的用药告知与使用注意。

　　2. 能力目标　学生具备开展化湿药药学服务的能力,能够针对具体案例制定化湿药临床药学监护、安全警戒措施及用药告知方案。

　　3. 思政目标　厚朴属于国家重点保护中药材,国家鼓励研制开发临床有效的中药品种,对质量稳定、疗效确切的中药品种实行分级保护制度。中药品种保护的意义在于提高中药品种的质量,保护中药生产企业的合法权益、促进中药事业的发展,这对中药走向国际医药市场具有重要的意义。

【概念】

　　凡气味芳香,以化湿运脾为主要作用的药物,称为化湿药。化湿药主要为植物类药。药性多辛香温燥,主入脾、胃经,能促进脾胃运化,消除湿浊,疏理中焦气机,以解除因湿浊引起的脾胃气滞等病证。此类药物主治湿阻中焦证,症见脘腹痞满、呕吐反酸、大便溏薄、食少体倦、口甘多涎、舌苔白腻等。

　　此外,部分药还兼有解暑、辟秽、截疟等作用。

【使用宜忌】

　　1. 用法　化湿药物多气味芳香,含挥发油,不宜久煎。部分药物入汤剂宜后下,以免其挥发性有效成分逸失而降低疗效。

　　2. 病证禁忌　本类药物多属辛温香燥之品,易于耗气伤阴,故阴虚血燥及气虚者慎用。

　　3. 特殊人群用药禁忌　温燥性及下气作用较强的药物(如厚朴、草果、草豆蔻等)孕妇应慎用。

　　4. 饮食禁忌　服用化湿药期间不宜食用生冷及肥甘厚腻之品。

苍 术

【品种与品质】

　　本品来源于菊科植物茅苍术或北苍术的干燥根茎,以个大、质坚实、断面朱砂点多、香气浓者为佳。

【处方用名】

　　苍术,生苍术,制苍术,茅苍术,北苍术,麸炒苍术。

【临床效用】

　　苍术辛、苦,温,归脾、胃、肝经。功效燥湿健脾,祛风散寒,明目。主治湿阻中焦证,症见脘腹胀满、泄泻、水肿、呕恶食少、吐泻乏力、舌苔白腻等;风湿痹证,症见湿热痹痛、湿热下注、脚气痿躄等;其他湿证,症见下部湿浊带下、湿疮、湿疹等;风寒表证,症见风寒表证夹湿之肢体困重疼痛等。此外,本品尚能明目,用于夜盲症及眼目昏涩。

生品长于燥湿、祛风寒,用于风湿痹证肌肤麻木不仁、风寒感冒肢体酸痛等;麸炒苍术辛散力减弱,燥性缓和,健脾燥湿作用增强,用于湿困脾胃、痰饮停滞、雀目等;焦苍术辛燥之性大减,以健脾固肠止泻为主,用于脾虚泄泻、久痢。

【临床药学服务】

1. 用法用量 煎服,3~9g。外用适量。

2. 用药监护 用于湿阻中焦证,应注意观察脘腹胀闷、呕恶食少等症是否减轻,水肿是否消退等。此外,用药中应观察体温、食欲、出汗量、血糖等的情况。

3. 用药告知 与其他化湿药合用需减量;用药时要顾护脾胃;饮食宜熟软易消化。

【临床用药警戒】

1. 使用注意 区分生品与制品的药效差异;根据证候轻重选择药量。

2. 使用禁忌

(1)病证禁忌:阴虚内热、出血者、气虚多汗者禁用。低血糖患者慎用;有过敏史者忌用。

(2)特殊人群用药禁忌:孕妇慎用。

(3)中西药配伍禁忌:不宜与溴丙胺太林、阿托品、苯丙酸诺龙、丙酸睾酮等合用。

(4)饮食禁忌:忌食生冷、黏腻、辛辣刺激性食物。传统认为忌桃、李、菘菜、雀肉、青鱼。

知识链接

苍术的药理作用及不良反应

苍术除具有调整肠胃运动功能、抗溃疡、抑菌、抗炎、镇痛、保肝等多种药理作用外,还有降血糖、抗缺氧、抗心律失常、抑制神经系统、促进骨骼钙化等作用。用小鼠灌服北苍术挥发油的 LD_{50} 为 4.71ml/kg。有报道,患者服用含苍术的复方煎剂会出现面部潮红、口干舌燥、视物不清、手掌发红或全身烦热、头晕头痛、小便淋漓不畅等症状,去掉苍术后症状消失。含有苍术的中成药有九圣散、九味羌活丸、小儿百寿丸等。

厚　朴

【品种与品质】

本品来源于木兰科植物厚朴或凹叶厚朴的干燥干皮、根皮及枝皮,以皮厚、肉细、油性足、内表面深紫褐色且有发亮结晶物、香气浓者为佳。

【处方用名】

厚朴,制厚朴,炙厚朴,姜厚朴。

【临床效用】

厚朴辛、苦,温,归脾、胃、肺、大肠经。功效燥湿消痰,下气除满。主治湿阻中焦证,症见脘痞吐泻、食积气滞、腹胀便秘;痰饮喘咳证,症见痰饮阻肺,肺气不降所致咳喘胸闷、胸闷气喘、喉间痰声辘辘。又可用于七情郁结,痰气互阻之梅核气,症见咽中如有物阻,咽之不下,吐之不出。

生品燥湿消痰,下气除满作用峻烈;姜制后可消除对咽喉的刺激性,并可增强宽中和胃的功效,多用于气郁食滞所致的脘腹痞满、嗳气呕恶、痰饮喘咳等。

【临床药学服务】

1. 用法用量　煎服,3~10g。外用适量。

2. 用药监护　用于湿阻中焦证,应注意观察食欲、腹胀等症状的缓解情况;用于痰浊阻肺证,应观察咳喘、痰量的改善情况。监测患者尿量及血压的变化。

3. 用药告知　与同类药物配伍时,应注意量的控制;用药时要顾护脾胃,饮食宜熟软易消化;不可大剂量久服。

【临床用药警戒】

1. 使用注意　区分生品与姜制品的药效差异;根据证候轻重选择药量。

2. 使用禁忌

(1)病证禁忌:气虚、津亏、血燥者慎用。

(2)特殊人群用药禁忌:孕妇慎用;肝、肾功能不全者慎用。

(3)中西药配伍禁忌:传统认为恶泽泻、消石、寒水石,忌豆。不宜与士的宁同用;不宜与链霉素、卡那霉素、多黏菌素合用。

(4)饮食禁忌:忌食生冷、辛辣、黏腻食物。

广 藿 香

【品种与品质】

本品来源于唇形科植物广藿香的干燥地上部分,以叶多、不带须根、香气浓者为佳。

【处方用名】

广藿香,藿香,藿香梗,藿香叶,鲜藿香。

【临床效用】

广藿香辛,微温,归脾、胃、肺经。功效芳香化浊,和中止呕,发表解暑。主治湿浊中阻证,症见脘腹痞闷、少食作呕、神疲体倦等;脘痞湿浊呕吐、妊娠呕吐等;暑湿表证,湿温初起,症见恶寒发热倦怠、胸闷不舒;寒湿闭暑(中医称为阴暑),症见腹痛吐泻、鼻渊头痛等。

鲜品辛温芳香,长于解毒、祛暑,外用捣汁敷或煎汤洗患处,治疗痱子及皮肤湿疹、湿疮;藿香梗长于理气和胃、宽中化湿,用于解暑湿和胃、胃肠食积。

【临床药学服务】

1. 用法用量　煎服,3~10g,不宜久煎,鲜品加倍。外用适量,煎水熏洗。

2. 用药监护　观察患者与治疗相关症状及体征的变化情况。用药中监测体温、大便、尿量、血压的变化,并注意有无心悸、胸闷、恶心、眩晕出现,观察皮肤有无变化、出汗情况等。定期检查肝、肾功能。

3. 用药告知　用药时要顾护脾胃,饮食宜熟软易消化。

【临床用药警戒】

1. 使用注意　区分干品与鲜品的药效差异;根据证候轻重选择药量。

2. 使用禁忌

(1)病证禁忌:久病气虚、阴虚火旺、血燥、邪实、便秘者不宜用。有过敏史者慎用;对本品过敏者禁用。

(2)中西药配伍禁忌:含有藿香的藿香正气水不宜与苯巴比妥、苯妥英钠、氯丙嗪(可乐静)、奋乃静、水合氯醛等中枢神经抑制药同服,不宜与降血糖药、酶制剂同用,不宜与甲氧氯普胺片(胃复安)同用,禁与呋喃类抗菌药(呋喃妥因、呋喃唑酮、呋喃西林等)合用。

(3)饮食禁忌:忌食生冷、黏腻、刺激性大的食物。

知识链接

广藿香的药理作用

广藿香除了具有抑制胃肠运动功能、促进消化液分泌、抗病原微生物、解热、镇痛、抗炎等药理活性外,从藿香中分离得到的新的二萜类成分具有细胞毒活性,将提取得到的二萜类成分进行衍生后的产物也具有类似活性。偶有过敏反应。常用制剂有藿香正气口服液、藿香正气水、不换金正气散、藿胆丸等。

其他化湿药

其他化湿药的药学服务内容见表6-1。

表6-1　其他化湿药的药学服务

药名	临床性效特征	炮制品种	临床药学服务		不良反应与用药警戒
			用法用量	用药监护与告知	
砂仁	辛,温;化湿开胃、温脾止泻、理气安胎	临床一般用生品	煎服,3~6g,后下	阴虚血燥者、便秘者慎用	偶有皮疹、风团等过敏反应
白豆蔻	辛,温;化湿行气、温中止呕、开胃消食	临床一般用生品	煎服,3~6g,后下	阴虚血燥者慎用	
佩兰	辛,平;芳香化湿、醒脾开胃、发表解暑		煎服,3~10g		偶有过敏反应、皮肤瘙痒、眼睑水肿,停药后可消失
草豆蔻	辛,温;燥湿行气、温中止呕	临床一般用生品	煎服,3~6g	阴虚血燥者慎用。腹胀吐泻属实热者忌用	对该药过敏者禁用
草果	辛,温;燥湿温中、截疟除痰	临床一般用生品	煎服,3~6g	气虚、血虚、阴虚血燥者慎用。无寒湿实邪者慎服	对该药过敏者禁用;温燥之性较强,不可长期或大量使用

学习小结

应用化湿药,应根据湿困的不同情况及兼证进行适当的配伍。湿阻气滞者常与行气药配伍,如苍术与陈皮配伍;湿阻而偏于寒湿,可配伍温中祛寒药,如砂仁与干姜、肉桂配伍等。

苍术、厚朴都可用于湿阻中焦证,苍术燥湿健脾,用于寒湿中阻较重者,厚朴功擅燥湿行气,为消除湿滞痞满之要药;广藿香、佩兰化湿解暑,但广藿香功擅化湿醒脾且为止呕良药,佩兰功擅化湿解暑;砂仁、白豆蔻化湿行气,温中止呕,但砂仁又温中止泻,行气安胎。砂仁、豆蔻、草果、草豆蔻入汤剂宜后下。

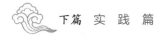
笔记栏

复习思考题

1. 根据化湿药的药性特点,阐述化湿药临床应用的药学服务措施。

2. 阐述化湿药的药学服务的侧重点。

3. 患者,男,35岁。1天前淋雨后恶寒、发热、头痛,继而出现腹胀、呕吐、不欲饮食、周身乏力,舌苔白腻,脉弦浮。医师给予藿香正气口服液治疗,每次1支,每天2次,连续服用3天。请论述作为药师应如何开展药学服务。

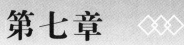

第七章

祛 风 湿 药

【概念与分类】

凡以祛风湿为主要作用,治疗风湿痹证的药物,称为祛风湿药。祛风湿药多为植物类药,部分为动物类药物。此类药物药性寒温兼具,味多辛散,主归肝、肾经。由于兼有功效不同,分为祛风湿止痛药、祛风湿舒筋活络药及祛风湿强筋骨药。

祛风湿止痛药:凡以祛风湿、止痛为主要功效,治疗风湿痹证的药物,称为祛风湿止痛药。其味多辛、苦,性有温寒之别;功效祛风湿、止痛,适用于风湿痹证,症见肢体肌肉或关节疼痛、肿胀酸楚、重着、麻木,关节运动受限等。

祛风湿舒筋活络药:凡以祛风湿、舒筋活络为主要功效,治疗风湿痹证的药物,称为祛风湿舒筋活络药。其味多辛,性有温寒之别;功效祛风湿、舒筋活络,适用于风湿痹证,症见筋脉拘急、屈伸不利,关节肿胀变形等。

祛风湿强筋骨药:凡以祛风湿、补肝肾、强筋骨为主要功效,治疗痹证兼有肝肾不足、筋骨不健的药物,称为祛风湿强筋骨药。其味多苦、甘,性温,主入肝、肾经,适用于风湿痹证,症见腰膝酸痛、筋骨无力等。

有些祛风湿药还兼有发汗解表、利水消肿、和中化浊、息风定搐等功效,可用于治疗风寒表证、水肿、湿阻中焦、肝风内动证等。

【使用宜忌】

1. 用法　痹证多属慢性疾病,为服用方便,可制成酒或丸、散剂,也可制成外敷剂型,直接用于患处。其中有毒饮片应注意其炮制、配伍、剂型、剂量、煎法等,以防中毒。患者宜适当保暖;避免迎风沐雨等外邪刺激。服药期间尤应顾护脾胃,以饭后服药为宜。

2. 病证禁忌　多数祛风湿药辛温性燥,易伤阴耗血,津液不足、阴血亏虚者慎用。

3. 配伍禁忌　个别药物有"十八反""十九畏"等配伍禁忌,需在使用时注意。

4. 特殊人群用药禁忌　雷公藤、生川乌、生草乌、马钱子等属于《医疗用毒性药品管理办法》（国务院令第 23 号）中收载的品种,孕妇、儿童慎用,肝肾功能不全者忌用或慎用。

5. 饮食禁忌　服用祛风湿药忌生冷、肥甘厚腻之品。

第一节　祛风湿止痛药

独　活

【品种与品质】

本品来源于伞形科植物重齿毛当归的干燥根,以条粗壮、质坚实、油润、香气浓者为佳。

【处方用名】

川独活,香独活,肉独活。

【临床效用】

独活辛、苦,微温,归肾、膀胱经。功效祛风除湿,通痹止痛。主治风湿痹证,症见腰膝酸软、关节屈伸不利、步履艰难;风寒夹湿表证,症见外感风寒夹湿所致头身疼痛、重着。又可用于治疗皮肤瘙痒等。

【临床药学服务】

1. 用法用量　煎服,3~10g,或入丸、散剂。外用适量,煎水熏洗、湿热敷患处。

2. 用药监护　用于风湿痹证,注意观察患者肌肉、关节疼痛程度是否缓解;用于风寒夹湿表证,注意观察头身重痛症状是否减轻。此外,注意观察患者的出汗量、肠胃反应,如恶心、呕吐、胃部不适或心悸心慌、心律不齐及有无过敏反应等。

3. 用药告知　与其他祛风湿药同用时,应注意减少药量。宜饭后服药。

【临床用药警戒】

1. 使用注意　根据证候轻重选择药量。本品不宜大量服用。

2. 使用禁忌

（1）病证禁忌:高热无风寒湿表证者忌单用;结核病者、遗精者、低血压者忌单味药久服;阴虚火旺、血虚痹病忌用;心功能不全、肝肾功能不全、阴虚血亏及实热内盛、血虚血燥者慎服。

（2）特殊人群用药禁忌:儿童、老年患者不宜大量长期服用;孕妇慎用。

（3）中西药配伍禁忌:独活不宜与阿托品、茶碱合用。

（4）饮食禁忌:忌辛辣油腻食物。

威　灵　仙

【品种与品质】

本品来源于毛茛科植物威灵仙、棉团铁线莲或东北铁线莲的干燥根和根茎,以条长、外皮黑褐色、质坚实者为佳;切片以片大、片面粉白色者为佳。

【处方用名】

威灵仙,灵仙,铁线灵仙,铁脚威灵仙。

【临床效用】

威灵仙辛、咸,温,归膀胱经。功效祛风湿,通经络。主治风湿痹证,症见肌肉、关节疼痛,肢体麻木,筋脉拘挛,屈伸不利。还可治疗骨鲠咽喉、痰饮积聚、痞满不适、跌打伤痛等。

生品长于治疗风湿痹痛,肢体麻木,筋脉拘挛,屈伸不利,并以消骨鲠为主;酒炙可增强祛风除痹、通络止痛的作用。

【临床药学服务】

1. 用法用量 煎服,6~10g。或入丸、散。外用适量,煎水熏洗患处。

2. 用药监护 用于风湿痹证,注意观察患者肌肉、关节疼痛是否缓解。此外,用药中观察有无皮肤发疱、黏膜充血等情况。

3. 用药告知 与其他祛风湿药同用时,注意减少药量。

【临床用药警戒】

1. 使用注意 区分生品与制品的药效差异;根据证候轻重选择药量。不可过量服用或大剂量较长时间外敷。

2. 使用禁忌

(1)病证禁忌:体弱者慎用;久病体虚者忌大剂量内服;贫血肢麻、筋脉拘挛者忌服;血糖过低和血压经常偏低者,不宜大量长期服用。

(2)特殊人群用药禁忌:孕妇慎用。

(3)饮食禁忌:忌茶,忌生冷油腻食物。

防 己

【品种与品质】

本品来源于防己科植物粉防己的干燥根,以条匀、质坚实、粉性足者为佳。

【处方用名】

防己,粉防己,汉防己。

【临床效用】

防己苦,寒,归膀胱、肺经。功效祛风止痛,利水消肿。主治风湿痹证,症见关节红肿热痛、湿热身痛、关节冷痛;水湿病证,症见全身水肿、身重、汗出恶风、小便短小。又可用于湿疹疮毒等。

临床一般用生品。

【临床药学服务】

1. 用法用量 煎服,5~10g。或入丸、散。

2. 用药监护 用于风湿痹证,注意观察患者关节疼痛程度是否缓解;用于水肿病,应注意观察尿量变化。用药中观察心率变化情况。长期用药者应定期检查血常规、尿常规及肝、肾功能。

3. 用药告知 本品服用时宜顾护脾胃,多饮水,食熟软之物。

【临床用药警戒】

1. 使用注意 根据证候轻重选择药量;利尿作用较强,不宜长期或大剂量服用,否则易伤津耗液。

2. 使用禁忌

(1)病证禁忌:阴虚津液耗伤者忌单味药大量服用;水、电解质紊乱者慎用;脾胃虚寒、肾阳虚衰等不宜单味药大量长期服用;低血压、青光眼患者忌用。

(2)特殊人群用药禁忌:儿童、老年患者不宜大量长期服用;孕妇慎用;肾功能不全者慎用。

(3)中西药配伍禁忌:传统认为防己不宜与萆薢、细辛、雄黄合用。不宜与士的宁、巴比妥类药物、毒扁豆碱、新福林、去甲肾上腺素、钙剂同用。

(4)饮食禁忌:忌卤咸,不宜与各种腌制品及过咸之物同食。

笔记栏

徐 长 卿

【品种与品质】

本品来源于萝藦科植物徐长卿的干燥根和根茎,以根粗长、色棕黄、香气浓者为佳。

【处方用名】

徐长卿,石下长卿。

【临床效用】

徐长卿辛,温,归肝、胃经。功效祛风,化湿,止痛,止痒。主治风湿痹痛,多种痛证,症见风湿、痹痛、肢体冷痛、牙痛、脘腹疼痛。尚可治疗各类疥癣引起的瘙痒症,症见风疹、湿疹、顽癣、瘾疹瘙痒。又可解蛇毒。

【临床药学服务】

1. 用法用量　煎服,3~12g,后下。

2. 用药监护　用于风湿痹痛,注意观察患者肢体关节疼痛是否缓解;用于祛风止痒,注意观察皮肤瘙痒情况是否好转,观察有无过敏反应及其他不适。

3. 用药告知　本品与其他祛风湿药同用时,注意减少药量;可与补虚药同用。

【临床用药警戒】

1. 使用注意　根据证候轻重选择药量;本品气味芳香,入汤剂不宜久煎;用药量不可过大。

2. 使用禁忌

（1）病证禁忌:体虚气弱者及津亏、阴血不足者,不宜单用。

（2）特殊人群用药禁忌:孕妇、儿童慎用。

（3）饮食禁忌:忌生冷、辛辣、油腻食物。

雷 公 藤

【品种与品质】

本品来源于卫矛科植物雷公藤的根或根的木质部,以粗壮、坚硬、无须根、条匀无杂者为佳。

【处方用名】

雷公藤,三棱花,断肠草,震龙根,黄藤根,红紫根,山砒霜。

【临床效用】

雷公藤苦,寒,有大毒,归肝、肾经。功效祛风湿,活血通络,清热解毒。主治风湿顽痹之证,症见关节红肿热痛、僵直、屈伸不利;热毒病证,症见热毒疔疮。又可用于顽癣、湿疹、疥疮等。

【临床药学服务】

1. 用法用量　煎服,1~3g,先煎。外用适量,研粉或捣烂敷,或制成酊剂、软膏涂搽。

2. 用药监护　用于风湿顽痹,注意观察患病关节的活动情况;用于清热解毒,注意观察患病部位痈疮病情是否缓解。此外,用药中观察有无头晕头痛、心律不齐、恶心呕吐、腹胀腹痛等情况。长期用药需定期检查血常规、肝肾功能等。

3. 用药告知　本品服用时应严格控制药量,宜与补气养血药同用;严格控制疗程,以防久服而克伐正气;注意顾护脾胃,宜饭后服用。

【临床用药警戒】

1. 使用注意　根据证候轻重选择药量。本品内服宜慎,外敷不超过半小时。本品药性峻猛,有大毒,副作用亦大,使用时须遵医嘱。定期检查肝、肾功能,定期检查血常规。

2. 使用禁忌

(1)病证禁忌:凡有心、肝、肾功能不全及白细胞减少者慎用;消化性溃疡患者慎用;造血功能不良者忌用。

(2)特殊人群用药禁忌:孕妇禁服;备孕期男女均应禁用;肝、肾功能不全者忌用。

(3)中西药配伍禁忌:不宜与免疫调节制剂同用;不宜与强心苷类药物同用;不宜与骨髓抑制剂及影响肝、肾功能的药物同用。

(4)饮食禁忌:忌辛辣刺激性食物。

川　　乌

ER-7-2
川乌临床药
学服务微课

【品种与品质】

本品来源于毛茛科植物乌头的干燥母根,个川乌以身干、个匀、肥满坚实、无空心者为佳,片川乌以厚薄均匀、内粉质洁白者为佳。

【处方用名】

川乌,乌头。

【临床效用】

川乌辛、苦,热,有大毒,归心、肝、肾、脾经。功效祛风除湿,散寒止痛。主治风湿寒痹之证,症见关节冷痛、屈伸不利;阴寒内盛之证,症见心腹冷痛、寒疝。又可用于跌打损伤瘀肿疼痛等。

生品多外用,长于治疗风冷牙痛,疥癣、痈肿;制后毒性降低,可供内服,祛风除湿,温经止痛,用于风寒湿痹、关节疼痛、心腹冷痛、寒疝作痛及麻醉止痛。

【临床药学服务】

1. 用法用量　炮制后煎服,1.5~3g;宜先煎、久煎。生品外用适量。

2. 用药监护　用于风湿寒痹,注意观察关节疼痛变化的情况。此外,用药中注意有无口干、头晕、眼花、全身发麻、腹痛腹泻等情况。定期检查心、肝功能。注意生命体征变化。

3. 用药告知　本品有大毒,应严格控制药量,不可自行加量或延长疗程。宜饭后服药。

【临床用药警戒】

1. 使用注意　区分生品与制品的药效差异,生川乌毒性较强,不宜内服,制川乌入煎剂,需先煎。根据证候轻重选择药量,并严格控制剂量。

2. 使用禁忌

(1)病证禁忌:实热证,阴虚火旺、血虚血热、高血压等证忌用;肝肾功能不全、心功能障碍患者慎用;低血糖患者不宜长期服用。

(2)特殊人群用药禁忌:儿童、老年患者慎用;孕妇禁用。

(3)中西药配伍禁忌:"十八反"禁忌认为不宜与半夏、瓜蒌、瓜蒌子、瓜蒌皮、天花粉、川贝母、浙贝母、平贝母、伊贝母、湖北贝母、白蔹、白及同用。不宜与麻黄同用;不宜与毒毛旋花子苷 G、氨基糖苷类(链霉素、庆大霉素、卡那霉素)、肾上腺素同用;不宜与含碘离子制剂、硫酸亚铁等重金属制剂及酶制剂同用;不宜与碱性较强的药物(碳酸氢钠)、生物碱类药物(阿托品、氨茶碱、咖啡因)等同用。

(4)饮食禁忌:传统认为忌食河豚,饮酒,食豆豉汁、黑豆。不宜与咖啡同用。

🔍 知识链接

川乌的不良反应

川乌主要含乌头碱、中乌头碱等。临床报道人口服乌头碱 0.2mg 即可中毒,乌头碱 2~4mg 可致死,致死原因是呼吸中枢受到抑制及心肌麻痹。川乌毒性在炮制或加热煎煮后,总碱含量减少,毒性亦降低,但因炮制、煎煮时间的不同,其毒性差别很大。常见的含乌头碱成分的中成药有天和追风膏、少林风湿跌打膏、小活络丸、大活络丸等。

草 乌

【品种与品质】

本品来源于毛茛科植物北乌头的干燥块根,以根肥壮、质坚实、断面白色、粉质多、残基及须根少者为佳。

【处方用名】

草乌,草乌头,制草乌。

【临床效用】

草乌辛、苦,热,有毒,归心、肝、肾、脾经。功效祛风除湿,温经止痛。用于风湿顽痹证,关节疼痛、屈伸不利,阴寒内盛之心腹冷痛、寒疝疼痛;手足厥冷,跌打损伤、骨折瘀痛。外敷麻醉止痛。

生草乌、制草乌功效相同,均能祛风除湿、温经止痛,用于风寒湿痹,关节疼痛,心腹冷痛,寒疝作痛及麻醉止痛。制草乌味辛、苦,性热,有毒。草乌一般炮制后用。生品不内服,炮制后毒性降低。

【临床药学服务】

1. 用法用量　炮制后煎服,1.5~3g,宜先煎、久煎。生品外用适量。

2. 用药监护　草乌用于风湿寒痹,注意观察患者关节疼痛的变化及有无中毒反应。定期检查心、肝、肾功能。

3. 用药告知　本品有大毒,应严格控制药量,注意生命体征变化。

【临床用药警戒】

1. 使用注意　生品毒性较强,不宜内服;有心脏损害者不宜长期服用。

2. 使用禁忌

(1) 病证禁忌:肝肾亏虚、腰膝酸软之痹证慎用。

(2) 特殊人群用药禁忌:孕妇及哺乳期妇女禁用;肝肾功能不全者、心功能不全者慎用;儿童、老年患者不宜大量长期服用。

(3) 中西药配伍禁忌:"十八反"禁忌认为不宜与半夏、瓜蒌、瓜蒌子、瓜蒌皮、天花粉、川贝母、浙贝母、平贝母、伊贝母、湖北贝母、白蔹、白及同用。不宜与麻黄同用;不宜与毒毛旋花子苷 G、氨基糖苷类(链霉素、庆大霉素、卡那霉素)、肾上腺素同用;不宜与含碘离子制剂、硫酸亚铁等重金属制剂及酶制剂同用;不宜与碱性较强的药物(碳酸氢钠)、生物碱类药物(阿托品、氨茶碱、咖啡因)等同用。

(4) 饮食禁忌:忌辛辣、刺激性食物。不宜与咖啡同用。

附药:草乌叶

草乌叶为毛茛科植物北乌头的干燥叶。其味辛、涩,性平;有小毒。功效清热,解毒,止痛。用于热病发热,泄泻腹痛,头痛,牙痛。用量 1~1.2g,多入丸、散剂。孕妇慎用。

青 风 藤

【品种与品质】

本品来源于防己科植物青藤及毛青藤的干燥藤茎,以外皮色绿褐、切面放射状纹理明显者为佳。

【处方用名】

青风藤,青藤,寻风藤,大风藤,清风藤。

【临床效用】

青风藤苦、辛,平,归肝、脾经。功效祛风湿,通经络,利小便。主治风湿痹证,症见关节肿胀、肢体麻木、腰膝疼痛;水肿病证,症见水肿、脚气湿肿。又可治疗胃痛、皮肤瘙痒等。

【临床药学服务】

1. 用法用量 煎服,6~12g。亦可入丸、散。外用适量。

2. 用药监护 用于风湿痹证,注意观察患者关节的消肿情况及肢体疼痛是否缓解;用于利水消肿,应注意观察尿量的变化。此外,用药中观察有无皮肤发红、瘙痒、皮疹、头晕头痛等情况。长期用药须定期监测血常规。

3. 用药告知 本品不宜长期反复给药,可产生耐药性。用药时宜顾护脾胃。

【临床用药警戒】

1. 使用注意 根据证候轻重选择药量;偶见白细胞总数及粒细胞减少,应及时停药。

2. 使用禁忌

(1) 病证禁忌:脾胃虚寒者、体质虚弱者慎用;火热内炽、阴虚火旺等证慎用;脑出血患者忌用。

(2) 特殊人群用药禁忌:孕妇、哺乳期妇女禁用;儿童忌用。

(3) 中西药配伍禁忌:不宜与去甲肾上腺素、普萘洛尔及组胺抑制剂、组胺 H_2 受体阻滞剂合用。

(4) 饮食禁忌:忌生冷、油腻、辛辣之品。

第二节 祛风湿舒筋活络药

秦 艽

【品种与品质】

本品来源于龙胆科植物秦艽、麻花秦艽、粗茎秦艽或小秦艽的干燥根,以独根粗大、质实、色棕黄、气味浓厚者为佳。

【处方用名】

秦艽,大艽,西大艽,麻花艽,小秦艽。

【临床效用】

秦艽辛、苦,平,归胃、肝、胆经。功效祛风湿,清湿热,止痹痛,退虚热。主治各类风湿痹证,症见关节疼痛、肌肤麻木;虚热证,症见骨蒸潮热、小儿疳积发热。又可用于湿热黄疸等。

生品长于祛风湿,清湿热,退虚热;炒制后苦味减弱,便于服用,功效同生品,且无致呕的副作用。

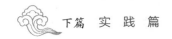

【临床药学服务】

1. 用法用量 煎服,3~10g。亦可入丸、散。外用适量。

2. 用药监护 用于风湿痹证,注意观察患者关节疼痛、肌肤麻木程度是否缓解。此外,用药中观察有无恶心、呕吐、心悸、心率减慢、血尿等情况。

3. 用药告知 用药时宜顾护脾胃,宜饭后服;食易消化之物。

【临床用药警戒】

1. 使用注意 根据证候轻重选择药量;长期服用恐伤胃气。

2. 使用禁忌

(1) 病证禁忌:风寒湿邪痹阻者不宜单味药服用;糖尿病患者忌大量内服;昏迷、肝性脑病患者禁用。

(2) 特殊人群用药禁忌:儿童、老年患者慎大量服用。

(3) 中西药配伍禁忌:不宜与奎宁、麻黄碱、阿托品、强心苷、降血糖药、水杨酸制剂、排钾利尿药配伍。

(4) 饮食禁忌:传统认为不宜与牛乳同用;忌温热、生冷、辛辣食物。

木 瓜

【品种与品质】

本品来源于蔷薇科植物贴梗海棠的干燥近成熟果实,以肉肥厚、外皮紫红色、味酸者为佳。

【处方用名】

木瓜,宣木瓜,川木瓜,皱皮木瓜。

【临床效用】

木瓜酸,温,归肝、脾经。功效舒筋活络,化湿和胃。主治风湿痹证,症见筋脉拘挛、关节屈伸不利、腰膝关节酸重疼痛、脚气水肿;湿阻中焦之证,症见腹痛、吐泻转筋。又可用于胃酸不足。

木瓜水润或蒸,偏于舒筋除痹;炒木瓜长于和胃化湿,亦能舒筋。

【临床药学服务】

1. 用法用量 煎服,6~9g。外用适量。木瓜炮制、煎煮、服用时忌铅及铁器。

2. 用药监护 用于风湿痹证,注意观察患者关节活动、肌肉筋脉拘急及疼痛程度;用于湿阻中焦之证,注意观察腹痛、腹泻情况是否好转。注意观察有无过敏反应。

3. 用药告知 本品味酸,胃酸过多者服用时应减少药量;与止泻药同用,注意减量。

【临床用药警戒】

1. 使用注意 区分生品与制品的药效差异;偶见过敏反应,出现手、面部、眼睑奇痒或水肿应及时停药。传统认为不可多食,多食损齿及骨。

2. 使用禁忌

(1) 病证禁忌:外感热病、火热内炽、阴虚内热等忌用;湿热积滞或泄泻者忌用。

(2) 特殊人群用药禁忌:孕妇、儿童慎用。

(3) 中西药配伍禁忌:不宜与磺胺类药、呋喃妥因、利福平、阿司匹林、吲哚美辛合用;不宜与氢氧化铝、氨茶碱等碱性药物同用;不宜与红霉素、氨基糖苷类抗生素(链霉素、红霉素、庆大霉素、卡那霉素)同用等。

(4) 饮食禁忌:忌辛辣刺激性食物。

蕲 蛇

【品种与品质】

本品来源于蝰科动物五步蛇的干燥体,以条大、头尾齐全、花纹斑明显、腹内洁白、每条100g以上者为佳。

【处方用名】

白花蛇,五步蛇,大白花蛇,蕲蛇肉,酒蕲蛇。

【临床效用】

蕲蛇甘、咸,温,有毒,归肝经。功效祛风,通络,止痉。主治风湿顽痹之证,症见关节屈伸不利、筋脉拘挛麻木、中风之口眼㖞斜、半身不遂;肝风内动之证,症见小儿惊风、破伤风之抽搐痉挛。又可用于祛风止痒兼以攻毒等。

生品长于祛风、通络、止痉;酒炙可增强祛风、通络、止痉作用,并可去腥矫味,便于粉碎和制剂。

【临床药学服务】

1. 用法用量　3~9g。研末吞服,每次1~1.5g,每日2~3次。或浸酒、熬膏,或入丸、散。

2. 用药监护　用于风湿顽痹,注意观察患者关节屈伸程度及肢体的活动情况;用于息风止痉,注意观察抽搐痉挛情况是否缓解。此外,用药中观察有无头痛、头晕、血压异常、心慌、心悸、出血、皮疹、呼吸困难等情况。

3. 用药告知　本品有毒,注意剂量与疗程,临床应用宜中病即止;发生过敏反应时应立即停药。

【临床用药警戒】

1. 使用注意　区分生品与制品的药效差异;过量服用后可能导致体内出血。

2. 使用禁忌

（1）病证禁忌:外感热病未解,体内火热炽盛、阴虚火旺、血虚血热等证不宜服用;各种出血者慎用;昏迷患者禁用;心功能不全及肾功能不全者慎用;凝血功能不良者忌用;对该药过敏者禁用。

（2）特殊人群用药禁忌:儿童、老年人、孕妇慎用。

（3）饮食禁忌:忌食腥膻发物、生冷、油腻食物。

🔍 知识链接

蕲蛇的不良反应

蕲蛇主要含蛋白质和氨基酸类、磷脂类、核苷类化合物等。临床报道称使用含蕲蛇成分类制剂后可出现皮肤瘙痒、出血、疼痛加重或疲乏等不良反应,其抗凝作用可能引起阴道出血、损伤部位出血或凝血时间延长等。

豨 莶 草

【品种与品质】

本品来源于菊科植物豨莶、腺梗豨莶或毛梗豨莶的干燥地上部分,以叶多、质嫩、色灰绿者为佳。

【处方用名】

豨莶草,豨莶,酒豨莶草。

【临床效用】

豨莶草辛、苦,寒,归肝、肾经。功效祛风湿,利关节,解毒。主治风湿痹证,症见肢体麻木、筋骨无力、半身不遂;热毒病证,症见疮痈肿毒红肿热痛、湿疹瘙痒。又可用于降血压。此外,本品还有一定的抗炎、镇痛、兴奋子宫、抗早孕等药理活性。

生用性寒,善化湿热,故风湿痹痛偏湿热者用之甚佳;酒蒸后其性转甘温,泻中有补,用于风湿日久,肝肾亏虚所致肢体麻木、中风手足不遂,以及头晕耳鸣、失眠心烦等。

【临床药学服务】

1. 用法用量 煎服,9~12g。外用适量。

2. 用药监护 豨莶草用于风湿痹证,注意观察身体的活动情况;用于清热解毒,注意观察疮痈肿胀程度及瘙痒的改善情况。

3. 用药告知 用药时宜顾护脾胃,注意中病即止,以防伤及阴血。

【临床用药警戒】

1. 使用注意 生用或剂量过大易致呕吐;与降压药同用时注意调整剂量。

2. 使用禁忌

(1)病证禁忌:外感风寒、内伤生冷、脾胃虚寒、肾阳虚衰等证忌单味药大剂量服用;低血压患者忌大剂量长期服用;脑出血、消化性溃疡等出血性疾病患者忌用。

(2)特殊人群用药禁忌:儿童、孕妇慎用。

(3)中西药配伍禁忌:不宜与降压药、升压药同用。

(4)饮食禁忌:忌生冷、油腻食物。

臭 梧 桐

【品种与品质】

本品来源于马鞭草科植物海州常山的干燥叶,以色绿、无杂质者为佳。

【处方用名】

臭梧桐,八角梧桐,臭牡丹,地梧桐,海桐。

【临床效用】

臭梧桐辛、苦,凉,归肝经。功效祛风湿,通络,平肝。主治风湿痹证,症见肢体麻木,湿疹瘙痒;中风口眼㖞斜,半身不遂;肝阳上亢,头痛眩晕。现常用于高血压及高血压所引起的头痛眩晕。

临床一般用生品。

【临床药学服务】

1. 用法用量 煎服,5~15g。研末服,每次3g。不宜久煎,以免减弱降压疗效。

2. 用药监护 用于风湿痹证,注意观察患者肢体的活动情况;用于高血压,注意观察患者的血压变化。此外,用药中观察有无恶心、呕吐、腹胀、便稀、食欲缺乏等情况。

3. 用药告知 用药时宜顾护脾胃,低盐饮食;发生过敏反应宜立即停药。

【临床用药警戒】

1. 使用注意 根据证候轻重选择药量;与降压药同用时注意调整剂量。

2. 使用禁忌

(1)病证禁忌:脾胃虚弱者慎用。

(2)特殊人群用药禁忌:孕妇、儿童慎用。

（3）中西药配伍禁忌：不宜与降压药、升压药同用。

（4）饮食禁忌：不宜过咸饮食；忌生冷、油腻食物。

穿 山 龙

【品种与品质】

本品来源于薯蓣科植物穿龙薯蓣的干燥根茎，以色黄白、质坚、粗壮者为佳。

【处方用名】

穿山龙，穿骨龙，穿地龙，穿山骨。

【临床效用】

穿山龙甘、苦，温，归肝、肾、肺经。功效祛风除湿，舒筋通络，活血止痛，止咳平喘。主治风湿痹证，症见关节肿胀、疼痛麻木；血瘀证，症见跌打伤肿、经闭、疮肿。又可用于治疗咳嗽痰多。

临床一般用生品。

【临床药学服务】

1. 用法用量　煎服，9~15g。也可制成酒剂用。外用适量。

2. 用药监护　用于风湿痹证，注意观察患者关节的活动情况及疼痛程度的变化；用于跌打伤肿，注意观察瘀血、肿痛等症状和体征的变化；用于咳嗽气喘，注意观察咳嗽频次及痰色、痰量的变化。此外，用药中观察有无轻度腹泻或便秘、胃部不适、恶心呕吐、口腔炎、头晕、视物模糊等情况。

3. 用药告知　用药时宜顾护脾胃，胃酸过多者建议餐后服用；发生过敏反应及时停药就医。

【临床用药警戒】

1. 使用注意　根据证候轻重选择药量；粉碎药品时注意防护，防止过敏。

2. 使用禁忌

（1）病证禁忌：脾胃虚弱者及过敏体质者慎用。

（2）特殊人群用药禁忌：孕妇忌用；儿童慎用。

（3）中西药配伍禁忌：传统认为不宜与阿利藤同用。不宜与肾上腺素类药物合用。

（4）饮食禁忌：忌生冷、油腻及辛辣刺激性食物。

第三节　祛风湿强筋骨药

桑 寄 生

【品种与品质】

本品来源于桑寄生科植物桑寄生的干燥带叶茎枝，以枝细、质嫩、红褐色、叶未脱落者为佳。

【处方用名】

桑寄生，寓木，宛童，寄生树，寄生草，广寄生。

【临床效用】

桑寄生苦、甘，平，归肝、肾经。功效祛风湿，补肝肾，强筋骨，安胎元。主治风湿痹证，症见腰膝酸软，筋骨无力；肝肾亏虚证，症见月经过多、崩漏、胎动不安、胎漏出血。

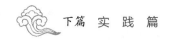

临床一般用生品。

【临床药学服务】

1. 用法用量 煎服,9~15g。

2. 用药监护 用于风湿痹证,应注意观察患者肢体无力酸痛情况是否缓解;用于止血安胎,注意观察腰痛坠感及出血程度是否有所减轻。此外,用药中注意有无头晕、口干、食欲减退、腹胀、腹泻等情况。

3. 用药告知 与利水渗湿药同用,注意减量;用药过程中注意食欲情况,或配用健运脾胃药;发生过敏反应及时停药就诊。

【临床用药警戒】

1. 使用注意 根据证候轻重选择药量;本品服用后可能发生过敏反应。

2. 使用禁忌

(1) 病证禁忌:肝郁气滞、腹胀纳呆、外感热病未解、体内火热炽盛者不宜单味药服用;低血压患者不宜单味药大量长期服用;对该药过敏者禁用。

(2) 特殊人群用药禁忌:儿童忌用。

(3) 中西药配伍禁忌:不宜与氢氧化铝制剂、钙制剂、亚铁制剂等含金属离子的药物合用。

(4) 饮食禁忌:忌辛辣、生冷、油腻之品。

知识链接

桑寄生的不良反应

桑寄生无固定宿主,如果寄生的植物有毒,则桑寄生也通常带毒。临床用药首先关注药物基源与品质。临床有大剂量口服桑寄生,出现头晕、头痛、目眩、口干、食欲减退、腹胀、惊厥、呼吸困难等症状,甚至死亡的报道。

五 加 皮

【品种与品质】

本品来源于五加科植物细柱五加的干燥根皮,以条粗长、皮厚、整齐、无木心者为佳。

【处方用名】

五加皮,刺五加,南五加皮。

【临床效用】

五加皮辛、苦,温,归肝、肾经。功效祛风除湿,补益肝肾,强壮筋骨,利水消肿。主治肝肾不足,腰膝酸软,筋骨无力,小儿行迟;水肿实证,症见水肿、小便不利、寒湿脚气肿痛。

临床一般用生品。

【临床药学服务】

1. 用法用量 煎服,5~10g。亦可酒浸,入丸、散服。

2. 用药监护 服用时注意观察患者腰膝疼痛程度以及全身无力情况是否缓解,并注意观察尿量的变化。此外,用药时注意观察有无头痛、头晕、眼花、视物不清等情况;注意观察有无过敏反应。

3. 用药告知 与利水渗湿药同用,应注意减量;发生过敏反应应及时停药就诊。

【临床用药警戒】

1. 使用注意 根据证候轻重选择药量;不可大剂量长期使用。

2. 使用禁忌

(1) 病证禁忌:肝肾虚而有火者忌用;对该药过敏者忌用。

(2) 中西药配伍禁忌:传统认为五加皮不宜与玄参、蛇蜕合用。

(3) 饮食禁忌:忌生冷、油腻、坚硬等物。

马 钱 子

【品种与品质】

本品来源于马钱科植物马钱的干燥成熟种子,以个大饱满、质坚肉厚、表面鼓起、色棕褐、质酥松者为佳。

【处方用名】

马钱子,番木鳖,马前子,马前。

【临床效用】

马钱子苦、温,有大毒,归肝、脾经。功效通络止痛,散结消肿。主治风寒顽痹之证,症见手足麻木、半身不遂;外伤疼痛病证,症见跌打损伤、骨折肿痛;毒邪瘀阻之证,症见痈疽疮毒、喉痹肿痛。

生马钱子毒性较大,一般供外用;制马钱子毒性降低,通络止痛,治风寒湿顽痹、久痹;消肿散结,治痈肿疮毒等。

【临床药学服务】

1. 用法用量 炮制后入丸、散用,0.3~0.6g,可供内服。外用适量,研粉调涂或吹喉,或醋涂。

2. 用药监护 服用后应注意观察手足麻木、半身不遂、骨折、牙痛、喉咙肿痛、痈疽等症状或体征变化。此外,用药中观察患者有无头痛头晕、舌麻及过敏情况。

3. 用药告知 本品有大毒,临床应用宜中病即止,出现不适反应立即停药,及时就医。

【临床用药警戒】

1. 使用注意 区分生品与制品的药效差异,以及内服与外用的区别,不可混淆;严格注意控制药量,不可自行延长用药时间,以免发生中毒。

2. 使用禁忌

(1) 病证禁忌:体质虚弱者和高血压、心脏病及肾病者忌用;脾胃虚弱者不宜用;对该药过敏者禁用。

(2) 特殊人群用药禁忌:孕妇忌用;老年人、儿童慎用;肝、肾功能不全者忌用。

(3) 中西药配伍禁忌:传统认为不宜与麝香、牛黄、延胡索合用。不宜与士的宁、肾上腺素、氨茶碱、阿托品、吗啡、毛果芸香碱、碘化物、酸及重金属盐类西药等合用。

(4) 饮食禁忌:忌生冷、油腻、辛辣刺激性食物。

香 加 皮

【品种与品质】

本品来源于萝藦科植物杠柳的干燥根皮,以块大、皮厚、色灰棕、香味浓、无木心者为佳。

【处方用名】

香加皮,香五加,北五加皮,杠柳皮。

【临床效用】

香加皮辛、苦,温,有毒,归肝、肾、心经。功效利水消肿,祛风湿,强筋骨。主治风湿痹证,症见关节疼痛、腰膝酸软;水肿病证,症见水肿、小便不利。

【临床药学服务】

1. 用法用量 煎服,3~6g。浸酒或入丸、散。

2. 用药监护 用于风湿痹证,注意观察患者的关节活动情况及疼痛程度;用于利水消肿,注意观察患者尿量的变化。此外,关注用药中是否出现胃肠功能紊乱,是否出现心脏和神经系统症状,如头晕头痛、恶心呕吐、腹痛腹泻、心悸等。检测是否有过敏反应。

3. 用药告知 服用后应随时注意身体症状和体征变化,出现不适反应立即停药就诊。

【临床用药警戒】

1. 使用注意 根据证候轻重选择药量;本品辛温有毒,内服不宜过量。

2. 使用禁忌

(1)病证禁忌:血分有热、肝阳上亢者忌用。

(2)特殊人群用药禁忌:孕妇、儿童忌用。

(3)中西药配伍禁忌:本品不宜与强心苷、地高辛及钙类制剂同用。

(4)饮食禁忌:忌辛辣、刺激性食物。

其他祛风湿药

其他祛风湿药的药学服务内容见表7-1。

表7-1 其他祛风湿药的药学服务

药名	临床性效特征	炮制品种	临床药学服务		不良反应与用药警戒
			用法用量	用药监护与告知	
丝瓜络	甘,平;祛风、通络、活血、下乳	生品长于祛风化痰,通络除痹;丝瓜络炭微具涩性,有止血作用	煎服,5~12g。外用适量	过服亦能滑肠作泄,故不宜大量服用	对本品过敏者禁用
伸筋草	微苦、辛,温;祛风除湿、舒筋活络	临床一般用生品	煎服,3~12g。外用适量	注意观察腰膝酸软、疼痛等症状或体征变化	个别患者用药后有轻微头晕、乏力感,可自行缓解。孕妇慎用
鹿衔草	甘、苦,温;祛风湿、强筋骨、止血、止咳	临床一般用生品	煎服,9~15g。外用适量	注意观察腰膝酸软、出血量、咳嗽等症状或体征的变化	偶见轻度头晕、乏力、恶心、上腹部不适、口干、食欲减退或皮疹
乌梢蛇	甘,平;祛风、通络、止痉	生品以祛风止痒、解痉为主;酒炙后能增强祛风通络作用,并能矫臭、防腐,利于服用和贮存	煎服,6~12g;研末吞服,每次2~3g;或入丸剂、酒浸服。外用适量	注意观察肢体麻木、口眼㖞斜、抽搐等症状或体征的变化。注意有无过敏反应	对本品过敏者禁用

续表

药名	临床性效特征	炮制品种	临床药学服务		不良反应与用药警戒
			用法用量	用药监护与告知	
路路通	苦，平；祛风活络、利水、通经	临床一般用生品	煎服，5～10g。外用适量	注意观察肢体麻木、水肿、乳量、瘙痒等症状或体征的变化	少数女性患者用药后可致月经量增多；孕妇及月经过多者慎服
海风藤	辛、苦，微温；祛风湿、通经络、止痹痛	临床一般用生品	煎服，6～12g。外用适量	注意观察肢体疼痛、屈伸不利等症状和体征的变化	偶见恶心、呕吐及皮肤过敏反应
桑枝	微苦，平；祛风湿、利关节	生品长于祛血中风热；炒制长于通利关节；酒炙长于祛风除湿、通络止痛	煎服，9～15g，宜饭后服。外用适量	注意观察肢体疼痛等症状的改善情况	偶见恶心、呕吐等不良反应
络石藤	苦，微寒。祛风通络、凉血消肿	临床一般用生品	煎服，6～12g，饭后服用。外用适量，鲜品捣敷	单用水煎，慢慢吞咽。观察关节、肌肉疼痛的缓解情况及有无食欲减退、过敏反应	用药后可能产生腹痛、腹泻等情况
狗脊	苦、甘，温。祛风湿，补肝肾，强腰膝。	临床一般用生品	煎服，6～12g，饭后服用。	注意观察患者腰脊疼痛缓解情况，及尿量、带下的变化。	肾虚有热，小便不利，或短涩黄赤者慎服。

学习小结

　　应用祛风湿药时需根据引起风湿痹证不同的临床表现，分别选用祛风湿止痛药、祛风湿舒筋活络药和祛风湿强筋骨药，并进行相应的配伍。本类药物有性偏寒和性温燥的不同，应用时应注意。

　　祛风湿止痛药中，雷公藤、川乌、草乌功擅祛风湿止痛、散寒，均有大毒。其中川乌、草乌应用中要及时调整用量，防止中毒；雷公藤有大毒，心、肝、肾有器质性病变及白细胞减少者内服宜慎用，外敷不超过半小时。威灵仙、独活均功擅祛风湿通络、止痛，防己、香加皮均功擅祛风湿止痛、利水。其中香加皮有毒，应用中要及时调整用量，防止中毒。徐长卿入汤剂不宜久煎。

　　祛风湿舒筋活络药中，秦艽、桑枝、木瓜、络石藤均功擅祛风湿、舒筋活络。其中木瓜味酸，在药学服务中，应注意胃酸过多者不宜服用。蕲蛇为动物药，功擅祛风通络、定惊止痉，有毒。在药学服务中，既要注意观察患者的精神状态、有无抽搐等，又要观察患者血压的波动情况。豨莶草功擅祛风湿、通经络、清热解毒，但生用或剂量过大易致呕吐，应用中注意及时调整用量。

　　祛风湿强筋骨药中，五加皮、桑寄生、狗脊均功擅祛风湿、补肝肾、强筋骨，桑寄生用于崩漏经多、妊娠漏血、胎动不安时，常与补肝肾、止血、安胎之品配伍。

　　应用蕲蛇、乌梢蛇等动物药时，还应观察患者有无过敏反应发生。

（闫川慧）

复习思考题

1. 根据祛风湿药的药性特点,阐述其临床应用的药学服务措施。

2. 阐述祛风湿止痛药、祛风湿舒筋活络药、祛风湿强筋骨药的药学服务侧重点。

3. 患者,女,68岁。5年前劳累后出现腰脊、四肢关节冷痛,5年间上述症状间断出现,半个月前受凉后加重,就诊时症见腰背部疼痛、腰部活动受限,平卧翻身困难,行走时活动受限,舌质淡,苔薄白,脉沉迟。医师给予风湿骨痛胶囊治疗,每次2粒,每天2次,连续服用8天。请论述作为药师应如何开展药学服务。

◆◆◆ 第八章 ◆◆◆

利水渗湿药

学习目标

1. 知识目标 通过学习利水渗湿药的性效理论,掌握利水渗湿药的临床药学服务基本内容,能够辨析利水消肿药、利尿通淋药与利湿退黄药的用药告知与使用注意。

2. 能力目标 学生具备开展利水渗湿药药学服务的能力,能够针对具体案例制定利水渗湿药的临床药学监护、安全警戒措施及用药告知方案。

3. 思政目标 "木通"类中药在《中国药典》收载历程中几经调整,其中关木通由于品种安全性问题,于 2005 年被删除药用标准。为了避免同名异物,异物同名所造成的安全隐患,国家药典委员会不断规范中药品种和名称,补充完善药用标准,进一步提升了中药的安全性。

【概念与分类】

凡以通利水道、渗泄水湿为主要作用,治疗水湿内停病证的药物,称为利水渗湿药,简称利尿药。利水渗湿药主要为植物类药。其行为多甘、淡,平或寒凉,多入膀胱、小肠、肾、脾经。此类药物能渗利水湿,畅通小便,增加尿量,使体内蓄积的水湿从小便排泄。根据药物性、效的不同,将其分为利水消肿药、利尿通淋药和利湿退黄药等。

利水消肿药:以利水消肿为主要功效,主治水肿、小便不利,以及痰饮、泄泻的药物,称为利水消肿药。其性味多甘、淡,平或偏凉;功效利水消肿;适用于水湿潴留,泛滥肌肤所致的水肿、小便不利等,也可用于其他水湿内停的病证。

利尿通淋药:以利尿通淋为主要功效,主治淋证的药物,称为利尿通淋药。其性味多甘寒或苦寒;功效利尿通淋;适用于小便频数短涩、淋沥不畅,甚或癃闭等病证。

利湿退黄药:以清热利湿退黄为主要功效,主治湿热黄疸的药物,称为利湿退黄药。其性味多苦寒;功效利湿退黄;适用于湿热蕴结于肝胆,症见眼目、皮肤、小便色黄、口干口苦、发热、脉滑数等。

【使用宜忌】

1. 用法 利水渗湿药善通利下行,过服易伤阴津,不宜长期或大量使用,应中病即止,以防利尿太过。本类药物宜饭前或空腹服,以充分发挥利尿作用。

2. 病证禁忌 阴液匮乏致小便短少者不可用;本类药物易耗伤津液,阴虚津伤、口干舌燥者慎用;气虚者应慎用;心肾功能不全者慎用;水、电解质紊乱者慎用。

3. 配伍禁忌 本类药物性偏沉降,下行渗利,某些药物具有降血压、降血糖的作用,不宜与降血压、降血糖药物同用。慎与利尿类、强心药等同用。

4. 特殊人群用药禁忌 某些滑利下行药物,孕妇慎用,儿童及老年人不宜长期或大量服用。

5. 饮食禁忌 服药期间需忌油腻、生冷、辛辣之品。

第一节 利水消肿药

茯苓

【品种与品质】

本品来源于多孔菌科真菌茯苓的干燥菌核,以体重坚实、皮细皱密、无裂隙、断面色白、质细腻、嚼之黏性强、香气浓者为佳。

【处方用名】

茯苓,白茯苓,云苓,茯苓块,朱茯苓,赤茯苓,茯神,茯苓皮。

【临床效用】

茯苓甘、淡,平,归心、肺、脾、肾经。功效利水渗湿,健脾,宁心。主治水肿、小便不利,无论寒热虚实,均可用之。常用于脾虚诸证,尤宜于脾虚湿盛之泄泻,以及脾虚湿聚之痰饮眩悸;还可用于心脾两虚,气血不足之心悸失眠。

茯苓按用药部位不同进行切制、阴干,有"茯苓皮""赤茯苓""茯苓(白茯苓)""茯神"之分。茯苓皮为茯苓菌核的外皮,最善走表,善利肌表之水,功效方面以利水消肿为长,临床多用于皮肤水肿;赤茯苓为皮层下的赤色部分,偏入血分,功效与茯苓相似,长于清利湿热,用于小便不利、水肿胀满、痰饮咳喘、呕恶泄泻、遗精淋浊、惊悸健忘等;茯苓又名白茯苓,为菌核内白色部分,偏入气分,长于补脾利湿宁心,可用于小便不利、水肿胀满、痰饮咳喘、呕恶泄泻、遗精淋浊、惊悸健忘等;茯神为茯苓菌核中间带有松根的部分,宁心安神为其所长,多用于治疗心虚惊悸、健忘失眠、惊痫等。

【临床药学服务】

1. 用法用量 煎服,10~15g;茯苓皮 15~30g;茯神 9~15g。内服入汤剂或入丸、散。外用茯苓粉调水或蜂蜜敷用。利水宜饭前或空腹服,健脾和中宜饭前服,宁心安神宜睡前服。

2. 用药监护 应注意观察患者与治疗相关症状及体征的改善情况,并注意观察尿量、血压的变化和电解质水平,以及舌苔的变化。

3. 用药告知 与其他利水药物同用时,应注意用量;饮食宜清淡易消化,低盐饮食。

【临床用药警戒】

1. 使用注意

(1) 大剂量使用时,应防止利水太过;区别不同用药部位的药效差异。

(2) 元素测定发现茯苓具有较多钾盐。因此,茯苓与醛固酮受体拮抗剂、氯化钾和血管紧张素转化酶抑制剂等药物联用时要注意监测血钾,避免引起药源性高钾血症。

2. 使用禁忌

(1) 病证禁忌:肾虚,小便自利或不禁,阴虚无湿热,虚寒滑精者慎用。低血糖、低血压、水及电解质紊乱者不宜长期或大量使用;青光眼患者慎用。

(2) 特殊人群用药禁忌:肾功能不全者慎用。

(3) 中西药配伍禁忌:传统认为不宜与白蔹、地榆、鳖甲、秦艽、雄黄同用。

(4) 饮食禁忌:忌葱、醋,以及过咸食物;忌茶、咖啡等饮品。

笔记栏

薏 苡 仁

【品种与品质】

本品来源于禾本科植物薏米的干燥成熟种仁,以粒大、饱满、色白、完整者为佳。

【处方用名】

薏苡仁,苡仁,苡米,米仁,炒薏苡仁,熟米仁,麸炒薏苡仁。

【临床效用】

薏苡仁甘、淡,凉,归脾、胃、肺经。功效渗利水湿,健脾止泻,除痹,清热排脓,解毒散结。主治水湿内停之水肿、小便不利,尤宜于脾虚湿滞之水肿、泄泻;湿痹拘挛;肺痈、肠痈。此外,还能治赘疣、癌肿。

生薏苡仁偏于利水渗湿、除痹、清热排脓,用于水肿、热淋涩痛、带下、湿痹拘挛、肺痈、肠痈等;炒薏苡仁寒性减弱,长于健脾渗湿止泻,用于脾虚泄泻;麸炒薏苡仁性偏平和,多常用于脾虚有湿的泄泻。

【临床药学服务】

1. 用法用量　煎服,9~30g。内服入汤剂或入丸、散。薏苡仁质地坚实,浸泡和煎煮时间应充分。健脾祛湿宜饭前服用。外用适量,治疣可煎水外洗或捣碎外敷。

2. 用药监护　应注意观察患者与治疗相关症状及体征的改善情况,监测患者血压、血糖的变化。

3. 用药告知　与其他利水药物同用时,应注意用量。

【临床用药警戒】

1. 使用注意　本品为药、食两用之品,使用时应注意适当配伍。

2. 使用禁忌

（1）病证禁忌:脾虚无湿、大便燥结者忌用;低血糖、低血压等患者不宜单味药大量长期服用。

（2）特殊人群用药禁忌:孕妇、先兆流产者忌用。

（3）饮食禁忌:忌寒凉油腻食物。

猪 苓

【品种与品质】

本品来源于多孔菌科真菌猪苓的干燥菌核,以个大、外皮黑褐色且光亮、肉粉白色、体较重者为佳。

【处方用名】

猪苓,猪苓屎。

【临床效用】

猪苓甘、淡,平,归肾、膀胱经。功效利水渗湿。主治水肿,小便不利;湿热蕴结膀胱之热淋涩痛;湿热下注之泄泻、淋浊、带下等。

【临床药学服务】

1. 用法用量　煎服,6~12g。内服入汤剂或入丸、散。入汤剂常规煎煮。利水宜饭前服。

2. 用药监护　应注意观察患者水肿的改善情况,监测尿量、肾功能,以及舌苔的变化。必要时监测水、电解质。

3. 用药告知　与其他利水药物同用时,应注意用量;饮食宜清淡。

【临床用药警戒】

1. 使用注意　本品利尿力强,应中病即止,防止利水太过。

2. 使用禁忌

（1）病证禁忌:无水湿者忌用;肾虚者忌用;低血压、青光眼患者忌大量久服。因本品可加重脱水症状,故急性细菌性痢疾、急性胃肠炎患者慎用;水、电解质紊乱者慎服。

（2）特殊人群用药禁忌:老年人不宜长期或大量服用;孕妇慎用;肾功能不全者慎用。

（3）中西药配伍禁忌:不宜与利尿类药物同用,必须联用时,应注意调整剂量。

（4）饮食禁忌:忌油腻及过咸食品。

泽　泻

【品种与品质】

本品来源于泽泻科植物东方泽泻或泽泻的干燥块茎,以个大、质坚、色黄白、粉性足者为佳。

【处方用名】

泽泻,福泽泻,建泽泻,川泽泻,广泽泻,炒泽泻,盐泽泻。

【临床效用】

泽泻甘、淡,寒,归肾、膀胱经。功效利水渗湿,泻热,化浊降脂。主治水湿内停之水肿、小便不利;湿盛之水泻;痰饮停聚,清阳不升之头晕目眩;相火内动遗精,湿热下注之带下,淋浊。还可用于高脂血症。

生品长于利水渗湿泻热,用于水肿、小便不利、痰饮、泄泻、带下、淋浊等;盐水炒能引药下行,增强泻热、利水之功。

【临床药学服务】

1. 用法用量　煎服,6~10g。或入丸、散。入汤剂常规煎煮。利水宜饭前服。

2. 用药监护　应注意观察尿量、血压、尿常规、肝功能、电解质。

3. 用药告知　与其他利水药物同用时,应注意用量;饮食宜清淡。

【临床用药警戒】

1. 使用注意　生品利尿力强,应中病即止;区别生品与制品的药效差异。

2. 使用禁忌

（1）病证禁忌:脾胃虚寒、阳气不足、肾虚水肿、肾虚滑精及无湿热者忌用。低血糖、低血压、水及电解质紊乱者忌大量久服。

（2）特殊人群用药禁忌:老年人不宜长期或大量服用。肝、肾功能不全者慎用。

（3）中西药配伍禁忌:传统认为不宜与海蛤、文蛤同用。不宜与降血糖、降血压、保钾利尿药以及强心苷联用。

（4）饮食禁忌:传统认为不宜与紫菜、海带、菠菜、芹菜等同食。

> 📖 知识链接
>
> 泽泻的安全性研究
>
> 　　关于泽泻的毒性研究存在较大争议。有研究显示,泽泻因含有大量钾盐,且含刺激性物质,其利尿特点为低钠高钾,大剂量或长期应用,可致水、电解质失衡以及血尿,甚至发生酸中毒,并能引起恶心、呕吐、腹痛及肝功能损害。另有研究表明,长期大剂量服用泽泻水提取物可致慢性肾毒性。但亦有研究结果显示,泽泻对肾脏的影响尚未达到

毒性损伤水平,只是对相关指标有一定影响;还有一些研究结果显示泽泻对正常大鼠肾脏并无明显毒性作用,但是可导致1/2肾切除大鼠残肾间质炎症细胞浸润和肾小管损害。有学者认为研究结果存在差异的原因在于:①毒性组分导致的生物网络调控差异;②采用的样品炮制工艺存在差别;③代谢功能强弱导致的成分蓄积差别;④实验的剂量与时间长短差异;⑤泽泻不同复方配伍等。另据报道,个别患者使用或接触泽泻可引起过敏反应。

第二节 利尿通淋药

车 前 子

【品种与品质】

本品来源于车前科植物车前或平车前的干燥成熟种子,以粒大、色黑、饱满者为佳。

【处方用名】

车前子,炒车前子,盐车前子。

【临床效用】

车前子甘、寒,归肝、肾、肺、小肠经。功效清热利尿通淋,渗湿止泻,明目,祛痰。主治湿热下注之淋证及水湿停蓄之水肿,尤善治热淋;湿盛之水泻;肝火上炎之目赤肿痛,畏光多泪;肺热咳嗽,痰黄黏稠。

生品长于清热,功能清热利尿通淋,清肝明目,清肺化痰,用于淋证、肝热目赤肿痛、肺热咳嗽等;炒制品长于渗湿止泻,用于水湿泄泻;盐水制后下行入肾,可增明目之功,用于肝肾阴虚之目暗不明、视物不清。

【临床药学服务】

1. 用法用量 煎服,9~15g。入汤剂宜包煎,鲜品加倍。内服入汤剂,或入丸、散。用于水肿小便不利、淋证、痰热咳嗽,宜饭后服。外用适量,煎水或鲜品捣敷,用于疮痈肿毒。

2. 用药监护 应注意观察患者与治疗相关症状及体征的改善情况;监测血压、尿常规、肾功能及有无过敏反应;必要时监测水、电解质。

3. 用药告知 不可长期使用;饮食宜清淡。

【临床用药警戒】

1. 使用注意 本品性寒渗湿,单品不宜久用,应中病即止,以免损伤阳气或耗伤阴津。

2. 使用禁忌

(1)病证禁忌:脾胃虚寒、内伤劳倦、气虚下陷、肾虚滑精及肾阳虚者忌用。大便秘结、早泄者忌用;尿崩患者忌用;低血压,水、电解质紊乱等患者不宜大量长期使用;肾功能不全者慎用。

(2)特殊人群用药禁忌:孕妇慎用;心、肾功能不全者慎用。

(3)中西药配伍禁忌:不宜与利尿药、强心药同用。

(4)饮食禁忌:传统认为忌食葱、蒜、辣椒等。不宜食用油腻、过咸食品。

附药:车前草

车前草为车前科植物车前或平车前的全草。其味甘,性寒,功效清热利尿通淋、祛痰、凉血、解毒,用于热淋涩痛、水肿尿少、暑湿泄泻、痰热咳嗽、吐血衄血、痈肿疮毒。煎服9~30g,

鲜品加倍。外用适量,捣烂外敷。

滑　石

【品种与品质】

本品来源于硅酸盐类矿物滑石族滑石,主含含水硅酸镁[$Mg_3(Si_4O_{10})(OH)_2$],以整洁、色青白、质滑、无杂质者为佳。

【处方用名】

滑石,块滑石,滑石粉,飞滑石。

【临床效用】

滑石甘、淡,寒,归膀胱、肺、胃经。功效利尿通淋,清热解暑;外用清热收湿敛疮。主治热淋、石淋、尿热涩痛,尤善治石淋;暑湿烦渴,湿温初起,湿热水泻。外用治疗湿疹、湿疮、痱子。

生品长于利尿通淋、清热解暑,用于热淋、石淋、暑热烦渴、湿温初起;飞滑石即水飞研末而成的极细粉末,便于内服或外用,外用清热收湿敛疮,可治湿疹、湿疮。

【临床药学服务】

1. 用法用量　煎服,10~20g。内服入汤剂,或入丸、散。入煎剂宜打碎先煎,滑石粉宜包煎。宜饭后服用。外用适量。

2. 用药监护　应注意观察尿量、舌苔的变化。

3. 用药告知　内服不可久用;外用需避开黏膜部位;宜饭后服;饮食宜清淡。

【临床用药警戒】

1. 使用注意　本品质重性寒滑利,易伤脾胃,应中病即止。

2. 使用禁忌

(1) 病证禁忌:脾胃虚寒、阴虚内热、热病伤津、肾虚滑精、表证患者忌用;肾病患者不宜长期服用。

(2) 特殊人群用药禁忌:孕妇忌用;肾功能不全者不宜大量长期服用。

(3) 中西药配伍禁忌:传统认为不宜与金银花同用。不宜与附子、肉桂、人参等助火生热之品同用;不宜与四环素族抗生素、异烟肼、泼尼松龙、维生素 C 等同用;不宜与硫酸镁同用。

(4) 饮食禁忌:忌辛辣刺激、酸性食品及油腻食品。

木　通

【品种与品质】

本品来源于木通科植物木通、三叶木通或白木通的干燥藤茎,以切面黄白色、具放射状纹者为佳。

【处方用名】

木通。

【临床效用】

木通苦,寒,归心、小肠、膀胱经。功效利尿通淋,清心除烦,通经下乳。主治热淋涩痛,水肿脚气,小便不利;心烦急躁,小便赤热,口舌生疮;血瘀经闭,产后乳少或乳汁不通。亦可用于湿热痹痛。

【临床药学服务】

1. 用法用量　煎服,3~6g。内服入汤剂,或入丸、散。入汤剂常规煎煮。宜饭后服用。

ER-8-2

木通临床药
学服务微课

2. 用药监护　应注意观察患者水肿、小便不适感的改善情况,监测食欲、尿量、尿常规。

3. 用药告知　注意顾护脾胃;宜食易消化食物。

【临床用药警戒】

1. 使用注意　过量易致恶心呕吐,应注意用量及疗程,应中病即止。

2. 使用禁忌

（1）病证禁忌:内无湿热、津亏者慎用;外感风寒、内伤生冷、汗多及小便多者忌用;水、电解质紊乱者慎用。

（2）特殊人群用药禁忌:孕妇忌服。儿童及老年人慎用。

（3）中西药配伍禁忌:不宜与利尿药同用,如需联合用药,应适当减量。

（4）饮食禁忌:忌辛辣刺激、油腻食品。传统认为忌食醋、酒及李子、杏等酸味水果。

附药：预知子

预知子为木通的干燥近成熟果实。其味苦,性寒,归肝、胆、胃、膀胱经,功效疏肝理气、活血止痛、散结、利尿,用于脘胁胀痛、痛经经闭、痰核痞块、小便不利。煎服 3~9g。

知识链接

木通品种的安全性

1963 年版《中国药典》同时收录了木通科木通、马兜铃科关木通和毛茛科川木通为木通的品种来源。1977 年以后的 4 版《中国药典》未收录木通科木通。市售木通出现了关木通与木通品种混用现象。2003 年 4 月 1 日,国家食品药品监督管理局发布了《关于取消关木通药用标准的通知》(国药监注〔2003〕121 号),指出肾脏病患者、孕妇、新生儿禁用关木通;儿童及老年人一般不宜使用;关木通不宜长期使用,使用期间要定期复查肾功能等。并将含有关木通的中成药品种以木通科木通替换。2004 年《药品不良反应信息通报》(第 6 期)指出马兜铃酸具有肾毒性,含马兜铃酸中药材的肾毒性作用与其马兜铃酸含量和用药时间长短有一定关系:短期大剂量服用可引起急性马兜铃酸肾病,病理表现为急性肾小管坏死,临床出现急性肾衰竭;长期间断或持续小剂量服用可引起慢性马兜铃酸肾病,病理表现为寡细胞性肾间质纤维化,临床出现慢性进行性肾衰竭;小剂量间断服用数周至数个月可出现肾小管功能障碍型马兜铃酸肾病,病理表现为肾小管变性及萎缩,临床出现肾小管酸中毒和/或范科尼综合征,而血清肌酐正常。此外,还有马兜铃酸致癌的报道,其主要诱发人体泌尿系统上皮癌。建议在服用含马兜铃酸的中药材或中成药时,必须在医师的指导下使用,严格控制剂量和疗程,并在治疗期间注意肾小管及肾小球功能监测。2005 年及以后的《中国药典》均未收录关木通。2020 年版《中国药典》收载木通和川木通,二者功效和用法用量相似。

通　草

【品种与品质】

本品来源于五加科植物通脱木的干燥茎髓,以条粗大、色白、有弹性者为佳。

【处方用名】

通草,白通草。

【临床效用】

通草甘、淡,微寒,归肺、胃经。功效清热利尿,通气下乳。主治水肿,湿热淋证之轻症。也可用于产后乳少,无乳,乳汁不通。

【临床药学服务】

1. 用法用量　煎服,3~5g。内服入汤剂,或入丸、散。入汤剂常规煎煮。宜饭后服用。

2. 用药监护　应注意观察患者水肿、尿量、血钾、尿常规、舌苔的变化。

3. 用药告知　避免单味药长期或大量使用。

【临床用药警戒】

1. 使用注意　本品质轻,应注意用量。

2. 使用禁忌

(1)病证禁忌:外感风寒、气阴两虚、内伤生冷、脾胃虚寒及肾阳虚者慎用;水、电解质紊乱者不宜长期使用。

(2)特殊人群用药禁忌:孕妇慎用。

(3)中西药配伍禁忌:用于下乳时,不宜与麦芽同用。

(4)饮食禁忌:忌生冷及辛辣刺激性食物。

附药：小通草

小通草为旌节花科植物喜马山旌节花、中国旌节花或山茱萸科植物青荚叶的干燥茎髓。其味甘、淡,性寒,归肺、胃经,具有清热、利尿、下乳的功效,用于小便不利、淋证、乳汁不下。水煎服,3~6g。

瞿　麦

【品种与品质】

本品来源于石竹科植物瞿麦或石竹的干燥地上部分,以茎嫩、色淡绿、叶多者为佳。

【处方用名】

瞿麦,瞿麦穗。

【临床效用】

瞿麦苦,寒,归心、小肠经。功效利尿通淋,活血通经。用于热淋、血淋、石淋等诸淋涩痛;亦可用于血热瘀阻之经闭或月经不调。

临床一般用生品。

【临床药学服务】

1. 用法用量　煎服,9~15g。内服入汤剂,常规煎煮。或入丸、散。宜饭后服用。外用适量,煎汤洗或研末敷撒患处,用于热毒疮痛。

2. 用药监护　应注意观察患者尿量、血压、心率、血钾、尿常规及舌苔变化。

3. 用药告知　注意顾护脾胃;宜食清淡食物。

【临床用药警戒】

1. 使用注意　不可单味药长期或大量服用;与其他利水药物同用时,应注意调整用量。

2. 使用禁忌

(1)病证禁忌:脾、肾气虚者慎用。水、电解质紊乱,心功能不全,低血压者慎用;肾功能不全者慎用。

(2)特殊人群用药禁忌:本品苦寒性降、活血堕胎,孕妇慎用。

(3)中西药配伍禁忌:传统认为不宜与桑螵蛸同用。不宜与降压药同用。

(4)饮食禁忌:忌生冷、黏腻、辛辣刺激性食物。

萹　蓄

【品种与品质】

本品来源于蓼科植物萹蓄的干燥地上部分,以色灰绿、叶多、质嫩者为佳。

【处方用名】

萹蓄。

【临床效用】

萹蓄苦,微寒,归膀胱经。功效利尿通淋,杀虫,止痒。主治湿热下注膀胱诸淋,尤宜于热淋、小便短赤。亦用于虫积腹痛、湿疹湿疮、阴痒带下。

【临床药学服务】

1. 用法用量　煎服,9~15g,鲜品加量。内服入汤剂,常规煎煮。或入丸、散。用于利尿通淋,宜饭后服用。外用适量,煎汁外洗,或鲜品捣烂外敷,治疗湿疹湿疮、阴痒带下。

2. 用药监护　应注意观察患者尿道不适有无缓解,监测尿量、血压、电解质、尿常规及舌苔的变化。

3. 用药告知　注意顾护脾胃;宜食清淡食物。

【临床用药警戒】

1. 使用注意　不可单味药长期或大量服用,应中病即止。

2. 使用禁忌

(1)病证禁忌:脾胃虚弱、阴虚津亏、水肿无热者慎用;水、电解质紊乱,高钾血症,低血压者慎用。

(2)特殊人群用药禁忌:孕妇慎用;肾功能不全者慎用。

(3)中西药配伍禁忌:不宜与乳酶生、胃蛋白酶、钙剂、硫酸亚铁、枸橼酸、氨苯蝶啶等同用;忌与维生素 B_1、四环素族抗生素等同用。

(4)饮食禁忌:忌油腻、刺激性食物及高铁、高钙类食物。

地　肤　子

【品种与品质】

本品来源于藜科植物地肤的干燥成熟果实,以饱满、色灰绿者为佳。

【处方用名】

地肤子,地葵,地麦。

【临床效用】

地肤子辛、苦,寒,归肾、膀胱经。功效清热利湿,祛风止痒。主治膀胱湿热蕴结之小便不利、淋沥涩痛;风疹湿疹,阴痒,带下黄赤、异臭。

【临床药学服务】

1. 用法用量　煎服,9~15g。内服入汤剂,或入丸、散。入汤剂常规煎煮。用于利尿通淋,宜饭后服用。外用适量,煎汤熏洗,用于急性湿疹。

2. 用药监护　应注意观察尿量、舌苔的变化;询问有无过敏史。

3. 用药告知　注意顾护脾胃;宜食清淡食物;与同类药物同用时应注意减少用量。

【临床用药警戒】

1. 使用注意　久服易伤津,应中病即止。

2. 使用禁忌

(1)病证禁忌:内无湿热、小便过多者慎用;水、电解质紊乱者慎用。

（2）特殊人群用药禁忌：孕妇慎用。

（3）中西药配伍禁忌：传统认为不宜与桑螵蛸同用。不宜与氢氧化铝、硫糖铝、新霉素、考来烯胺同用。

（4）饮食禁忌：传统认为忌生葱、桃、李。忌辛辣刺激性食物。

海 金 沙

【品种与品质】

本品来源于海金沙科植物海金沙的干燥成熟孢子，以色棕黄、质轻、手捻光滑者为佳。

【处方用名】

海金沙。

【临床效用】

海金沙甘、咸，寒，归膀胱、小肠经。功效清利湿热，通淋止痛。主治诸淋尿道涩痛，以及水肿、小便不利。

【临床药学服务】

1. 用法用量　煎服，6～15g。内服入汤剂，应包煎；或入丸、散，或研末冲服。宜饭后服。

2. 用药监护　应注意观察患者与治疗相关症状的改善情况，还应观察尿量、食欲、舌苔的变化。

3. 用药告知　注意顾护脾胃；中病即止。

【临床用药警戒】

1. 使用注意　与其他利水药同用，应注意减量。

2. 使用禁忌

（1）病证禁忌：诸淋及小便不利，肾阴亏虚者慎用；外感风寒、内伤生冷、脾胃虚寒者不宜单味药大量久用；体虚尿频者慎用。

（2）特殊人群用药禁忌：年老体弱者及孕妇慎用。

（3）中西药配伍禁忌：不宜与苏打片、碳酸钙等同用；不宜与维生素 C 合用。

（4）饮食禁忌：忌辛辣、肥甘厚腻食物。

附药：海金沙藤

本品为海金沙的干燥地上部分。其味甘，性寒，归膀胱、小肠、肝经。功效利尿通淋、清热解毒，用于石淋、水肿、小便不利、黄疸、乳痈、热疖。用量9～15g。外用适量。

石 韦

【品种与品质】

本品来源于水龙骨科植物庐山石韦、石韦或有柄石韦的干燥叶，以质厚者为佳。

【处方用名】

石韦。

【临床效用】

石韦甘、苦，微寒，归肺、膀胱经。功效利尿通淋，凉血止血，清肺止咳。主治湿热诸淋、小便不利，尤宜于血淋；血热妄行之吐血、衄血、尿血、崩漏等多种出血；肺热咳喘。

【临床药学服务】

1. 用法用量　煎服，6～12g。内服入汤剂；或入丸、散。入汤剂常规煎煮。

2. 用药监护　用于凉血止血，需观察患者的出血情况；用于利尿通淋，应观察患者尿常规及自觉症状的改善情况；用于肺热喘咳，应观察患者的咳嗽、咳痰情况。另外，还应注意观察尿量、食欲、舌苔的变化。

3. 用药告知 不可长期或大量服用;中病即止。

【临床用药警戒】

1. 使用注意 与其他利水药同用,应注意减量。

2. 使用禁忌

(1)病证禁忌:阴虚、气虚或无湿热者忌服;脾胃虚寒者不宜单味大量久用;水、电解质紊乱者慎用。

(2)特殊人群用药禁忌:孕妇慎用。

(3)中西药配伍禁忌:不宜与铁剂同用。

(4)饮食禁忌:忌食生冷油腻之品。

灯 心 草

【品种与品质】

本品来源于灯心草科植物灯心草的干燥茎髓,以色白、条长、有弹性者为佳。

【处方用名】

灯心草,朱灯心(朱砂拌灯心),灯心炭,灯心草炭。

【临床效用】

灯心草甘、淡,微寒,归心、肺、小肠经。功效清心火,利小便。主治心火上炎之口舌生疮;热扰心神之心烦失眠;心火移热于小肠之热淋涩痛。

生品利尿通淋,用于淋证;与朱砂同拌者用于心烦失眠、小儿夜啼;煅制成炭,偏于凉血止血、清热敛疮,外用治疗喉痹、乳蛾、阴疳。

【临床药学服务】

1. 用法用量 煎服,1~3g。或入丸、散。灯心炭研末外用以止血敛疮。入汤剂常规煎煮。

2. 用药监护 应注意观察患者的尿量、睡眠情况及舌苔变化。

3. 用药告知 药力较弱,注意配伍使用。

【临床用药警戒】

1. 使用注意 本品质轻,用量不宜过大。

2. 使用禁忌

(1)病证禁忌:下焦虚寒、小便不禁者慎用。

(2)特殊人群用药禁忌:年老体弱者不宜大剂量单用。

(3)饮食禁忌:忌辛辣食物。

萆 薢

【品种与品质】

本品来源于薯蓣科植物绵萆薢或福州薯蓣以及粉背薯蓣的干燥根茎。前二者称绵萆薢,后者称为粉萆薢。本品以片大而薄、切面色黄白、质松者为佳。

【处方用名】

萆薢,绵萆薢,粉萆薢。

【临床效用】

萆薢苦,平,归肾、胃经。功效利湿去浊,祛风除痹。主治小便混浊,白如米泔之膏淋,亦治妇女湿盛白带过多;风湿痹痛,关节不利,以治湿邪偏盛之着痹最宜。

【临床药学服务】

1. 用法用量 煎服,9~15g。入汤剂常规煎煮。或入丸、散。宜饭后服。

2. 用药监护 应注意观察患者与治疗相关症状及体征的改善情况,如关节活动、小便色质、白带质量等改变。

3. 用药告知 药性平和,注意配伍应用。

【临床用药警戒】

1. 使用注意 不宜单味大量长期服用。

2. 使用禁忌

(1) 病证禁忌:本品利湿易伤阴,肾阴亏虚遗精滑泄者慎用;脾胃虚寒者不宜单味药大量久用。

(2) 中西药配伍禁忌:传统认为不宜与大黄、柴胡、牡蛎等同用。不宜与含金属的盐类药物合用。

(3) 饮食禁忌:传统认为忌牛肉,忌饮茶,忌醋。

第三节 利湿退黄药

茵 陈

【品种与品质】

本品来源于菊科植物滨蒿或茵陈蒿的干燥地上部分,以质嫩、绵软、色灰白、香气浓者为佳。

【处方用名】

茵陈,茵陈蒿,绵茵陈,花茵陈。

【临床效用】

茵陈苦、辛,微寒,归脾、胃、肝、胆经。功效清利湿热,利胆退黄。主治湿病黄疸,阳黄、阴黄皆可应用。亦常用治湿温暑湿、皮肤瘙痒等。

【临床药学服务】

1. 用法用量 煎服,6~15g。内服入汤剂。外用适量煎水熏洗,以解毒疗疮。入汤剂常规煎煮。煎剂宜饭后服用,以利湿退黄。

2. 用药监护 应注意观察患者黄疸消退的情况,监测尿量、血压、肝功能;注意观察大便质地及颜色;注意观察皮损改善与否及有无胃肠道不适症状。

3. 用药告知 与其他利胆退黄药物同用时,应注意用量;饮食宜清淡易消化;发生过敏者立即停药就医。

【临床用药警戒】

1. 使用注意

(1) 顾护脾胃,不可过量用。有报道,茵陈用量过大可能会引起头晕、恶心、上腹饱胀、灼热、腹泻等现象,甚至严重时可能会出现心律不齐、死亡。

(2) 宜饭后服用。如出现胃肠道不适,应立即停药就诊。

2. 使用禁忌

(1) 病证禁忌:蓄血发黄者及血虚萎黄者慎用;低血压、水及电解质紊乱者不宜长期或大量使用。

（2）特殊人群用药禁忌：孕妇及年老体弱者慎用。

（3）中西药配伍禁忌：不宜与灰黄霉素、洋地黄类、奎尼丁、氯霉素同用。

（4）饮食禁忌：忌辛辣油腻食物。

> **🔍 知识链接**
>
> 采收时期对茵陈临床疗效的影响
>
> "三月茵陈四月蒿，五月六月当柴烧"，据此，我国传统茵陈药材用的多是春季幼苗。现代研究显示：茵陈中多种成分均有利胆作用，其中滨蒿内酯是主要的利胆成分之一，也是茵陈药材的特征性成分之一。而且不同时期、不同部位的茵陈药材中滨蒿内酯存在明显差异，花蕾期和花期药材中滨蒿内酯含量比较高，而花前期的茵陈药材滨蒿内酯含量较低。秋季采收茵陈蒿，资源丰富且采产量高，有利于野生资源的自然更新和植被生态的保护。春季采收的习称"绵茵陈"，秋季采收的习称"花茵陈"。

金　钱　草

【品种与品质】

本品来源于报春花科植物过路黄的干燥全草，以叶多者为佳。

【处方用名】

金钱草，大金钱草，过路黄。

【临床效用】

金钱草甘、咸，微寒，归肝、胆、肾、膀胱经。功效利湿退黄，利尿通淋，解毒消肿。主治湿热黄疸，胆胀胁痛；热淋，石淋，尿涩作痛；痈肿疔疮，毒蛇咬伤。内服外敷皆效。

临床一般用生品。

【临床药学服务】

1. 用法用量　煎服，15~60g，鲜品加量。内服入汤剂，入汤剂常规煎煮。煎剂宜饭后服用以利湿退黄，利尿通淋。亦可浸酒捣汁饮或代茶饮。外用适量，鲜品捣烂外敷，或煎水熏洗，以解毒消肿。

2. 用药监护　应注意观察尿量、肝功能、血钾水平；定期检查黄疸指数、血清胆红素、尿常规、电解质等。

3. 用药告知　石淋患者需多饮水；饮食宜清淡易消化。

【临床用药警戒】

1. 使用注意　单味药大剂量使用时，易耗气伤阴，应注意疗程，不宜长期使用。

2. 使用禁忌

（1）病证禁忌：气虚体弱及阴虚无湿热者慎用；水及电解质紊乱患者不宜长期或大量使用。

（2）特殊人群用药禁忌：肾功能不全或肾衰竭患者慎用。

（3）中西药配伍禁忌：不宜与东莨菪碱、咖啡因、磺胺类药物同用；不宜与螺内酯、氨苯蝶啶等同用。

（4）饮食禁忌：忌辛辣、油腻食物。

其他利水渗湿药

其他利水渗湿药的药学服务内容见表8-1。

表8-1 其他利水渗湿药的药学服务

药名	临床性效特征	炮制品种	临床药学服务		不良反应与用药警戒
			用法用量	用药监护与告知	
广金钱草	甘、淡、凉；利湿退黄、利尿通淋	临床一般用生品	煎服15~30g	注意尿量、肝功能及血钾	注意与金钱草区别使用
连钱草	辛、微苦，微寒；利湿通淋、清热解毒、散瘀消肿	临床一般用生品	煎服15~30g。外用适量，煎汤洗	注意尿量、肝功能及血钾	注意与金钱草区别使用。偶见皮肤及其附件、循环系统不良反应，表现为丘疹、疱疹及淋巴结肿大

学习小结

　　利水渗湿药具有利尿消肿、利尿通淋、利湿退黄等功效，主要用于治疗小便不利、水肿、淋证、黄疸、泄泻痰饮等水湿内停所致的各种病证。现代药理学研究表明，利水渗湿药不仅有利尿作用，还具有保肝、利胆、排石、抗菌、抗炎、降血压、降血脂、增强免疫功能和抗肿瘤等作用。应用利水渗湿药时应根据患者主证与药物性效的不同，分别选择利水消肿药、利尿通淋药和利湿退黄药。利水渗湿药在各类方剂中的配伍应用，在特殊的病证条件下，具有祛痰、解表、清热、止泻、宁心安神、活血、平肝潜阳、温阳祛浊及使补益剂滋而不腻等作用。本类药物过服易伤阴津，不宜长期或大量使用，应中病即止，以防利尿太过，用药期间应定期检查尿常规及电解质等。对于阴虚津伤、口干舌燥者，以及气虚者均应慎用。

　　茯苓、薏苡仁利水兼能健脾，常配伍补气健脾药，用于脾虚湿盛诸证。猪苓、泽泻利水力强，注意中病即止，以防利尿太过。木通、金钱草应注意鉴别品种的使用。

　　本类药物宜饭前或空腹服，以充分发挥利尿作用。但滑石、木通、瞿麦、萹蓄、地肤子、草薢、茵陈等性味苦寒之品宜饭后服。车前子、通草、海金沙、灯心草、金钱草等性属寒凉，亦须饭后服，以免损伤脾胃。

　　利水渗湿药性偏滑利，孕妇慎用。此类药物易耗伤津液，阴虚津亏、口干舌燥、小便短少者应慎用。部分药物具有较强的利尿作用，肾功能不全，水、电解质紊乱，高血钾，低血压者慎用。

　　用药过程中应注意监测尿量、血压，监测尿常规、肝肾功能、电解质的情况。

　　服药期间忌油腻、生冷、辛辣之品。

（杨　亮）

复习思考题

1. 根据利水渗湿药的药性特点，阐述利水渗湿药临床应用的注意事项。
2. 根据所学知识阐述木通、金钱草的药学监护点。

3. 患者,女,41 岁。因"尿频、尿急、尿痛伴发热 2 天"入院,就诊时感尿频、尿急,伴发热,最高体温达 38.6℃,偶感腰部疼痛不适,无排尿困难、排尿中断、血尿,无恶心呕吐、腹胀腹泻,无恶寒,无咳嗽、咳痰等不适,舌质红,苔黄腻。中医诊断:淋证(湿热下注)。西医诊断:泌尿系感染。医师给予八正合剂口服治疗,每次 20ml,每日 3 次,连续服用 3 天。请论述作为药师应如何开展药学服务。

◇◇◇ **第九章** ◇◇◇

温 里 药

学习目标

1. 知识目标 通过学习温里药的性效理论以及临床药学监护、使用注意、安全警戒措施及用药告知等实践技能,掌握温里药临床药学服务的基本内容。

2. 能力目标 学生具备开展温里药药学服务的能力,初步培养学生中医临床诊病辨证的思维能力及临床用药的能力,能够针对临床具体案例结合温里药知识,选择最适宜的药物制定临床药学监护、安全警戒措施及用药告知方案;培养学生逻辑推理能力及科研素养创新能力。

3. 思政目标 附子既为毒药又为良药,按照规范的炮制方法进行加工炮制,既能增效,又能减毒。附子古法炮制工艺体现了中医药人的精益求精、诚实守信,中药炮制所体现的工匠精神值得学生学习,从而加强社会敬业感和专业使命感。

【概念】

凡以温里祛寒为主要作用,治疗里寒证的药物,称为温里药,又称为祛寒药。温里药多为植物类药。此类药物药性多辛而温热,归脾、胃、心、肝、肾、肺经,能温里散寒、温经止痛,个别药物还能助阳回阳,用于里虚寒证、亡阳证。从功效特点来看:主入脾、胃经者,可用于治疗脾胃实寒证或脾胃虚寒证,症见脘腹冷痛、呕吐泄泻、舌淡苔白等;主入肺经者,多用于治疗肺寒痰饮证,症见咳喘痰鸣、痰白清稀、舌淡苔白滑等;主入肝经者,用于治疗寒凝肝脉,症见少腹冷痛、寒疝腹痛或厥阴头痛等;主入肾经者,可用于治疗肾阳不足证,症见阳痿宫冷、腰膝冷痛、夜尿频多、滑精遗尿等;主入心、肾两经者,用于治疗心肾阳虚证,症见心悸怔忡、畏寒肢冷、小便不利、肢体水肿等,或用于治疗亡阳证,症见畏寒蜷卧、汗出神疲、四肢厥逆、脉微欲绝等。

【使用宜忌】

1. 用法 个别有毒药物需要久煎,且不宜长期或大量服用。个别药物不宜久煎,以防挥发性成分散失。药物及剂量选择,需因时、因地、因人制宜。如夏季天气炎热,用量宜减;冬季天气寒冷,用量可适当增加。

2. 病证禁忌 本类药物性多辛热燥烈,实热证、阴虚火旺、精血亏虚者忌用;阳盛格阴或真热假寒之证禁用。

3. 配伍禁忌 部分药物含强心物质,不宜与强心苷类药物同用;个别药物有"十八反""十九畏"等配伍禁忌,需要在用药时注意。

4. 特殊人群用药禁忌 个别药物孕妇等特殊人群不宜应用;肝、肾功能不全者慎用。

5. 饮食禁忌 服用温里药期间不宜食用生冷、辛辣及肥甘厚腻之品。

附 子

【品种与品质】

本品来源于毛茛科植物乌头子根的加工品。盐附子以个大、体重、色灰黑、表面起盐霜者为佳;黑顺片以身干片大、均匀、皮黑褐、切面油润有光泽者为佳;白附片以身干片大、均匀、色黄白、油润半透明者为佳。

【处方用名】

附片,制附子,熟附片,炮附子,黑顺片,白附片,淡附片,盐附片。

【临床效用】

附子辛、甘,大热,有毒,归心、肾、脾经。功效回阳救逆,补火助阳,散寒止痛。主治亡阳证,症见四肢厥逆、冷汗淋漓、脉微欲脱;寒凝心脉或心阳不足,症见胸痹心痛、心悸气短;肾阳不足证,症见腰膝冷痛、阳痿宫冷;脾阳虚证,症见虚寒吐泻、脘腹冷痛,或寒凝气滞之脘腹疼痛;脾肾阳虚证,症见阴寒水肿、小便不利、五更泄泻;阳虚外感证,症见畏寒怕冷,手足不温;风寒湿痹证,寒邪偏胜,疼痛剧烈者。

生附子毒性大,不宜内服;制成淡附片与黑顺片应用,长于回阳救逆、散寒止痛,用于亡阳证、阴寒水肿、阳虚外感;炮附片温肾暖脾,补命门之火力胜,多用于治疗虚寒泄泻、风寒湿痹、阴寒水肿、阳虚外感、命门火衰等证;白附片与黑顺片、淡附片作用近似,以通络止痛、温化痰湿为主,还可用于中风瘫痪及痰涎壅盛之证。

【临床药学服务】

1. 用法用量 煎服,3~15g。内服用炮制品。入汤剂宜先煎30~60分钟。外用适量。

2. 用药监护 用于回阳救逆,应注意监测血压、心率、体温、呼吸的变化;用于补火助阳,应注意观察阳虚症状的改善情况;用于散寒止痛,注意观察疼痛的改善情况。还应注意有无麻舌、心悸等不良反应。

3. 用药告知 附子有毒,性燥烈,应在医师指导下应用,不可自行用药,疗程及用量需遵医嘱;治疗里寒痼冷证宜饭后服。

【临床用药警戒】

1. 使用注意 控制用量,应根据证候轻重,确定用量及疗程;与其他温热药同用或天气炎热时,应注意酌减药量。

2. 使用禁忌

(1) 病证禁忌:热病、阴虚阳亢者忌用;真热假寒者忌用。

(2) 特殊人群用药禁忌:孕妇忌用;肝、肾功能不全者慎用;老年人与儿童慎用。

(3) 中西药配伍禁忌:"十八反"禁忌认为不宜与半夏、瓜蒌、瓜蒌子、瓜蒌皮、天花粉、川贝母、浙贝母、平贝母、伊贝母、湖北贝母、白蔹、白及同用;传统认为不宜与吴茱萸、威灵仙同用。不宜与酚妥拉明、六烃季铵同用,后者可以阻断附子的升压作用;普萘洛尔、利血平可部分阻断附子的作用,故不宜同用;附子可以抑制嘌呤类、异丙肾上腺素的效应,故不宜同用。

(4) 饮食禁忌:忌饮酒;不宜与咖啡同食;传统认为不宜与豉汁同食;忌辛辣、生冷食物。

🔍 知识链接

附子的不良反应及合理用药

附子的毒性成分主要是乌头碱,可使迷走神经兴奋,损害周围神经,中毒症状以神经系统和循环系统为主。乌头碱为双酯类生物碱,可通过加热水解降低毒性。临床上引起的附子中毒反应主要与超剂量使用、煎煮不当、配伍不当、炮制不当、服用不当等有关。年老体弱、久病多疾之人和代谢功能不全者,更易发生蓄积性中毒。故建议附子等含乌头碱的药物应先煎,控制给药剂量,并采用间隔用药方式,以减少急性中毒或蓄积中毒的风险。

干　姜

【品种与品质】

本品来源于姜科植物姜的干燥根茎,以质坚实、断面色黄白、粉性足、气味浓者为佳。

【处方用名】

均姜,白姜,干生姜。

【临床效用】

干姜辛,热,归脾、胃、肾、心、肺经。功效温中散寒,回阳通脉,温肺化饮。主治脾胃虚寒或寒邪直中,症见脘腹冷痛、呕吐泄泻;寒饮喘咳,症见形寒背冷、痰多清稀;亡阳证,症见肢冷脉微,常与附子相须为用。

【临床药学服务】

1. 用法用量　煎服,3~10g。内服用生品或炮制品,入汤剂或入丸、散。可单用研末,水调服。外用适量。

2. 用药监护　用于亡阳证,应监测四肢温度、血压、心率、呼吸等变化;用于脾胃虚寒证,应观察二便、食欲、疼痛等改善情况。同时应注意是否出现与动血、伤阴等不良反应相关的症状及体征出现。

3. 用药告知　本品辛热,与其他温热药或食物同用时,应注意减量。

【临床用药警戒】

1. 使用注意　注意患者体质及饮食习惯;本品性味辛热,不宜长期或大量应用。

2. 使用禁忌

(1) 病证禁忌:热证、阴虚阳亢、阴虚咳嗽吐血、表虚汗出、自汗、盗汗、胃热呕吐、腹痛、血热出血者忌用。

(2) 特殊人群用药禁忌:孕妇忌用。

(3) 饮食禁忌:不宜食辛辣刺激性食物。

肉　桂

【品种与品质】

本品来源于樟科植物肉桂的干燥树皮,以皮细肉厚、断面紫红色、油性大、香气浓、味甜微辛、嚼之无渣者为佳。

【处方用名】

肉桂,牡桂,官桂,紫油桂。

【临床效用】

肉桂辛、甘,大热,归肾、脾、心、肝经。功效补火助阳,引火归元,散寒止痛,温经通脉。主治肾阳不足、命门火衰,症见腰膝冷痛、阳痿宫冷、夜尿频多、滑精遗精等;元阳亏虚、虚阳上浮,症见眩晕、面赤如妆、虚喘、脉微弱等;胸阳不振、寒邪内侵,症见胸痹心痛;寒邪内侵或脾胃虚寒,症见脘腹冷痛、寒疝腹痛;寒凝血瘀之月经不调、经闭、痛经;寒湿痹痛。此外,久病体虚,气血不足者,在补益气血方中加入少量肉桂,可鼓舞气血生长。

临床一般用生品。

【临床药学服务】

1. 用法用量　煎服,1~5g,宜后下。

2. 用药监护　用于治疗阳虚证,应注意观察与疗效有关症状和体征的改善情况;用于温通经脉、散寒止痛,应注意观察疼痛的改善情况。同时注意监测血压、心率、体温、二便等的变化,观察与伤阴、动血等不良反应有关的症状和体征。

3. 用药告知　宜清淡饮食;如出现火热症状,及时停药。

【临床用药警戒】

1. 使用注意　本品性味辛热,不宜久服,以免伤阴动血;与其他温热药同用或天气炎热时,应注意酌减药量。

2. 使用禁忌

(1)病证禁忌:热证、阴虚阳亢、出血者忌用;高血压患者不宜长期或大量使用。

(2)特殊人群用药禁忌:孕妇忌用;妇女月经期慎用;婴幼儿、老年人不宜长期或大量应用。

(3)中西药配伍禁忌:"十九畏"禁忌认为不宜与赤石脂同用,赤石脂中所含硅酸铝,可以吸收肉桂中的有效成分而使药效降低。与镇静药、麻醉药、降压药同用时,不宜剂量过大;不宜与胰酶、阿司匹林、洋地黄类药物同用。

(4)饮食禁忌:忌食辛辣刺激、油腻食物;传统认为不宜与生葱同食。

吴 茱 萸

【品种与品质】

本品来源于芸香科植物吴茱萸、石虎或疏毛吴茱萸的干燥近成熟果实,以饱满、色绿、香气浓郁者为佳。

【处方用名】

吴茱萸,制吴茱萸,吴萸,淡吴萸。

【临床效用】

吴茱萸辛、苦,热,有小毒,归肝、脾、胃、肾经。功效散寒止痛,降逆止呕,助阳止泻。主治寒凝肝脉,厥阴头痛、寒疝腹痛;冲任虚寒、瘀血阻滞之痛经;寒湿脚气肿痛;肝气犯胃之呕吐吞酸,或与黄连配伍治疗肝火犯胃证,症见胁肋疼痛、嘈杂吞酸、呕吐口苦;脾肾阳虚证,症见五更泄泻等。

生品多外用,长于祛寒燥湿,用于口疮、湿疹、牙痛等;制品毒性降低,燥性缓和,有散寒止痛、降逆止呕、助阳止泻之功,多用于厥阴头痛、痛经、脘腹冷痛、呕吐吞酸、寒疝腹痛、寒湿脚气、五更泄泻等。

【临床药学服务】

1. 用法用量　煎服,2~5g。外用适量。生品仅供外用,研末醋调敷足心引火下行,治口舌生疮;亦可外洗治头疮及皮肤湿疹。

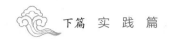

2. 用药监护　注意观察疼痛的改善情况,食欲、二便等的变化。注意监测肝、肾功能,并观察有无过敏反应。

3. 用药告知　本品为辛热燥烈之品,易耗气动火,与其他温热药或食物同用时,应注意酌减药量。有小毒,不宜长期或大量服用。

【临床用药警戒】

1. 使用注意　有小毒,掌握用药剂量,不可久服多服;多食动气、助火令人发疮、昏目;注意生、制品的性效区别。

2. 使用禁忌

（1）病证禁忌:阴虚内热、五脏有热者忌用;小便不利者忌用;脾胃虚弱者慎用;肠虚泄泻者忌用。

（2）特殊人群用药禁忌:孕妇慎用;哺乳期妇女不宜大剂量应用。

（3）中西药配伍禁忌:不宜与甘草同用;不宜与去甲肾上腺素同用;慎与青霉素、链霉素、氯霉素、磺胺类、新霉素、苯佐卡因、奎尼丁、硫柳汞及碘对比剂等同用。

（4）饮食禁忌:忌食辛辣刺激性食物;不宜过食寒凉性食物。

花　椒

【品种与品质】

本品来源于芸香科植物花椒或青椒的干燥成熟果皮,青椒以色灰绿,花椒以色紫红,均无梗、无椒目者为佳。

【处方用名】

花椒,蜀椒,川椒。

【临床效用】

花椒辛,温,归脾、胃、肾经。功效温中止痛,杀虫止痒。主治外寒内侵,症见胃寒腹痛、呕吐,或脾胃虚寒证,症见脘腹冷痛、呕吐、不思饮食、泄泻等;虫积腹痛。外用治疗湿疹瘙痒,阴痒。

生品辛散走窜,燥湿、杀虫、止痒作用强,长于外用杀虫止痒,用于湿疹瘙痒;炒制品辛散走窜之力减弱,长于温中散寒、驱虫止痛,常用于胸腹寒痛、寒湿泄泻、虫积腹痛。

【临床药学服务】

1. 用法用量　煎服,3~6g。外用适量,煎汤熏洗。

2. 用药监护　注意观察患者与治疗相关症状及体征的改善情况;注意观察有无口干、口疮及便秘等反应。外用则应观察皮损的改善情况、有无过敏反应等。

3. 用药告知　本品性味辛温,易伤阴助火,不宜长期或大量服用。

【临床用药警戒】

1. 使用注意　应注意药量与疗程,不可用量过大。花椒中毒后可因呼吸麻痹而死亡。中毒时主要表现为恶心、呕吐、口干头昏,严重时抽搐、谵妄、昏迷、呼吸困难以致死亡。

2. 使用禁忌

（1）病证禁忌:热证、阴虚内热者忌用。

（2）特殊人群用药禁忌:孕妇、哺乳期妇女慎用。

（3）中西药配伍禁忌:不宜与磺胺类、新霉素、苯佐卡因、奎尼丁、硫柳汞等药物合用。

（4）饮食禁忌:忌食寒凉生冷之品。

附药：椒目

椒目为青椒或花椒的种子。其味苦,性寒,归肺、肾、膀胱经。功能利水消肿,降气平喘。

本品用于水肿胀满、痰饮咳喘等。煎服,3~10g。

丁 香

【品种与品质】

本品来源于桃金娘科植物丁香的干燥花蕾,以个大、色棕褐、香气浓、油多者为佳,宜生用。

【处方用名】

丁香,公丁香。

【临床效用】

丁香辛,温,归脾、胃、肺、肾经。功效温中降逆,补肾助阳。主治胃寒呕吐、呃逆,或脾胃虚寒证,症见食少吐泻;心腹冷痛;肾虚阳痿,宫冷。

【临床药学服务】

1. 用法用量 煎服,1~3g。外用适量,研末外敷。

2. 用药监护 注意观察患者胃寒呃逆、吐泻、腹痛等症状的改善情况。外用则应观察皮肤情况、过敏反应等。

3. 用药告知 本品性味辛温,易伤阴助火,不宜长期或大量服用。

【临床用药警戒】

1. 使用注意

(1) 应注意药量与疗程,不可用量过大。中毒的主要原因是过量服用丁香或丁香油,控制剂量可以预防中毒。

(2) 丁香的中毒症状表现为呼吸抑制、昏睡、下肢麻痹、呕吐、尿失禁并常有血尿,严重可致死亡。丁香有抗凝作用,有出血倾向者应遵医嘱。

2. 使用禁忌

(1) 病证禁忌:热证、阴虚内热者忌用。出血性疾病患者、有出血倾向者不宜大量长期服用。

(2) 特殊人群用药禁忌:孕妇慎用。

(3) 中西药配伍禁忌:"十九畏"禁忌认为本品不宜与郁金同用。不宜与阿托品、乙酰胆碱、组胺、氯化钡、利血平等药合用。

(4) 饮食禁忌:忌食寒凉生冷之品。

附药:母丁香

母丁香为丁香的成熟果实,又名鸡舌香。其性味功效与丁香近似但力弱,长于治疗口臭。用量、用法、禁忌同丁香。煎汤,1~3g,或研末服。外用适量,研末调敷。

小 茴 香

【品种与品质】

本品来源于伞形科植物茴香的干燥成熟果实,以粒大饱满、色黄绿、香气浓者为佳。

【处方用名】

小茴香,盐小茴香。

【临床效用】

小茴香辛,温,归肝、肾、脾、胃经。功效散寒止痛,理气和胃。主治下焦寒凝腹痛,寒疝腹痛,睾丸肿痛;胃寒气滞之痛经,少腹冷痛;脾胃虚寒证,症见脘腹胀痛、食少吐泻等。

生品理气作用较强,长于温胃止痛,用于呕吐食少、小腹冷痛或脘腹胀痛,寒疝腹痛;盐制

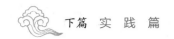

小茴香辛散作用稍缓,专于下行,善于温肾祛寒止痛,常用于经寒腹痛、疝气疼痛、肾虚腰痛等。

【临床药学服务】

1. 用法用量　煎服,3~6g。或入丸、散。外用适量,研末调敷;或炒热温熨。

2. 用药监护　注意观察患者脘腹冷痛、吐泻等的改善情况;注意监测有无过敏反应、食欲有无改变等,有无伤阴助火等不良反应出现。

3. 用药告知　易伤阴助火,不宜长期或大量服用。

【临床用药警戒】

1. 使用注意　与热性药物配伍时注意减量,不可自行加大用量。

2. 使用禁忌

(1)病证禁忌:热证、阴虚内热者忌用。

(2)特殊人群用药禁忌:孕妇慎用。

(3)饮食禁忌:忌食辛辣刺激性食物,少食油腻助热之品。

高 良 姜

【品种与品质】

本品来源于姜科植物高良姜的干燥根茎,以色棕红、气味浓、味辛辣者为佳,宜生用。

【处方用名】

高良姜,良姜。

【临床效用】

高良姜辛,热,归脾、胃经。功效温胃止呕,散寒止痛。主治寒凝气滞证,症见脘腹冷痛、胃寒呕吐、嗳气吞酸、胸胁胀闷疼痛等。

【临床药学服务】

1. 用法用量　煎服,3~6g。

2. 用药监护　注意观察患者与治疗相关症状及体征的改善情况;注意监测食欲等的变化,有无伤阴助火等不良反应出现,有无过敏反应等。

3. 用药告知　本品为辛热之品,与其他温热药或食物同用时,应注意减量。

【临床用药警戒】

1. 使用注意　本品性味辛热,易助火伤阴,故不宜大量长期服用。

2. 使用禁忌

(1)病证禁忌:热证、阴虚内热者忌用。出血性疾病患者、有出血倾向者不宜大量长期服用。

(2)特殊人群用药禁忌:孕妇慎用。

(3)中西药配伍禁忌:高良姜可减弱番泻叶的泻下作用,不宜合用;不宜与乙酰胆碱、组胺、阿托品等药合用。

(4)饮食禁忌:忌寒性及辛辣刺激性食物。

荜 茇

【品种与品质】

本品来源于胡椒科植物荜茇的干燥近成熟或成熟果穗,以肥大、饱满、坚实、色黑褐、气香浓者为佳。

【处方用名】

荜茇、荜拨、鼠尾。

【临床效用】

荜茇辛,热,归胃、大肠经。功效温中散寒,下气止痛。主治胃寒积滞证,症见脘腹冷痛、呕吐、泄泻肠鸣;寒凝气滞之胸痹心痛;表寒头痛。以本品配胡椒研末,填塞龋齿齿孔中,可治龋齿疼痛。

【临床药学服务】

1. 用法用量　煎服,1~3g。外用适量,研末塞龋齿孔中。

2. 用药监护　注意观察患者与治疗相关症状及体征的改善情况。注意监测二便、食欲等的变化,有无伤阴助火及过敏反应出现。

3. 用药告知　本品辛热,易助火伤阴,不宜长期或大量服用。

【临床用药警戒】

1. 使用注意　配伍辛热之品时,应注意用药剂量。

2. 使用禁忌

(1) 病证禁忌:热证、阴虚内热者忌用。

(2) 特殊人群用药禁忌:孕妇不宜过量服用。

(3) 饮食禁忌:忌食寒凉生冷之品。

学习小结

应用温里药时,需根据不同脏腑里寒证特点分别选择相应药物,对于体虚外感者还应随证配伍解表药、行气药、活血药、健脾化湿药、补阳药,以扶正祛邪、标本兼顾。

本类药均为辛温燥烈之品,用于里寒证、阳虚证和亡阳证,易助火、伤阴、动血,不宜大量久服。

附子、吴茱萸为有毒之品,临床应用需遵从小剂量递增原则,超过《中国药典》用量时需医师双签字确认,以免中毒。丁香虽然不是有毒之品,但也要注意使用剂量,过量服用丁香或丁香油也可中毒。

(陈淑欣)

复习思考题

1. 根据温里药的药性特点,阐述温里药临床应用的药学服务措施。

2. 附子的不良反应及用药监护有哪些? 对于可能出现的不良反应应如何防范?

3. 患者,女,55 岁。主诉腹部疼痛,受凉、温度低时疼痛加重,平素畏寒喜暖,善嗳气,纳差,饱胀感明显,大便溏软,气短乏力,苔白腻,脉沉迟无力。医师给予附子理中丸治疗,每次1 丸,每日 3 次,连续服用 2 周。请论述作为药师应如何开展药学服务。

◇◇◇ **第十章** ◇◇◇

理 气 药

📐 学习目标

　　1. 知识目标　学习理气药的临床效用,掌握理气药的临床药学服务和临床用药警戒基本内容、用药告知与使用注意。

　　2. 能力目标　学生具备开展理气药药学服务的能力,能够针对具体案例制定理气药临床药学监护、安全警戒措施及用药告知方案。

　　3. 思政目标　橘皮入药以"陈久者良",通过其在防疫治病过程中所体现的传承精华,守正创新精神,强化临床药学服务的责任心,深植药学服务的自信心、自豪感。

【概念】

　　凡以疏理气机为主要作用,治疗气滞或气逆证的药物,称为理气药,又称为行气药。理气药多为植物类药,性味多辛苦温而芳香,主归脾、胃、肝、肺经。辛香行散,味苦能泄,温能通行,故此类药物有疏理气机之功,通过畅达气机、消除气滞而达到行气、降气、解郁、散结、止痛之效。因其作用部位和作用特点的不同,而具有理气健脾、疏肝解郁、理气宽胸、行气止痛、破气散结等功效,用于治疗脾胃气滞所致脘腹胀痛、嗳气吞酸、恶心呕吐、腹泻或便秘等;肝气郁滞所致胁肋胀痛、抑郁不乐、疝气疼痛、乳房胀痛、月经不调等;肺气及上焦壅滞所致胸闷胸痛、咳嗽气喘等。

【使用宜忌】

　　1. 用法　使用本类药物,针对病证选择相应功效的药物,并进行合理的配伍;理气药大多气味芳香,含挥发性成分,易于散失,故入汤剂不宜久煎,以免降低疗效。

　　2. 病证禁忌　本类药物性多辛温香燥,易耗气伤阴,故气阴不足者慎用。

　　3. 配伍禁忌　部分理气药有升高血压的作用,不宜与降压类药物同用。

　　4. 特殊人群用药禁忌　部分药物孕妇慎用或忌用。

　　5. 饮食禁忌　服用理气药期间不宜食用生冷、油腻之品。

陈 皮

【品种与品质】

　　本品来源于芸香科植物橘及其栽培变种的干燥成熟果皮。药材分为"陈皮"和"广陈皮"。本品以色鲜艳、香气浓者为佳,又以陈久者为佳,故称陈皮。

【处方用名】

　　陈皮,广陈皮,新会皮,橘皮。

【临床效用】

　　陈皮苦、辛,温,归脾、肺经。功效理气健脾,燥湿化痰。主治脾胃气滞证,症见脘腹胀痛、恶心呕吐、泄泻、呃逆;湿痰、寒痰咳嗽。用于胸痹,胸中气塞,短气。此外,取本品理气健脾、燥湿和中之功,常与补虚药同用,可使补虚药补而不滞,滋而不腻,更好地发挥补益作用。

【临床药学服务】

1. 用法用量　煎服,3~10g。外用适量,煎水熏洗患处。

2. 用药监护　注意监测血压、心率、血糖、食欲、二便等的变化。

3. 用药告知　过量易耗气伤阴,不宜长期或大量使用。

【临床用药警戒】

1. 使用注意　本品苦燥性温,易伤津助热;传统认为陈久之品入药更为适宜。

2. 使用禁忌

(1) 病证禁忌:舌赤少津,内有实热,阴虚燥咳及咳血、吐血者慎用。

(2) 特殊人群用药禁忌:孕妇不宜大剂量应用。

(3) 中西药配伍禁忌:不宜与洋地黄、呋喃唑酮、酚妥拉明、妥拉唑林、酚苄明、氢氧化钙、硫酸钙、硫酸镁、硫酸亚铁等同用。

(4) 饮食禁忌:忌生冷、油腻、易生痰湿的食物。

思政元素

陈皮——百年传承,匠心独运

　　"陈李济"是全国中药行业著名的老字号,其独创储藏陈皮之法,百年而无虫霉之变,体轻而气味清香,为稀世之珍药。民国乙卯年广州水灾,灾民无数,流落街头,悲惨之状目不可睹。当局腐败无能,对灾民束手无策。陈李济发扬先祖"存心济世"遗训,自发义卖百年老陈皮,所得售款全部赈济救灾,此举在当时传为佳话美谈。时至今日,在新冠抗疫过程中,陈皮又多次被列入国家卫健委与国家中医药管理局公布的历版《新型冠状病毒感染的肺炎诊疗方案》拟定的推荐处方之中,在防治疫情中发挥了重要作用。400多年来,"陈李济"始终坚持"同心济世"的古训和理念,诚信立业,悉心炮制古方正药,推动南药老号生生不息,历久弥新。

青　皮

【品种与品质】

　　本品来源于芸香科植物橘及其栽培变种的干燥幼果或未成熟果实的果皮。自落的幼果,晒干,称为"个青皮"。未成熟的果实纵剖成四瓣至基部,除去瓤肉,晒干,习称"四花青皮"。个青皮以色黑绿、个匀、质硬、香气浓者为佳。四花青皮以皮黑绿色、内面黄白色、香气浓者为佳。

【处方用名】

青皮,块青皮,炒青皮,醋炒青皮,个青皮。

【临床效用】

　　青皮苦、辛,温,归肝、胆、胃经。功效疏肝破气,消积化滞。主治肝郁气滞证,症见胸胁胀痛、疝气疼痛、乳癖、乳痈、乳房肿痛;气滞脘腹疼痛、食积腹痛;气滞血瘀癥瘕积聚,久疟痞块。

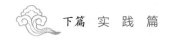

生品破气化滞力强;麸炒青皮可减破气之烈性,并能和胃;青皮炭可增强消食化滞、和胃止泻之功;酒青皮可增强辛散行气之功;醋青皮能引药入肝,疏肝止痛之力增强。

【临床药学服务】

1. 用法用量　煎服,3~10g。宜饭后服用。

2. 用药监护　注意观察患者与治疗相关症状的改善情况,如脘腹胀、胸闷、胁肋胀痛、咳痰等是否缓解。同时,监测血压、心率、心律等的变化。服用青皮时,偶可引起皮肤瘙痒、红肿等过敏反应,注意询问有无过敏史。

3. 用药告知　与其他破气药同用时,注意酌减剂量。

【临床用药警戒】

1. 使用注意　青皮性烈破气,气虚者慎用;脾胃气滞者忌单用;不宜大剂量或长期服用。

2. 使用禁忌

(1) 病证禁忌:气阴不足多汗者慎用;高血压患者慎用。

(2) 特殊人群用药禁忌:孕妇忌用;老年体弱者慎用。

(3) 中西药配伍禁忌:不宜与毒扁豆碱和酚苄明等药物合用;不宜与降压药同用。

(4) 饮食禁忌:忌生冷、油腻和对胃肠有刺激的食物。

枳　实

本品来源于芸香科植物酸橙及其栽培变种或甜橙的干燥幼果,以外皮色黑绿、香气浓者为佳。

【处方用名】

枳实,江枳实,炒枳实。

【临床效用】

枳实苦、辛、酸,微寒,归脾、胃、大肠经。功效破气消积,化痰散痞。用于治疗胃肠积滞、湿热泻痢、里急后重、大便不通;用于治疗痰滞气阻所致胸痹,结胸,胸中满闷、疼痛,心下痞满;还可用于治疗胃扩张、胃下垂、子宫脱垂、脱肛等脏器下垂病证。

生品破气除痞力强;麸炒后可缓和药性而和胃,长于消积化痞,多用于食积胃脘痞满、积滞便秘、湿热泻痢。

【临床药学服务】

1. 用法用量　煎服,3~10g。未经切片的枳实须捣碎入煎剂。宜饭后服用。

2. 用药监护　注意观察患者与治疗相关症状的改善情况,如胸中痞闷感、脘腹胀、泻痢等是否缓解,还应监测血压、心率等的变化。

3. 用药告知　与其他破气药同用时,应酌减剂量。

【临床用药警戒】

1. 使用注意　注意生品和制品的药效差异;根据症状轻重选择剂量和疗程;不宜长期或大剂量使用。

2. 使用禁忌

(1) 病证禁忌:脾胃虚弱者慎用;无气滞邪实者忌用。

(2) 特殊人群用药禁忌:孕妇忌用;婴幼儿、老年人慎用。

(3) 中西药配伍禁忌:不宜与单胺氧化酶抑制剂、碳酸钙、硫酸镁、硫酸亚铁、氢氧化铝、洋地黄等同用。枳实注射液不宜与青霉素等碱性注射液混合配伍。

(4) 饮食禁忌:忌生冷、黏腻、易生痰湿的食物。

附药：枳壳

为芸香科植物酸橙及其栽培变种的接近成熟的果实（去瓤），以外皮色绿褐、香气浓者为佳，宜生用或麸炒用。其味苦、辛、酸，性微寒，归经、功用与枳实同，但作用较缓和，长于行气宽中、行滞除胀。本品适用于胸胁及脘腹胀满、食积不化等，亦可用于年老体弱而气滞者。本品能行气消痰，可用于痰饮内停之证。用法用量同枳实，煎服，3～10g。孕妇慎用。

木　香

本品来源于菊科植物木香的干燥根，以香气浓、油性足者为佳。

【处方用名】

木香，广木香，云木香，煨木香，麸炒木香。

【临床效用】

木香辛、苦，温，归脾、胃、大肠、三焦、胆经。功效行气止痛，健脾消食。既为行气止痛之要药，又为健脾消食之佳品。主治脾胃气滞证，症见脘腹胀痛；湿热阻滞大肠，症见泻痢里急后重；肝气郁滞之胁肋胀痛，疝气疼痛；食积不消，不思饮食。此外，本品气芳香能醒脾开胃，故在补益方剂中用之，能减少补益药滋腻碍胃之弊，有助于消化吸收。

生木香气芳香而辛散温通，擅长调中宣滞、行气止痛，尤对脘腹气滞胀痛之证，为常用之品；煨木香行气力缓而能增强实肠止泻之力，多用于脾虚泄泻、肠鸣腹痛等；麸炒木香能增强实肠止泻之功，常用于脾虚泄泻、肠鸣腹痛等。

【临床药学服务】

1. 用法用量　煎服，3～6g。

2. 用药监护　注意观察患者与治疗相关症状的缓解情况，如脘腹胀痛、泻痢等是否改善，还应监测血压、心率、食欲、二便等的变化及有无过敏反应等。

3. 用药告知　与其他行气药同用时，注意酌减剂量。

【临床用药警戒】

1. 使用注意　区别生、制品，生用行气力强，煨用行气力缓而实肠止泻，用于泄泻腹痛；注意与土木香、川木香的区别，它们名称相似，功用却不同。

2. 使用禁忌

（1）病证禁忌：气虚、阴虚、津亏、火旺者慎用；小便不利者不宜久用；自汗、盗汗、遗精者不宜单用；不宜剂量过大；高血压患者慎用。

（2）特殊人群用药禁忌：孕妇慎用。

（3）中西药配伍禁忌：不宜与地高辛、维生素 B_{12} 等药物同用。

（4）饮食禁忌：忌生冷、油腻、对胃肠有刺激的食物。

附药：土木香

本品为菊科植物土木香的干燥根，又称藏木香。其味辛、苦，性温，归肝、脾经。功效健脾和胃，行气止痛，安胎。用于胸胁胀满、脘腹胀痛，呕吐泻痢，胸胁挫伤，岔气作痛，胎动不安。用量3～9g，多入丸、散服。阴虚火旺者慎用。

川木香

本品为菊科植物川木香或灰毛川木香的干燥根。其味辛、苦，性温，归脾、胃、大肠、胆经。功效行气止痛。用于胸胁、脘腹胀痛，肠鸣腹泻，里急后重。用量 3～9g。

🔍 知识链接

取缔青木香药用标准的原因

　　青木香来源于马兜铃科植物马兜铃的干燥根,含有马兜铃酸,具有一定的肾毒性。为保证人民群众用药安全,原国家食品药品监督管理局根据对含马兜铃酸药材及其制剂不良反应的报道,以及其毒副作用研究结果,于2004年国食药监注〔2004〕379号文件加强了对含马兜铃酸药材及其制剂的监督管理,取消广防己、青木香药用标准,凡国家药品标准处方中含有广防己或青木香的中成药品种应于2004年9月30日前将处方中的广防己替换为《中国药典》2000年版一部收载的防己(防己科植物粉防己的干燥根)、土木香(仅限于菊科植物土木香的干燥根)替换。

沉　　香

　　本品来源于瑞香科植物白木香含有树脂的木材,以含树脂多、香气浓、味苦者为佳。

【处方用名】

沉香,沉水香,沉香木。

【临床效用】

　　沉香辛、苦,微温,归脾、胃、肾经。功效行气止痛,温中止呕,纳气平喘。主治寒凝气滞之胸腹胀闷疼痛;脾胃虚寒之脘腹冷痛,胃寒呕吐、呃逆;下元虚冷、肾不纳气之虚喘证。

【临床药学服务】

　　1. 用法用量　煎服,1~5g,宜后下。或磨汁冲服,或入丸、散剂,每次0.5~1g。

　　2. 用药监护　注意观察患者与治疗相关症状的改善情况,如脘腹冷痛、呃逆、气短等症状有无缓解;观察有无过敏反应等。

　　3. 用药告知　与其他行气药同用时,注意酌减剂量。

【临床用药警戒】

　　1. 使用注意　根据证候轻重选择剂量和疗程。大剂量使用可出现恶心、呕吐、腹痛、腹泻等症状。

　　2. 使用禁忌

　　(1) 病证禁忌:本品辛温助热,故阴虚火旺者慎用;气虚下陷者慎用。

　　(2) 特殊人群用药禁忌:孕妇忌用。

　　(3) 中西药配伍禁忌:不宜与胆碱受体激动药同用。

　　(4) 饮食禁忌:忌生冷、油腻食物。

川　楝　子

　　本品来源于楝科植物川楝的干燥成熟果实,以个大、饱满、外皮色金黄、果肉色黄白者为佳。

【处方用名】

川楝子,金铃子,炒川楝。

【临床效用】

　　川楝子苦,寒,有小毒,归肝、小肠、膀胱经。功效疏肝泄热,行气止痛,杀虫。主治肝郁气滞或肝郁化火所致的胸胁脘腹疼痛及疝气疼痛、虫积腹痛。此外,本品还能清热燥湿,杀虫而疗体癣。

生川楝子苦寒,有毒,长于杀虫、疗癣,兼能泻热止痛;炒川楝子可缓和苦寒之性,降低毒性,以行气止痛为主,适用于脾胃虚弱患者;盐川楝子引药下行,作用专于下焦,长于疗疝止痛;醋制川楝子引药入肝,能增强疏肝理气止痛的作用。

【临床药学服务】

1. 用法用量　煎服,5~10g。外用适量,研末涂抹。本品焙黄研末,以油调膏,外涂治头癣、秃疮。

2. 用药监护　注意监测肝肾功能、食欲、大便等的变化;观察是否出现腹泻、头晕、心悸等不适。

3. 用药告知　与其他破气药或寒凉药同用时,注意减量;有小毒,不可自行延长用药时间;出现腹泻、头晕、心悸等症,应立即停药就医。

【临床用药警戒】

1. 使用注意　本品味苦性寒,脾胃虚寒者不宜用;有小毒,不宜过量或长期服用,以免中毒;某些地区以同属植物楝树的果实作川楝子用,二者常常混用,应予以注意。

2. 使用禁忌

(1) 病证禁忌:脾胃虚寒者慎用。

(2) 特殊人群用药禁忌:孕妇禁用或忌用;肝、肾功能不全者、老年人慎用;婴幼儿忌用。

(3) 中西药配伍禁忌:忌与有潜在肝损害的药物同用;不宜与有呼吸抑制作用的药物(如吗啡,巴比妥类等)同用;不宜与胆碱能型神经肌肉接头传递阻滞药或激动药(如新斯的明、阿托品、山莨菪碱、筒箭毒碱等)同用。

(4) 饮食禁忌:忌生冷、坚硬、难消化的食物;不宜饮酒。

乌 药

本品来源于樟科植物乌药的干燥块根,以质嫩、粉性大、切面淡黄棕色、香气浓者为佳。

【处方用名】

乌药,天台乌药,台乌药,乌药片。

【临床效用】

乌药辛,温,归肺、脾、肾、膀胱经。功效行气止痛,温肾散寒。主治寒凝气滞胸腹诸痛证,症见脘腹胀痛、气逆喘急、疝气疼痛、经寒腹痛;肾阳不足、膀胱虚冷之小便频数、遗尿。

生品顺气止痛,温肾散寒,长于治疗脘腹胀痛、气逆喘急、膀胱虚冷、遗尿尿频、寒疝腹痛、痛经;酒制后可增强其温通作用,功偏温通利气,多用于小肠疝气、奔豚气;炒炭后,涩性增强,功专收涩止血,多用于便血、血痢。

【临床药学服务】

1. 用法用量　煎服,6~10g。

2. 用药监护　观察患者与治疗相关症状的改善情况,如脘胀腹痛、气短、遗尿尿频、痛经、下痢等是否缓解,还应注意有无过敏反应等。

3. 用药告知　与其他行气药或温热药同用时,注意剂量。

【临床用药警戒】

1. 使用注意　区别生品和制品的药效差异。不可自行加量或延长用药时间。

2. 使用禁忌

(1) 病证禁忌:外感、实热、血虚、血热及气阴不足者忌用;内热消渴、便秘、中气下陷者不宜使用;癫痫患者慎用;体虚者慎用。

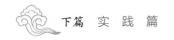

（2）特殊人群用药禁忌：孕妇忌用。

（3）中西药配伍禁忌：不宜与异丙肾上腺素合用。

（4）饮食禁忌：忌辛辣刺激及生冷、寒凉食物。

荔 枝 核

本品来源于无患子科植物荔枝的干燥成熟种子，以粒大、饱满、光亮者为佳。

【处方用名】

荔枝核，大荔核，荔仁。

【临床效用】

荔枝核甘、微苦，温，归肝、肾经。功效行气散结，祛寒止痛。主治寒凝气滞疝气疼痛，睾丸肿痛；胃脘久痛，痛经，产后腹痛。

生品行气散结止痛力强；盐制后则达下焦，长于治寒凝气滞、寒疝疼痛。

【临床药学服务】

1. 用法用量　煎服，5~10g，打碎。或入丸、散剂。

2. 用药监护　注意观察患者与治疗相关症状（如疝气疼痛）的改善情况；监测血压、血糖、二便等的变化。

3. 用药告知　与其他破气药同用时，注意酌减剂量。

【临床用药警戒】

1. 使用注意　辛苦温燥之品，不宜过量。

2. 使用禁忌

（1）病证禁忌：气阴不足者慎用；无寒湿气滞者不宜用；低血糖患者慎用。

（2）特殊人群用药禁忌：孕妇忌用。

（3）中西药配伍禁忌：不宜与肾上腺皮质激素类药物同用。

（4）饮食禁忌：忌生冷、油腻、温燥的食物。

香 附

本品来源于莎草科植物莎草的干燥根茎，以色棕褐、香气浓者为佳。

【处方用名】

香附，香附子，生香附，制香附，香附炭，醋香附。

【临床效用】

香附辛、微苦、微甘，平，归肝、脾、三焦经。功效疏肝解郁，调经止痛，理气宽中。善疏肝理气解郁，通调三焦气滞，有"气病之总司"之称，主治肝郁气滞之胸胁胀痛、痛无定处、脘闷嗳气、精神抑郁、情绪不宁、善太息及寒疝腹痛；疏肝行气则血行调经，为"女科之主帅"，主治月经不调、痛经、乳房胀痛。主治脾胃气滞之脘腹胀痛、胸膈噎塞、嗳气吞酸、纳呆。

生品疏肝解郁、理气调中力强，疏肝和胃，长于治疗肝胃气滞，嗳气吞酸。醋制可增强入肝经之效，疏肝调经止痛力增强，长于治疗肝气郁结，肝胃不调及痛经、乳房胀痛等。

【临床药学服务】

1. 用法用量　煎服，6~10g。

2. 用药监护　注意观察患者与治疗相关症状及体征的变化情况，如脘腹胀满、胸胁胀痛、嗳气反酸、痛经等是否缓解；监测血压、心率、心律等的变化；如发生过敏反应立即停药就医。

3. 用药告知　与其他行气药同用时，注意酌减剂量。

【临床用药警戒】

1. 使用注意 注意区别生、制品的功效差异。

2. 使用禁忌

（1）病证禁忌：气虚无滞、阴虚、血虚、血热者慎用。低血压患者慎用；凝血功能障碍者慎用。

（2）特殊人群用药禁忌：孕妇慎用。

（3）中西药配伍禁忌：不宜与吲哚美辛同用。

（4）饮食禁忌：忌生冷、辛辣刺激性及油腻之品。

佛 手

本品来源于芸香科植物佛手的干燥果实，以片大、绿皮白肉、香气浓者为佳。

【处方用名】

佛手，佛手柑，佛手片。

【临床效用】

佛手辛、苦、酸，温，归肝、脾、胃、肺经。功效疏肝理气，和胃止痛，燥湿化痰。主治肝胃气滞，症见胸胁胀痛、脘腹痞满；脾胃气滞之脘腹胀痛、呕恶食少；善健脾消痰，又能疏肝理气，症见咳嗽日久痰多，胸闷作痛等。

【临床药学服务】

1. 用法用量 煎服，3~10g。

2. 用药监护 注意观察患者腹痛、食欲、大便等的改善情况；注意有无过敏反应。

3. 用药告知 与其他行气药同用，注意酌减剂量。

【临床用药警戒】

1. 使用注意 本品为辛温苦燥之品，不宜过量使用。

2. 使用禁忌

（1）病证禁忌：阴虚有热，气虚无滞者慎用；阴虚火旺、久痢气虚者忌用。

（2）中西药配伍禁忌：不宜与拟胆碱药（如新斯的明、毒扁豆碱）同用；不宜与普萘洛尔同用；慎与肾上腺素、异丙肾上腺素同用。

（3）饮食禁忌：忌生冷、油腻食物。

玫 瑰 花

本品来源于蔷薇科植物玫瑰的干燥花蕾，以色紫红、朵大、香气浓者为佳。

【处方用名】

玫瑰花。

【临床效用】

玫瑰花甘、微苦，温，归肝、脾经。功效行气解郁，和血，活血散瘀，止痛。主治肝胃气痛、肝郁犯胃之胸胁脘腹胀痛、呕恶食少、肝郁气滞、月经不调、经前乳房胀痛；治疗跌打损伤，瘀肿疼痛。

【临床药学服务】

1. 用法用量 煎服，3~6g。

2. 用药监护 注意食欲、大便等的变化。

3. 用药告知 与其他行气药使用，注意酌减剂量。

【临床用药警戒】

1. 使用注意 用药中注意顾护脾胃，不宜过量。

2. 使用禁忌

（1）病证禁忌：气阴不足、血虚血燥者慎用。

（2）特殊人群用药禁忌：孕妇慎用。

（3）中西药配伍禁忌：不宜和含有金属离子的药物同用。

（4）饮食禁忌：忌生冷、油腻及刺激性食物。

薤　　白

本品来源于百合科植物小根蒜或薤的干燥鳞茎，以个大、饱满、色黄白、半透明者为佳。

【处方用名】

薤白，薤白头，小独蒜，小根蒜，藠头。

【临床效用】

薤白辛、苦，温，归心、肺、胃、大肠经。功效通阳散结，行气导滞。主治胸阳闭阻之胸痹心痛；胃肠气滞之脘腹痞满胀痛、泻痢里急后重等。

【临床药学服务】

1. 用法用量　煎服，5~10g。

2. 用药监护　注意观察患者胸闷不适或泻痢、腹痛等症状是否缓解，并监测血压、心率、血脂、大便等的变化；注意观察有无恶心、呕吐及过敏反应。

3. 用药告知　本品行气力强，与其他行气药同用时注意酌减剂量；不宜大量长期服用；服用过多可刺激胃黏膜。

【临床用药警戒】

1. 使用注意　区别生品与制品的药效差异；有蒜臭味，微辣，用药中注意顾护脾胃。

2. 使用禁忌

（1）病证禁忌：气虚者慎服；无瘀滞者不宜使用；胃弱纳呆者及不耐蒜味者不宜使用；外感热病、阴虚火旺、血虚血热者不宜单用；胃溃疡患者慎用。

（2）特殊人群用药禁忌：孕妇慎用。过敏体质慎用。

（3）中西药配伍禁忌：不宜与对胃黏膜有刺激作用的药物同用。

（4）饮食禁忌：忌生冷、黏腻、刺激性食物。传统认为忌与牛肉同食，令人作癥瘕，忌与韭同食。

柿　　蒂

本品来源于柿树科植物柿的干燥宿萼，以个大、肥厚、质硬、色黄褐者为佳。

【处方用名】

柿蒂。

【临床效用】

柿蒂苦、涩，平，归胃经。功效降逆止呃。主治胃气上逆所致各种呃逆，为止呃要药。因其性平和，故凡呃逆均可以应用。

【临床药学服务】

1. 用法用量　煎服，5~10g。

2. 用药监护　注意观察患者呃逆、反胃等症状是否缓解；监测食欲、二便等的变化。观察患者是否出现困倦、轻度嗜睡、直立性低血压等。

3. 用药告知　与其他行气药同用时，注意酌减药量。

【临床用药警戒】

1. **使用注意** 剂量和疗程需遵医嘱;有抗生育作用,准备生育的男女慎用。

2. **使用禁忌**

(1)病证禁忌:气虚下陷者忌用;脾胃虚弱者慎用。

(2)特殊人群用药禁忌:孕妇慎用;备孕者不宜大剂量服用。

(3)中西药配伍禁忌:不宜与四环素类、大环内酯类、氨基糖苷类、磺胺类、胰酶、含有金属离子的药物等同用。

(4)饮食禁忌:忌生冷、辛辣、油腻的食物。传统认为忌与蟹同食。

其他理气药

其他理气药的药学服务内容见表 10-1。

表 10-1 其他理气药的药学服务

药名	临床性效特征	炮制品种	临床药学服务		不良反应与用药警戒
			用法用量	用药监护与告知	
化橘红	辛、苦,温;理气宽中、燥湿化痰	临床一般用生品	煎服,3~6g	与其他行气药同用时,注意酌减剂量。	对本品过敏者禁用。孕妇慎用。气虚、阴虚、燥咳少痰者忌用。忌生冷、辛辣、油腻的食物。
香橼	辛、苦、酸,温;疏肝理气、宽中、化痰	临床一般用生品	煎服,3~10g	与其他行气药同用时,注意酌减剂量。	过敏史者慎用。忌生冷、辛辣、油腻的食物。孕妇慎用
甘松	辛、甘,温;行气止痛、开郁醒脾	临床一般用生品	煎服,3~6g。外用适量,泡汤漱口、煎汤洗脚或研末敷患处	与其他行气药同用时,注意酌减剂量。不宜与沙丁胺醇、硝苯地平等治疗心动过缓的药物同用	有特殊气味,脾胃虚弱者慎用或饭后服用。孕妇慎用。忌生冷、辛辣、油腻的食物
白梅花	微酸,平;疏肝和中、化痰散结	临床一般用生品	煎服,3~5g	与其他行气药同用时,注意酌减剂量。	忌生冷、辛辣、油腻的食物。孕妇慎用

🧑‍🏫 **学习小结**

　　理气药主要用于治疗气滞或气逆证。气滞或气逆证均是由人体某一脏腑或经络气机运行不畅、升降失常所致。常因所累及脏腑、经络不同,患者体质不同,而临床表现各异。此类药物因药物作用部位不同,而有理气调中、疏肝解郁、行气宽胸、降气平喘等功效之别。气滞证以胀、满、闷、痛为主要特征。气逆证以呕吐、呃逆、嗳气、喘咳等为主要表现。结合病因部位及兼证,选择合适的理气药,并予以相应配伍。

　　对于有毒药物,如川楝子、青木香,要结合本草记载和现代研究正确使用。川楝子中毒多因用量过大,或苦楝子代用。川楝子对胃肠有刺激作用、对肝脏有损害,可阻断神经肌肉的正常传递功能,造成急性循环衰竭和中枢性呼吸衰竭而死亡。因此不可过量或持续使用(川楝素为强积累物质);注意品种,苦楝子毒性比川楝子大,不可替代川棟子使用。青木香有肾损伤作用,临床使用要注意肝、肾功能的监测。现已用土木香替代,还应注意青木香不得与木香、土木香、川木香混淆。

同时,注意证候禁忌,本类药物大多辛温香燥,易耗气伤阴,气阴不足者慎用,气虚而无气滞者忌用。中病即止,不可过剂,以免耗气、伤津。

本类药物中的芳香之品,入汤剂不宜煎煮过久。

(赵海平)

复习思考题

1. 理气药的用药告知有哪些?

2. 陈皮、青皮、枳实、木香、青木香的用药监护点是什么?

3. 使用川楝子需注意哪些问题?

4. 患者,男,32 岁。主诉胃脘胀满 10 个月余。10 个月前因情志不畅而出现胃脘胀满。胃镜检查示慢性萎缩性胃炎,服用中药后有所缓解。就诊时症见胃脘胀满,食后加重,恶心呕吐,嗳气纳呆,平素性情急躁,舌暗红,苔薄白,脉沉弦。医师给予木香顺气颗粒,每次 1 袋,每日 2 次,连续服用 3 天。请论述作为药师应如何开展药学服务。

第十一章

消 食 药

ER-11-1

第十一章
PPT

学习目的

1. 知识目标　学习消食药的性效理论,掌握消食药的临床药学监护、使用注意、安全警戒措施及用药告知等基本内容。

2. 能力目标　学生具备开展消食药药学服务的能力,能够针对具体案例制定消食药临床药学监护、安全警戒措施及用药告知方案。

3. 思政目标　中药在日常生活中无处不在,很多中药属于药食两用之品,简、便、廉、验,患者易于接受。结合现代研究成果拓展山楂"化浊降脂"的临床应用,有利于培养学生的传承、创新、科研与批判精神。

【概念】

凡以消食化积为主要作用,治疗饮食积滞的药物,称为消食药。消食药多为植物类药,个别是动物类药或发酵制品。此类药物药性多味甘性平,主归脾、胃二经,具有消食化积、健脾开胃、和中之功,主治饮食积滞证,脾胃虚弱、消化不良,症见脘腹胀满、嗳气吞酸、恶心呕吐、不思饮食、大便失常等。

【使用宜忌】

1. 用法　多数消食药宜炒后入药以增效。因含有各种酶类,不宜久煎。临床需针对食积种类选择适宜的药物,并进行合理的配伍。素体脾胃虚弱停食,当以调养脾胃为主,不宜单用或过用此类。用药时注意饮食有节。因本类药物为食积而设,故宜饭后服用。

2. 病证禁忌　气虚而无积滞者不宜用;有的药物会引起胃肠道反应,脾胃虚弱者慎用。

3. 配伍禁忌　部分消食药有耗气之弊,不宜与补气类药同用。部分药物不宜与氨基糖苷类、大环内酯类、口服抗生素、磺胺类药物、碱性药物、四环素、水杨酸钠、阿司匹林、鞣酸蛋白、烟酸、降血糖药物、含有金属离子药物、单胺氧化酶抑制剂等同用。

4. 特殊人群用药禁忌　部分消食药兼行气、活血之功,孕妇、经期妇女慎用;兼有回乳作用的消食药,哺乳期妇女慎用。

5. 饮食禁忌　服用消食药期间不宜食用生冷、腥臊、辛辣、燥热、油腻等难消化之品。

山 楂

【品种与品质】

本品来源于蔷薇科植物山里红或山楂的成熟果实,以片大、皮红、肉厚、核少者为佳。

【处方用名】

山楂,炒山楂,焦山楂,山楂炭。

ER-11-2

山楂临床药
学服务微课

【临床效用】

山楂酸、甘,微温,归脾、胃、肝经。功效消食健胃,行气散瘀,化浊降脂。主治各种饮食积滞证,为消化油腻肉食积滞之要药;瘀血阻滞、胸胁疼痛,产后瘀阻腹痛、恶露不尽,痛经、闭经,泻痢腹痛,疝气痛。又可用于冠心病、高血压、高脂血症、细菌性痢疾等。

生山楂、炒山楂偏于消食散瘀,用于食积证、血瘀诸证;焦山楂消食导滞作用增强,用于肉食积滞、泻痢不爽;山楂炭长于止泻痢,用于泻痢腹痛。

【临床药学服务】

1. 用法用量　煎服,9~12g。宜饭后服。

2. 用药监护　用于食积证,注意观察脘腹胀满、嗳腐吞酸等症状的改善情况;用于瘀滞诸证,注意观察疼痛的缓解情况;用于泻痢,注意观察大便情况。此外,还应注意观察有无反酸、胃痛、烧心等不适。

3. 用药告知　与其他消食药同用时,适当减量;用药中注意顾护脾胃,饮食有节;多食耗气、损齿、易饥。

【临床用药警戒】

1. 使用注意　区分生品与制品的药效差异;根据证候轻重选择药量。多食山楂可引起胃酸分泌过多。

2. 使用禁忌

(1)病证禁忌:胃动力障碍明显或伴有胃炎、胃溃疡、胃食管反流病的糖尿病患者不宜进食山楂;脾胃虚弱而无积滞者、胃酸分泌过多者慎用。

(2)特殊人群用药禁忌:孕妇慎用;经期妇女不宜大量服用。

(3)中西药配伍禁忌:传统认为不宜与人参同用。不宜与氨基糖苷类、大环内酯类抗生素及磺胺类抗菌药、碱性药物、降压类药物、含有金属离子药物、抗溃疡类药物、环孢素等合用。

(4)饮食禁忌:忌食生冷、油腻、不易消化的食物。传统认为忌与藻类、鱼虾同食,不宜与葱、蒜等同食。

神　曲

【品种与品质】

本品为面粉或麸皮与杏仁泥、赤小豆粉,以及鲜青蒿、鲜苍耳、鲜辣蓼自然汁混合后经发酵而成的加工品,以色黄棕、具香气者为佳。

【处方用名】

神曲,六神曲,六曲,生六曲,焦神曲,焦六曲。

【临床效用】

神曲甘、辛,温,归脾、胃经。功效健脾和胃,消食化积。主治饮食积滞证,症见脘腹胀满、食少纳呆、肠鸣腹泻,尤宜外感表证兼食滞者。此外,还可用于含金石、贝壳类药物丸剂中,用本品糊丸以助消化。

生品长于健脾开胃,兼能发散,用于食滞兼外感表证;麸炒健脾和胃作用增强,用于食积不化、腹胀纳呆、肠鸣腹泻;炒焦消食化积力增强,兼能止泻,用于食积泄泻、中暑暴泻、胸膈满闷等症。

【临床药学服务】

1. 用法用量　煎服,10~15g。水煎时易粘锅,注意搅拌。

2. 用药监护　用于食积证,应注意观察脘腹胀满、嗳腐是否缓解。此外,还应观察是否有胃脘不适、嘈杂、口干等情况。

3. 用药告知　与其他消食药同用时,适当减量。用药中注意顾护脾胃,饮食有节。

【临床用药警戒】

1. 使用注意　区分生品与制品的药效差异;根据证候轻重选择药量。神曲用量过大可引起胃脘不适、嘈杂、口干等症。

2. 使用禁忌

(1) 病证禁忌:胃酸分泌过多、胃溃疡患者不宜大剂量单用。胃阴虚、胃火盛、外感风热、内热炽盛、血虚血热者不宜用;脾胃虚弱者不宜久用或大剂量用。

(2) 特殊人群用药禁忌:孕妇忌用。

(3) 中西药配伍禁忌:不宜与口服抗生素、磺胺类药物、水杨酸钠、阿司匹林、鞣酸蛋白、烟酸、活性炭等合用。

(4) 饮食禁忌:忌食生冷、油腻、辛辣有刺激性的食物。

附药:建曲

本品为面粉、麸皮和紫苏、荆芥、防风、厚朴、白术、木香、枳实、青皮等40多种药物经混合发酵而成。其味苦,性微温,归脾、胃、肺经。消食化积功效与神曲相似,兼能理气化湿、发散风寒、健脾。主治食滞不化或兼外感风寒。用量6~15g。服建曲时注意观察病证的改善情况。此外,如出现胸闷、心悸等不适应立即停药。风热感冒者慎用;高血压、心脏病、肝病、糖尿病、肾病等慢性病严重者慎用;过敏体质者慎用;小儿、年老体弱者、孕妇及哺乳期妇女慎用。

麦 芽

【品种与品质】

本品来源于禾本科植物大麦的成熟果实经发芽干燥而成,以芽完整、色淡黄、粒大、饱满者为佳。

【处方用名】

麦芽,生麦芽,炒麦芽,焦麦芽。

【临床效用】

麦芽甘,平,归脾、胃经。功效行气消食,健脾开胃,回乳消胀。主治食积证,尤善治米面薯芋类食物积滞不化;妇女断乳或乳汁郁积之乳房胀痛。又可用于肝郁气滞或肝胃不和之胁痛、脘腹痛。

生品长于健脾和胃、疏肝行气,用于脾虚食少、乳汁郁积;炒麦芽长于行气消食健胃、回乳,用于食积不消、妇女断乳;焦麦芽长于消食化滞、止泻,用于食积不消、伤食泄泻。

【临床药学服务】

1. 用法用量　煎服,10~15g。回乳炒用60g。不宜久煎。

2. 用药监护　用于食积证,应注意观察脘腹胀满、食欲缺乏等是否缓解;用于回乳,注意观察乳汁量的变化、乳房胀痛情况。此外,还应观察是否有胃脘不适、嘈杂等新发症状。

3. 用药告知　与其他消食药同用时,适当减量;用药中注意顾护脾胃,合理饮食。

【临床用药警戒】

1. 使用注意　区分生品与制品的药效差异;根据用药目的选择药量。

2. 使用禁忌

(1) 病证禁忌:脾胃虚弱无积滞者慎用;小儿食积化热不宜单用;胃酸分泌过多、消化性溃疡患者不宜单用。

(2) 特殊人群用药禁忌:孕妇慎用;哺乳期妇女不宜用。

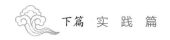

(3) 中西药配伍禁忌:传统认为不宜与地榆、石榴皮、仙鹤草、侧柏叶、萹蓄、五倍子、虎杖等同用。不宜与四环素类抗生素、水杨酸钠、阿司匹林、鞣酸蛋白、烟酸、单胺氧化酶抑制剂、碱性药物等合用。

(4) 饮食禁忌:忌食难消化、生冷、油腻、辛辣刺激性食物。

莱 菔 子

【品种与品质】

本品来源于十字花科植物萝卜的干燥成熟种子,以粒大、饱满、色红棕者为佳。

【处方用名】

莱菔子,萝卜子,炒莱菔子。

【临床效用】

莱菔子辛、甘,平,归肺、脾、胃经。功效消食除胀,降气化痰。主治食积气滞证,症见脘腹胀满或疼痛、嗳气吞酸;痰盛气喘证,症见咳嗽气喘、痰多易咳、胸闷不舒。

生品长于祛痰,用于咳喘痰多;炒品长于消食除胀,用于食积腹胀。

【临床药学服务】

1. 用法用量 煎服,5~12g。

2. 用药监护 用于食积证,应注意观察脘腹胀满是否缓解、食欲等症状的改善情况;用于痰咳证,注意观察咳嗽气喘及痰量、痰色的改善情况。此外,还应注意出现恶心、嘈杂等症状应立即停药。

3. 用药告知 与其他消食药同用时,适当减量;用药中注意顾护脾胃,合理饮食。

【临床用药警戒】

1. 使用注意 区分生品与制品的药效差异;根据证候轻重选择药量。莱菔子用量过大有耗气之虑,生莱菔子用量过大还可致恶心。

2. 使用禁忌

(1) 病证禁忌:对胃黏膜刺激性较强,消化性溃疡患者不宜单用;气虚无食积、气虚无痰浊、脏器下垂者慎用;痰多色黄不宜单用;低血压患者不宜长期使用。

(2) 特殊人群用药禁忌:孕妇慎用。

(3) 中西药配伍禁忌:传统认为不宜与人参、熟地黄、何首乌同用。

(4) 饮食禁忌:传统认为不宜与苹果、梨、橘子、胡萝卜等同食。忌食生冷油腻及刺激性食物。

鸡 内 金

【品种与品质】

本品来源于雉科动物家鸡的砂囊内壁,以色黄、完整不破碎者为佳。

【处方用名】

鸡内金,内金,炙鸡金,炒鸡内金。

【临床效用】

鸡内金甘,平,归脾、胃、小肠、膀胱经。功效健胃消食,涩精止遗,通淋化石。主治各种食积证;肾虚遗精、遗尿尿频;砂石淋证或肝胆结石。又可用于胁下癥瘕瘀块、脘腹痞满坚硬等病证。

生品长于攻积、通淋化石,用于砂石淋证或肝胆结石以及胁下癥块、痞硬腹胀。炒鸡内金长于健脾消积,用于各种食积证。醋鸡内金长于疏肝健脾,并可矫正气味,用于肝胃不和之食积证。

【临床药学服务】

1. 用法用量　煎服,3~10g。研末服,每次 1.5~3g。研末服效果比煎剂好。

2. 用药监护　用于食积证,应注意观察患者与治疗相关症状的改善情况,如脘腹胀满是否缓解,食欲、大便等的情况有无变化;用于砂石淋证,注意观察小便情况,必要时做 B 超检查。此外,还应注意观察用药是否出现消化道不适等反应。

3. 用药告知　与其他消食药同用,适当减量;用药中注意顾护脾胃,饮食有节。

【临床用药警戒】

1. 使用注意　区分生品与制品的药效差异;根据证候轻重选择药量。

2. 使用禁忌

(1) 病证禁忌:脾虚无积滞者慎用;腹胀、泄泻者不宜单用;胃酸分泌过多者不宜服用。

(2) 特殊人群用药禁忌:孕妇、经期妇女慎用。

(3) 中西药配伍禁忌:不宜与地榆、石榴皮、五倍子、虎杖、狗脊、萹蓄、大黄、茶叶、儿茶、四季青、仙鹤草、侧柏叶等含鞣酸成分的中药同用;不宜与四环素、水杨酸钠、阿司匹林、鞣酸蛋白、烟酸等合用。

(4) 饮食禁忌:忌食生冷油腻及辛辣刺激性食物;不宜与富含鞣酸的食物,如茶、咖啡、柿子等同食。

🔍 知识链接

消食药的不良反应

　　消食药虽多为甘平之品,但也有不良反应。检索 30 年来国内外文献对 12 味消食类中药饮片的安全事件报道,结果显示,收集到安全问题的报道 50 篇,案例 595 例,涉及不良反应的饮片有 5 味。引发药品不良反应/药品不良事件(ADR/ADE)的原因主要是超剂量用药、个体差异等。ADR/ADE 的特点:临床表现主要以消化系统损害为主;发生时间一般在服药后 10 分钟到数天不等;预后及转归良好,绝大多数患者经停药和对症治疗后能够恢复正常或症状缓解。有文献报道,肾移植患者使用柠檬和山楂泡水后,其全血中免疫抑制剂环孢素浓度降低约 20%,在停用柠檬、山楂 10 天后,患者全血中环孢素浓度恢复,其原因可能是柠檬、山楂能够健脾,助消化,增加胃肠蠕动,减少了环孢素的吸收。

其他消食药

其他消食药的药学服务内容见表 11-1。

表 11-1 其他消食药的药学服务

药名	临床性效特征	炮制品种	临床药学服务		不良反应与用药警戒
			用法用量	用药监护与告知	
稻芽	甘,温;归脾、胃经;消食和中、健脾开胃	生品长于和中,炒用偏于消食,炒焦偏于消食止泻	煎服,9~15g	注意顾护脾胃、饮食有节	可出现嘈杂、易饥等不适,忌食难消化食物
阿魏	苦、辛,温;归脾、胃经;消积、化癥、散痞、杀虫	临床一般用生品	1~1.5g,多入丸、散,不宜入煎剂;宜饭后服。外用适量,多入膏药	脾胃虚弱者及孕妇禁用;有生育愿望者慎用	可出现恶心、呕吐等不适。忌食生冷、油腻、辛辣刺激性食物

学习小结

应用消食药治疗食积证时,需根据食积种类的不同,分别选择适宜的药物,并进行合理的配伍。若属脾胃虚弱之停食,当以调养脾胃为主,辅以消食药物。本类药物为食积而设,宜饭后服用。服药期间应节制饮食,食清淡软熟易消化之品,忌食生冷辛辣油腻食物。

山楂味酸,胃动力障碍明显或伴有胃炎、胃溃疡、胃食管反流病的糖尿病患者不宜用;胃酸分泌过多者应慎用。神曲辛散温燥,胃阴虚、胃火盛、外感风热、内热炽盛、血虚血热者不宜用;脾胃虚弱者不宜久用或大剂量用。莱菔子对胃黏膜刺激性较强,消化性溃疡患者不宜用;低血压患者不宜长期使用。鸡内金研末服其作用优于煎剂;胃酸分泌过多者不宜服用。山楂、神曲、麦芽、鸡内金孕妇宜慎用。莱菔子、山楂易耗气,气虚者慎用,不宜与人参等补气药同用。

（孙东东）

复习思考题

1. 根据消食药的药性特点,阐述消食药临床应用的药学服务措施。
2. 阐述山楂、莱菔子、鸡内金药学服务的侧重点。
3. 患者,男,35 岁。午间食羊肉 1 斤(500g),午后脘腹胀痛,嗳腐吐酸,恶心欲吐。请问选用哪些药物治疗,针对治疗药物如何提供药学服务。

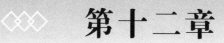

第十二章

驱 虫 药

学习目的

1. 知识目标　学习驱虫药的性效理论,掌握驱虫药的临床药学服务基本内容。

2. 能力目标　学生具备开展驱虫药药学服务的能力,能够针对具体案例制定驱虫药临床药学监护、安全警戒措施及用药告知方案。

3. 思政目标　通过槟榔 2003 年被 IARC(国际癌症研究机构)证明为一级致癌物,长期服用会提高口腔癌的发病率,但是学术界又存在争议这一案例,来激发学生的独立思考、科研与批判精神。通过对比食用槟榔和药用槟榔的安全性,来增强学生安全用药的意识,强化生命意识、法治意识,加强其社会责任感和专业使命感。

【概念】

凡以驱除或杀灭人体肠道内寄生虫,治疗虫病为主要作用的药物,称为驱虫药。驱虫药主要为植物类药。驱虫药大多入肠、胃经,药性寒温各异,五味兼具,临床以针对虫病为主。部分药物有毒。

【使用宜忌】

1. 用法　驱虫药一般应空腹时服用,使药物充分作用于虫体而保证疗效。但是,发热或腹痛剧烈者暂时不宜驱虫,宜对症处理,待症状缓解后再驱虫。

2. 病证禁忌　有缓泻作用的驱虫药脾虚便溏者慎用;性味苦寒的驱虫药脾胃虚寒者慎用。

3. 特殊人群用药禁忌　有毒的驱虫药孕妇禁用,哺乳期妇女忌用。

4. 饮食禁忌　服用驱虫药期间,饮食以易消化、清淡为主。部分驱虫药服用时忌食油腻食物,部分药忌饮浓茶;根据传统记载,部分药不宜与羊肉、酒或绿豆等同食。

使 君 子

【品种与品质】

本品来源于使君子科植物使君子的干燥成熟果实,以个大、仁饱满、色黄白者为佳。

【处方用名】

使君子,炒使君子仁,炒使君子。

【临床效用】

使君子甘,温,归脾、胃经。功效杀虫消积。主治蛔虫病、蛲虫病,症见绕脐腹痛,时发时止,不思饮食,唇内有红白点或肛门瘙痒;小儿疳积,症见腹痛有虫、面色萎黄、形瘦腹大。

生品杀虫消积,易引起胃肠不适;炒制品性效同生品,但较易服用。

【临床药学服务】

1. 用法用量　捣碎煎服,9~12g。使君子仁 6~9g,多入丸、散或单用,作 1~2 次分服。小儿每岁每天 1~1.5 粒,炒香嚼服,每日总量不超过 20 粒。

2. 用药监护　用于驱虫时,应注意观察患者大便中是否有虫排出,必要时做粪检;用于小儿疳积,注意观察食欲、面色等的情况。此外,用药中还需观察有无呃逆、眩晕、呕吐、腹泻等的情况。

3. 用药告知　空腹服药,连续服药不宜超过 3 天。

【临床用药警戒】

1. 使用注意　用量不宜过大;不宜长期连续服用。大量服用可引起呃逆、眩晕、呕吐、腹泻等反应。若与热茶同服,亦能引起呃逆、腹泻,故服药时忌饮茶。

2. 使用禁忌

(1) 病证禁忌:无虫积者慎服;脾胃虚弱呕呃者忌服;对本品过敏者禁用。

(2) 特殊人群用药禁忌:孕妇慎用。

(3) 饮食禁忌:忌饮浓茶,服药期间忌食辛辣食品。

苦 楝 皮

【品种与品质】

本品来源于楝科植物楝树或川楝树的干燥树皮或根皮,以皮厚、无粗皮者为佳。

【处方用名】

苦楝皮,苦楝根皮。

【临床效用】

苦楝皮苦,寒,有毒,归肝、脾、胃经。功效杀虫、疗癣。主治蛔虫病、蛲虫病、钩虫病,症见绕脐腹痛,时发时止,或肛门作痒,嗜食异物;疥癣湿疮,症见患处瘙痒,有丘疹或水疱。

【临床药学服务】

1. 用法用量　煎服,3~6g。外用适量,研末,用猪脂调敷患处。

2. 用药监护　用于驱虫时,应注意观察患者大便是否有虫排出,必要时做粪检;用于疥癣湿疮,注意观察局部皮损症状的改善等情况。此外,用药中还应观察有无头痛、头晕、恶心、呕吐等情况,注意检查肝、肾功能。

3. 用药告知　空腹服药,中病即止;用于杀虫连续服药不宜超过 3 天。

【临床用药警戒】

1. 使用注意　本品有毒,不宜过量和持续服用。

2. 使用禁忌

(1) 病证禁忌:脾胃虚寒者慎用;肝病患者忌用。

(2) 特殊人群用药禁忌:孕妇忌用;肝、肾功能不全者慎用;哺乳期妇女忌用。

(3) 中西药配伍禁忌:不宜与新斯的明同用;不宜与具有损害肝功能的药物合用。

(4) 饮食禁忌:忌生冷、辛辣刺激性食物。忌酒。

槟 榔

【品种与品质】

本品来源于棕榈科植物槟榔的干燥成熟种子,以切面大理石花纹明显、无虫蛀者为佳。

【处方用名】

槟榔,炒槟榔,焦槟榔。

笔记栏

【临床效用】

槟榔苦、辛,温,归胃、大肠经。功效杀虫消积、行气、利水、截疟。主治绦虫、蛔虫、姜片虫、钩虫等多种肠道寄生虫病,对绦虫病疗效最佳;食积气滞、腹胀便秘、泻痢里急后重;水肿、脚气肿痛。又可用于疟疾。

生品长于杀虫,用于肠道寄生虫病;炒用力缓;炒焦长于消食导滞,主治食积不消、泻痢后重。

【临床药学服务】

1. 用法用量　煎服,3~10g。驱绦虫、姜片虫 30~60g。

2. 用药监护　用于杀虫时,应注意观察患者大便中是否有虫排出,必要时做粪检;用于食积气滞证,应注意观察腹胀、便秘,或者大便形质改变等情况;用于水肿、脚气肿痛,注意观察尿量变化;使用槟榔截疟,应注意观察寒热往来等症状的改善情况。

3. 用药告知　用于驱杀绦虫,需较大剂量;本品有缓泻作用,服药时注意观察大便形质,中病即止。

【临床用药警戒】

1. 使用注意　区分生品与炒品在驱虫方面的药效强弱;区分生用与炒焦用药效的区别;区分药量轻重及主治差异。

2. 使用禁忌

(1) 病证禁忌:脾虚便溏或气虚下陷者忌用。

(2) 特殊人群用药禁忌:孕妇慎用。

(3) 中西药配伍禁忌:与毛果芸香碱同用时需减量;驱虫时不宜与敌百虫并用。

(4) 饮食禁忌:忌辛辣、生冷、油腻之品。

其他驱虫药

其他驱虫药的药学服务内容见表 12-1。

表 12-1　其他驱虫药的药学服务

药名	临床性效特征	炮制品种	临床药学服务		不良反应与用药警戒
			用法用量	用药监护与告知	
雷丸	微苦,寒,归胃、大肠经;杀虫消积	临床一般用生品	入丸、散,15~21g,一般研粉服,每次 5~7g,饭后用温开水调服,每日 3 次,连服 3 天	含蛋白酶,加热至 60℃ 左右蛋白酶即容易被破坏而失效,不宜入煎剂;有小毒,不可过剂,中病即止	有该药过敏史者禁用;脾胃虚寒者慎用;慎与四环素类抗生素同服
南瓜子	甘,平,归大肠经;杀虫	临床一般用生品,鲜品更良	研粉,60~120g。冷开水调服	区分生品与鲜品在杀虫方面的药效强弱;用于驱绦虫,常与槟榔合用,宜间隔服药;不宜入煎剂;不宜用蓖麻油导泻	忌食羊肉,忌油腻食品及饮酒;肝炎、胃炎患者慎用;慎与四环素类抗生素同服

续表

药名	临床性效特征	炮制品种	临床药学服务		不良反应与用药警戒
			用法用量	用药监护与告知	
鹤草芽	苦、涩、凉；归胃、大肠经；杀虫	临床一般用生品	研粉吞服，每次30～45g，小儿0.7～0.8g/kg。每日1次，晨起空腹顿服	不宜入煎剂；不宜用蓖麻油导泻	部分患者服药后有恶心、呕吐、头晕、冷汗等症状，一般可自行缓解。孕妇慎用；忌油腻食品及饮酒
榧子	甘，平，归肺、胃、大肠经；杀虫消积、润肺止咳、润燥通便	去壳取仁。用时捣碎	煎服，9～15g。炒熟嚼服，每次15g	孕妇、大便溏薄者慎用；肺热咳嗽者不宜用	对本品过敏者禁用；忌与绿豆同用

学习小结

应用驱虫药治疗肠道寄生虫病时，需根据寄生虫种类选择适宜的驱虫药，并酌情配伍泻下药以增强驱虫之力。其他章节中具有杀虫作用的药物（如绵马贯众、苦参等）使用时也应注意剂量和疗程。

驱虫药一般应空腹服。驱虫药用于驱虫，大多需适当增加剂量，一些药有毒，需注意炮制、疗程与剂量。须注意中病即止，不宜过剂。如苦楝皮需文火久煎。雷丸、鹤草芽不宜入煎剂。使君子不宜大量服用，服药时忌饮茶。苦楝皮、绵马贯众有毒，不宜过量或持续久服；孕妇及肝、肾功能不全者慎服。槟榔、榧子有缓泻作用，脾虚泄泻或大便溏薄者慎服；槟榔、鹤草芽孕妇慎用。苦楝皮、雷丸脾胃虚寒者慎用。传统认为服用雷丸、绵马贯众、鹤草芽驱虫时，忌食油腻之品；服鹤草芽时还须忌饮酒；服用榧子时，忌食绿豆。

（孙东东）

复习思考题

1. 根据驱虫药的药性特点，阐述驱虫药临床应用的药学服务措施。

2. 阐述使君子、苦楝皮、槟榔、绵马贯众药学服务的侧重点。

3. 患者，男，28岁。近日腹部脐周隐痛，伴腹泻、恶心等症状，大便排出白色扁半虫体节片，经大便镜检确定为绦虫病。请问选用哪些药物治疗？今后应如何预防该类疾病。

第十三章

止 血 药

学习目标

1. 知识目标　通过学习止血药的性效理论,掌握止血药的临床药学服务基本内容,能够辨析凉血止血药、化瘀止血药、收敛止血药、温经止血药的用药告知与使用注意。

2. 能力目标　学生具备开展止血药药学服务的能力,能够针对具体案例制定止血药临床药学监护、安全警戒措施及用药告知方案。

3. 思政目标　介绍云南白药的由来,引导学生具有乐于奉献,救死扶伤精神,增强社会责任感和专业使命感,恪守职业道德,做好药学服务,为公众用药安全保驾护航。

【概念与分类】

凡以制止体内外出血,治疗各种出血病证为主要作用的药物,称为止血药。止血药主要为植物类药。其药性有寒、温、散、敛之异,以归心、肝、脾经为主,功效有凉血止血、化瘀止血、收敛止血、温经止血之别。根据止血药的药性和功效不同,将其分为凉血止血药、化瘀止血药、收敛止血药和温经止血药四类。

凉血止血药:凡以清泻血分之火热、止血为主要功效,主治血热妄行之出血证的药物,称为凉血止血药。其性寒凉,味多甘、苦,功效清热凉血止血,适用于血热妄行所致的各种出血病证。症见吐血、咯血、衄血、便血、尿血、崩漏下血等,血色鲜红,或伴有口干、烦躁、舌红、苔黄等。

化瘀止血药:凡以消散瘀血、止血为主要功效,主治瘀血内阻、血不循经之出血证的药物,称为化瘀止血药。本类药物具有止血而不留瘀的特点,适用于因瘀血内阻而血不循经之出血病证,症见吐血、衄血、咯血、便血、尿血、崩漏等,血色偏暗,夹有血块,或伴有舌质暗红、瘀斑,脉涩等。

收敛止血药:凡有收涩之性,以收敛固涩、止血为主要功效,主治出血而无瘀滞之出血证的药物,称为收敛止血药。其性多平,味多涩,或质黏,或为炭类,故能收敛止血,适用于无明显邪气和血瘀的慢性出血病证,症见血色暗淡、质地清稀,伴有神疲乏力、面色萎黄、舌淡、脉弱等。

温经止血药:凡以温脏腑、益脾阳、固冲任而摄血止血为主要功效,主治虚寒性出血证的药物,称为温经止血药。其性温热,适用于脾不统血、冲脉失固之虚寒性出血病证,症见出血日久,血色暗淡,多兼有全身虚寒的症状。

【使用宜忌】

1. 用法　止血药多炒炭用以增强止血作用,均可入煎剂,部分药物宜包煎。服药期间应静卧少动,以免加重出血。若出血过多,气随血脱者,则须益气固脱,急投大补元气之药。

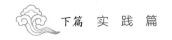

2. 病证禁忌　辨别出血性质:凉血止血药不宜用于寒性出血证;温经止血药不宜用于血热出血证;收敛止血药不宜用于出血初期邪实者;凉血止血药和收敛止血药易凉遏恋邪,有止血留瘀之弊,出血兼有瘀滞者不宜单用。

3. 配伍禁忌　临床应用凉血止血药时,不宜配伍温里药;使用温经止血药时,不宜配伍清热药。个别药物不宜与乌头类药同用;部分止血药不宜与抗凝药物同用。

4. 特殊人群用药禁忌　具有化瘀功效且性属寒凉的止血药,经期妇女、孕妇应慎用或忌用。

5. 饮食禁忌　使用凉血止血药时,不宜食用辛辣、温燥之品;使用温经止血药时,不宜食用生冷、寒凉的食物。

第一节　凉血止血药

大　蓟

【品种与品质】

本品来源于菊科植物蓟的干燥地上部分,以色绿、叶多者为佳。

【处方用名】

大蓟,大蓟炭。

【临床效用】

大蓟甘、苦,凉,归心、肝经。功效凉血止血,散瘀解毒消痈。主治血热出血诸证,尤多用于吐血、咯血及崩漏下血;血热毒盛之痈肿疮毒。

大蓟炭苦、涩,凉,归心、肝经。功效凉血止血。主治衄血,吐血,尿血,便血,崩漏,外伤出血。

生品长于凉血止血、散瘀消痈,主治血热出血,热毒壅盛之疮痈肿毒;炒炭后凉血作用减弱,止血作用增强,主治多种出血证。

【临床药学服务】

1. 用法用量　煎服,大蓟 9~15g,大蓟炭 5~10g。鲜品酌情加大剂量。外用适量,捣敷患处。

2. 用药监护　用于止血,注意观察出血量的变化;用于治疗热毒疮痈,注意观察局部症状的改善情况。同时,注意观察血压、体温、食欲、二便的情况。长期服用须在监护期检测尿常规。

3. 用药告知　与其他凉血止血药合用,注意减量;宜饭后服;注意疗程和剂量;用药中顾护脾胃,宜食用熟软易消化食物。

【临床用药警戒】

1. 使用注意　区别生品与制品的药效差异;根据证候轻重选择药量。

2. 使用禁忌

（1）病证禁忌:虚寒性出血不宜用;脾胃虚寒、肾阳衰微、内伤生冷、外感风寒者不宜单味长期使用。低血压患者不宜大量久服。

（2）特殊人群用药禁忌:孕妇忌用;月经期妇女慎用。

（3）中西药配伍禁忌:与降压药合用注意减量,或不与降压药合用。

（4）饮食禁忌:忌食辛辣、生冷食物。

小　蓟

【品种与品质】

本品来源于菊科植物刺儿菜的干燥地上部分,以色绿、叶多、无杂质者为佳。

【处方用名】

小蓟,小蓟炭。

【临床效用】

小蓟甘、苦,凉,归心、肝经。功效凉血止血,散瘀解毒消痈,清热利尿。主治血热出血诸证,尤善治尿血、血淋;热毒疮疡初起,红肿热痛,烦热口渴。

生品长于凉血止血,主治血淋、热淋及多种血热出血,热毒之疮痈肿毒;炒炭后凉血作用减弱,止血作用增强,主治多种出血证。

【临床药学服务】

1. 用法用量　煎服,5~12g。鲜品加量,绞汁服。用于凉血、解毒宜饭后服。降血压可适量煎水代茶饮。外用适量,捣敷患处;或煎水外洗患处。

2. 用药监护　用于出血证,注意观察患者出血量的变化,有无小便增多;用于尿血、血淋,应注意观察尿量的变化,检测尿常规;用于治热毒疮痈,注意观察局部症状的改善情况。观察患者有无过敏反应。

3. 用药告知　与其他凉血止血药合用,注意减量。用药中顾护脾胃,宜食用熟软易消化食物。

【临床用药警戒】

1. 使用注意　区别生品与制品的药效差异;国家证候轻重与病证选择药量。

2. 使用禁忌

(1) 病证禁忌:血虚、脾胃虚寒、不思饮食、大便溏泄泻者忌服;低血压患者不宜大量久服。

(2) 特殊人群用药禁忌:孕妇慎用;经期妇女慎用。

(3) 中西药配伍禁忌:与降压药合用宜减量。

(4) 饮食禁忌:忌生冷油腻食物。

地　榆

【品种与品质】

本品来源于蔷薇科植物地榆或长叶地榆的干燥根,以条粗、质坚、断面色粉红者为佳。

【处方用名】

地榆,绵地榆,地榆炭。

【临床效用】

地榆苦、酸、涩,微寒,归肝、大肠经。功效凉血止血,解毒敛疮。主治热伤血络,迫血妄行之出血诸证,尤宜于便血、痔血、血痢、崩漏等下焦出血之证;疮疡痈肿初起、湿疮溃烂及烫火伤,为治水火烫伤之要药。

生品长于凉血止血、解毒敛疮,主治血热出血、热毒疮痈、湿疮溃烂及水火烫伤;炒炭后止血作用增强,主治多种出血证。

【临床药学服务】

1. 用法用量　煎服,9~15g。或入丸、散。外用适量,研末涂敷患处。

2. 用药监护　用于止血,注意观察患者出血量的变化;用于热毒疮痈、湿疹溃烂,注意

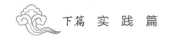

观察患者局部症状的改善情况;用于烧烫伤,注意观察局部症状的改善情况。此外,还应定期检查肝、肾功能。

3. 用药告知　与其他寒凉药物合用,注意减量;用药中顾护脾胃,宜食用熟软易消化食物;不可扩大外用药的涂敷面积。

【临床用药警戒】

1. 使用注意　区分生品与制品的药效差异;根据证候轻重选择药量;久服地榆及其制剂应注意补充 B 族维生素;大面积烧伤患者,不宜使用地榆制剂外涂。

2. 使用禁忌

(1) 病证禁忌:热痢初起不宜单用;虚寒性便血、下痢、崩漏、出血夹瘀者慎用;脾胃虚寒者忌用;肠易激综合征、肠炎、心功能不全者不宜大剂量服用。

(2) 特殊人群用药禁忌:孕妇、产妇忌用;肝、肾功能不全者慎用。

(3) 中西药配伍禁忌:不宜与抗生素、异烟肼、洋地黄类、强心苷、生物碱、含金属离子的药物、酶制剂等合用。

(4) 饮食禁忌:忌食辛辣、温燥食物,忌饮酒。

槐　　花

【品种与品质】

本品来源于豆科植物槐的干燥花及花蕾。槐花以花整齐不碎、色黄者为佳;槐米以花蕾多、色黄绿者为佳。

【处方用名】

槐花,槐米,炒槐花,槐花炭。

【临床效用】

槐花苦,微寒,归肝、大肠经。功效凉血止血,清肝泻火。主治血热妄行所致的各种出血证,尤宜于下部血热所致的痔血、便血;肝火上炎所致的目赤、头胀头痛、眩晕及高血压。

生品长于凉血、清肝泻火,用于血热妄行之出血证、肝火上炎之目赤头痛等证;炒制后寒性减弱,清热凉血作用次于生品;炒炭后止血作用增强,用于多种出血证。

【临床药学服务】

1. 用法用量　煎服,5~10g。外用适量。

2. 用药监护　用于止血,注意观察患者出血量的变化;用于治肝火上炎之目赤头痛眩晕,注意观察症状的改善情况,监测血压变化。此外,注意观察食欲、大小便的情况,服药后有无过敏反应。

3. 用药告知　与其他寒凉药物合用,注意减量;用药中顾护脾胃,宜食用熟软易消化食物。

【临床用药警戒】

1. 使用注意　区别生品与制品的药效差异;根据证候轻重选择药量;用量过大,易败胃伤阳。

2. 使用禁忌

(1) 病证禁忌:脾胃虚寒及阴虚发热而无实火者慎用;热痢初起、瘀血积滞者不宜单用。低血压患者慎用。

(2) 特殊人群用药禁忌:对槐花过敏者禁用;孕妇慎用。

(3) 中西药配伍禁忌:不宜与降压药同用;不宜与氢氧化铝制剂、钙制剂、镁制剂、亚铁制剂等合用。

（4）饮食禁忌：忌食辛辣、温燥的食物。

知识链接

槐花的不良反应

槐花可引起过敏反应，出现颜面、颈及四肢潮红，皮肤斑丘疹，斑贴试验阳性。抗过敏治疗有效。槐花中含有光敏物质成分，服用后宜防晒，尤其是裸露在外面的脸、手、脚等部位的皮肤，避免引致植物日光性皮炎。

侧 柏 叶

【品种与品质】

本品来源于柏科植物侧柏的干燥枝梢及叶，以枝嫩、色深绿者为佳。

【处方用名】

侧柏叶，侧柏炭。

【临床效用】

侧柏叶苦、涩、寒，归肺、肝、脾经。功效凉血止血，化痰止咳，生发乌发。主治血热出血诸证，症见吐血、衄血、咯血或便血、崩漏下血，血色鲜红等；肺热咳喘，症见痰黄稠黏，咯之不爽；血热脱发或须发早白。

生品长于清热凉血止血、祛痰止咳，用于血热出血、咳嗽痰多；炒炭后偏于收敛止血，多种出血证均可选用。

【临床药学服务】

1. 用法用量　煎服，6~12g。或入丸、散。外用适量，煎水外洗，捣敷或者研末调敷。

2. 用药监护　用于出血证，应注意观察患者出血量的变化；用于肺热咳喘，注意观察咳嗽、气喘症状的改善情况，痰液色、质、量的变化。此外，注意观察是否有胃脘不适、食欲减退的情况；监测肾功能。

3. 用药告知　与其他寒凉药物合用，注意减量；多食伤胃，宜饭后服；用药中顾护脾胃，宜食用熟软易消化食物。

【临床用药警戒】

1. 使用注意　区别生品与制品的药效差异；根据证候轻重选择药量；久服、多服有致胃脘不适及食欲缺乏之虑。

2. 使用禁忌

（1）病证禁忌：虚寒出血及出血有瘀血者慎用；脾胃虚弱者慎用。脑血栓患者忌单用；低血压患者忌大量长期服用。

（2）特殊人群用药禁忌：婴幼儿、老年人不宜单味长期用；肝、肾功能不全者慎用。

（3）中西药配伍禁忌：不宜与B族维生素、抗生素（如四环素族、红霉素、灰黄霉素、制霉菌素、林可霉素、利福平等）、强心苷、洋地黄类、地高辛、生物碱类药（麻黄碱、阿托品、黄连素、奎宁、利血平等）、亚铁盐制剂、碳酸氢钠制剂、异烟肼、酶制剂等同用。

（4）饮食禁忌：忌食辛辣、温燥、难消化的食物。

第二节 化瘀止血药

三 七

【品种与品质】

本品来源于五加科植物三七的干燥根和根茎,支根习称筋条,根茎习称剪口,以个大、体重、质坚实、断面灰绿色者为佳。

【处方用名】

三七,三七粉,熟三七,田七,田七粉,参三七。

【临床效用】

三七甘、微苦,温,归肝、胃经。功效散瘀止血,消肿定痛,为伤科要药。主治体内外各种出血证,尤宜瘀血内阻、血不循经之出血证;跌仆瘀肿疼痛。既用于多种血瘀证,尤多用于胸痹心痛、癥瘕,血瘀之闭经、痛经,以及产后瘀阻腹痛诸证,又可用于虚损劳伤。

临床一般用生品。三七粉长于散瘀止血、消肿定痛,用于各种出血证、血瘀证及跌打损伤。熟三七散瘀止血作用减弱,有补虚之功,用于虚损劳伤。

【临床药学服务】

1. 用法用量 煎服,3~9g。研末吞服,每次1~3g。外用适量,磨汁外涂,或研末调敷或掺撒。

2. 用药监护 用于出血证,注意观察患者出血量的变化;用于各种血瘀证及伤科疾病,注意观察病证的改善情况。此外,用药中注意观察有无恶心、呕吐、心悸、药疹、出血倾向等,以及有无过敏反应。长期用药者应定期检查出凝血时间。

3. 用药告知 与其他止血药合用,注意减量;宜饭后服。

【临床用药警戒】

1. 使用注意 不宜超量使用,大剂量服用有引起房室传导阻滞的报道。

2. 使用禁忌

(1)病证禁忌:元气大伤,阴阳欲脱者不宜单用。无瘀者忌用;血热妄行之出血或出血而兼有阴虚口干者不宜单用;外感患者不宜;对该药过敏者禁用。

(2)特殊人群用药禁忌:孕妇慎用;月经期、哺乳期妇女慎用。

(3)中西药配伍禁忌:不宜与咖啡因、肝素、洛美沙星、尼美舒利、三七总皂苷同用;不宜与降血糖药同用。与硝酸甘油等药物合用时需减量。

(4)饮食禁忌:忌食酸冷、腥臊食物。

附药:菊叶三七

菊叶三七为菊科多年生宿根草本植物菊叶三七的根及叶。其味甘、微苦,性温,归肝、胃经。功效散瘀止血,消肿止痛,清热解毒。治疗衄血、吐血、咯血、便血、崩漏、痛经、风湿痛、跌打损伤、疮痈肿毒、乳痈等;外敷治创伤出血。对疮痈肿痛,亦可用鲜叶捣烂外敷。全草用15~30g,鲜品加倍;根用3~15g。外用适量。月经期妇女及孕妇慎用。

景天三七

景天三七为景天科多年生肉质草本植物景天三七的根或全草。其味甘、微酸,性平。全草功效为止血散瘀、安神、解毒,用于衄血、咯血、吐血、尿血、便血、崩漏、紫斑,以及外伤出血、跌打损伤、心悸、失眠、疮疖痈肿、烫火伤、毒虫螫伤等。根功效为止血、消肿、定痛,用于衄血、咯血、吐血及筋骨伤痛等。外敷治创伤出血。内服:煎汤,15~30g;或鲜品绞汁,30~60g。外用:鲜品捣敷;或研磨撒敷。月经期妇女及孕妇慎用。

思政元素

三七——大医精诚,无私奉献

云南名医曲焕章,怀揣济世救人之心,苦心钻研,历经十余载,研制成功"百宝丹",该药以其独特、神奇的功效被誉为"中华瑰宝,伤科圣药",三七即为主要成分之一。

抗日战争爆发后,曲焕章忠心爱国,主动向参加台儿庄战役的六十军官兵无偿捐献了三万瓶"百宝丹",挽救了无数将士的生命。国民党政府看到百宝丹的神奇功效,意欲利用该药发国难财,牟取暴利,逼迫他交出药方。曲焕章宁可身陷囹圄也不屈服,直至因病含恨在监狱去世。新中国成立后,曲焕章之妻无偿献方,昆明市政府举行了表彰大会,正式将"百宝丹"更名为"云南白药",开始投入批量生产造福百姓。2000年云南白药推出"传统中药现代化"战略,实施产品研发与创新,不断开发出胶囊剂、酊剂、膏剂、气雾剂等新剂型,满足了临床使用需求。经历了近一个世纪发展的云南白药,已成为享誉中外、令国人自豪的民族品牌。

茜 草

ER-13-2

茜草临床药学服务微课

【品种与品质】

本品来源于茜草科植物茜草的干燥根及根茎,以条粗长、外皮色红棕、断面色黄红者为佳。

【处方用名】

茜草,茜草炭。

【临床效用】

茜草苦,寒,归肝经。功效凉血,祛瘀,止血,通经。主治血热夹瘀之出血证;血瘀经络闭阻之闭经、跌打损伤、风湿痹痛等证。

生品长于凉血止血、活血祛瘀,用于血热夹瘀之出血证、血瘀证、跌打损伤、痹证等;酒制后长于活血祛瘀,用于血瘀证;炒炭后寒性降低,收涩性增强,长于止血,用于多种出血证。

【临床药学服务】

1. 用法用量 煎服,6~10g。或入丸、散;或浸酒。

2. 用药监护 用于出血证,注意观察患者出血量的变化;用于吐血、衄血、崩漏、外伤出血、瘀阻经闭、关节痹痛、跌仆肿痛等证,注意观察相应病证的改善情况。此外,用药中注意观察有无恶心、呕吐等反应,注意监测血压。

3. 用药告知 宜饭后服;不宜久服;与其他寒凉药物合用,注意减量;用药中顾护脾胃,宜食用熟软易消化食物。

【临床用药警戒】

1. 使用注意 区别生品与制品的药效差异;根据证候轻重选择药量;剂量不宜过大,以免引起呕吐。

2. 使用禁忌

(1)病证禁忌:脾胃虚弱、精亏血少、阴虚火旺及无瘀滞者慎用。

（2）特殊人群用药禁忌：孕妇、月经过多者及经期妇女慎用。

（3）中西药配伍禁忌：不宜与降压药合用。

（4）饮食禁忌：忌食生冷油腻食物。

蒲　　黄

【品种与品质】

本品来源于香蒲科植物水烛香蒲、东方香蒲或同属植物的干燥花粉，以粉细、体轻、色鲜黄、滑腻感强者为佳。

【处方用名】

蒲黄，蒲黄炭。

【临床效用】

蒲黄甘，平，归肝、心包经。功效化瘀，止血，利尿通淋，止痛。主治体内外多种出血证，无论属寒属热，有无瘀滞皆可，但以属实夹瘀者尤宜；瘀阻闭经，胸腹刺痛，关节疼痛，跌仆肿痛等瘀血作痛；溺道瘀阻，小便色赤，或血淋涩痛。

生品长于化瘀、利尿，并能止血，用于血瘀证、血淋及血热夹瘀之出血证及瘀血作痛；炒炭性涩，长于收敛止血，用于无瘀滞之出血证。

【临床药学服务】

1. 用法用量　煎服，5～10g，宜包煎。或入丸、散。外用适量。

2. 用药监护　用于出血证，注意观察患者出血量的变化，并注意尿量变化；用于血瘀证，注意观察所治病证的改善情况；用于血淋涩痛，注意观察排尿情况、尿量的变化及尿常规。此外，还应监测心功能、血压、出凝血时间等。过敏体质者服药后注意观察有无过敏反应。

3. 用药告知　宜饭后服；不可随意增加剂量，中病即止。

【临床用药警戒】

1. 使用注意　区分生品与制品的药效差异；根据证候轻重选择药量。生蒲黄活血化瘀力强，与其他活血化瘀药合用应酌减用量。

2. 使用禁忌

（1）病证禁忌：无瘀滞者慎用；肾虚遗尿患者忌用；电解质紊乱者不宜长期服用；长期腹泻、低血压、心功能不全患者不宜大剂量长期服用。

（2）特殊人群用药禁忌：孕妇忌用；月经期妇女慎用；对本品过敏者禁用。

（3）中西药配伍禁忌：不宜与乙酰胆碱等 M 胆碱受体激动药、肾上腺素受体阻滞药合用；不宜与碱性药物合用。蒲黄炭不宜与酶制剂、生物碱、洋地黄类、强心苷等合用。

（4）饮食禁忌：忌辛辣刺激性食物。

第三节　收敛止血药

白　　及

【品种与品质】

本品来源于兰科植物白及的块茎，以切面色白、角质样者为佳。

【处方用名】

白及，白芨，白及粉。

笔记栏

【临床效用】

白及苦、甘、涩,微寒,归肺、胃、肝经。功效收敛止血,消肿生肌。主治体内外诸出血证,咯血、吐血等肺胃出血证尤为多用;疮痈肿毒,烧烫伤,肛裂,手足皲裂。

临床一般用生品。

【临床药学服务】

1. 用法用量　煎服,6~15g。或入丸、散。研末吞服,3~6g。外用适量。

2. 用药监护　用于出血证,注意观察患者出血量的变化;用于疮疡肿毒、烧烫伤及肛裂、手足皲裂等,注意观察局部皮损症状的改善情况;用于肺痈,注意观察咳吐脓血的情况。此外,用药中观察食欲、小便的情况,定期检查凝血功能。

3. 用药告知　与其他止血药合用,注意减量;宜饭后服;用药中顾护脾胃,宜食用熟软易消化食物。

【临床用药警戒】

1. 使用注意　根据证候轻重选择药量;与苦寒药同服注意减量。

2. 使用禁忌

(1) 病证禁忌:血瘀引起的出血证,不宜单用;外感咳血、肺痈初起、肺胃出血而实火甚者忌单用。

(2) 特殊人群用药禁忌:肝、肾功能不全者慎用。

(3) 中西药配伍禁忌:"十八反"禁忌认为不宜与川乌、制川乌、草乌、制草乌、附子等乌头类药物同用。

(4) 饮食禁忌:忌生冷及油腻食物。

仙 鹤 草

【品种与品质】

本品来源于蔷薇科植物龙牙草的干燥地上部分,以茎红棕色、质嫩、叶多者为佳。

【处方用名】

仙鹤草,龙牙草,脱力草。

【临床效用】

仙鹤草苦、涩,平,归心、肝经。功效收敛止血,止痢,截疟,补虚。主治身体各部位之出血证,无论寒热虚实,皆可应用;血痢、久泻久痢;疟疾;劳力过度之脱力劳伤。又可用于疮疖痈肿、阴痒带下。

生品长于补虚、截疟,用于脱力劳伤、疟疾;炒炭收敛止血、止痢功效增强,用于出血证、久泻久痢。

【临床药学服务】

1. 用法用量　煎服,6~12g。鲜品加量,或入散剂。外用适量,捣敷,或熬膏涂敷。

2. 用药监护　用于出血证,注意观察患者出血量的变化;用于泻痢,注意观察大便情况;用于疟疾,注意观察寒热往来症状的改善情况;用于脱力劳伤,注意观察体力恢复的情况。此外,还要注意观察视力、食欲、体温、二便等的情况,监测肾功能;是否出现过敏反应。

3. 用药告知　与其他药物合用,注意减量;宜饭后服;用药中顾护脾胃,宜食用熟软易消化食物。

【临床用药警戒】

1. 使用注意　区分生品与制品的药效差异;根据证候轻重选择药量。

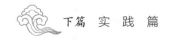 笔记栏

2. 使用禁忌

（1）病证禁忌：出血初期邪实者慎用。

（2）特殊人群用药禁忌：对仙鹤草过敏者禁用。

（3）中西药配伍禁忌：传统认为，仙鹤草不宜与蓖麻油同用。不宜与维生素 B_1、维生素 B_6、维生素 C、抗生素、异烟肼、洋地黄类、强心苷、生物碱、含金属离子的药物、酶制剂、抗凝血药物等合用。

（4）饮食禁忌：忌食生冷、油腻食物。

紫 珠 叶

【品种与品质】

本品来源于马鞭草科植物杜虹花或紫珠的干燥叶，以叶片完整、质嫩者为佳。

【处方用名】

紫珠叶，紫珠。

【临床效用】

紫珠叶苦、涩、凉，归肺、胃、肝经。功效凉血收敛止血，散瘀解毒消肿。主治体内外诸出血证，尤多用于咯血、吐血等肺胃出血证；外伤出血、热毒疮疡及水火烫伤。

临床一般用生品。

【临床药学服务】

1. 用法用量　煎服，3~15g，鲜品加量。或入丸、散，研末吞服 1.5~3g。外用适量，鲜品捣敷于疮疡患处，水火烫伤可煎水湿敷。

2. 用药监护　用于出血证，注意观察患者出血量的变化；用于热毒疮疡及水火烫伤，注意观察局部皮损症状的改善情况。

3. 用药告知　与其他止血药合用，注意减量；宜饭后服；用药中顾护脾胃，宜食用熟软易消化食物。

【临床用药警戒】

1. 使用注意　根据证候轻重选择药量。用于热毒疮疡宜鲜品捣敷，用于烫伤宜煮水湿敷。

2. 使用禁忌

（1）病证禁忌：出血初期邪实者慎用；虚寒性出血者慎用。

（2）特殊人群用药禁忌：月经期妇女不宜大剂量服用。

（3）饮食禁忌：忌食生冷油腻食物。

附药：广东紫珠

广东紫珠为马鞭草科植物广东紫珠的干燥茎枝和叶，味苦、涩，性凉，归肝、肺、胃经。功能收敛止血，散瘀，清热解毒。用于衄血，咯血，吐血，便血，崩漏，外伤出血，肺热咳嗽，咽喉肿痛，热毒疮疡，水火烫伤。煎服 9~15g。外用适量，研粉敷患处。

大叶紫珠

大叶紫珠为马鞭草科植物大叶紫珠的干燥叶或带叶嫩枝，味辛、苦，性平，归肝、肺、胃经。功效散瘀止血，消肿止痛。用于衄血，咯血，吐血，便血，外伤出血，跌仆瘀青肿痛。煎服 15~30g。外用适量，研末敷于患处。

第四节 温经止血药

艾 叶

【品种与品质】

本品来源于菊科植物艾的叶,以叶片大、叶背灰白色、绒毛多、香气浓者为佳。

【处方用名】

艾叶,蕲艾,醋艾炭。

【临床效用】

艾叶辛、苦,温,有小毒,归肝、脾、肾经。功效温经止血,散寒止痛。主治虚寒性出血证,尤宜于下焦虚寒之崩漏、胎漏下血;寒客胞宫之月经不调、痛经、宫冷不孕、胎动不安。又治寒性咳喘。外用祛湿止痒,可治湿疹瘙痒,并可制成艾条、艾炷等烧灸,以温经逐寒。

生品长于散寒止痛,用于腹部冷痛、经寒不调、宫寒不孕;炒用长于温经止血,醋炒则性收敛,并可增强散寒止痛之力,用于虚寒性崩漏下血、胎漏下血、胎动不安;炒炭温经止血作用增强,用于崩漏下血、月经过多,或胎漏下血。

【临床药学服务】

1. 用法用量　煎服,3~9g。宜饭后服。外用适量。炒热温熨,或捣绒供温灸用。

2. 用药监护　用于出血证,注意观察患者出血量的情况;用于妇科痛经、月经过多、月经不调,注意观察腹痛、月经量的变化及月经周期的情况;用于胎漏下血、胎动不安,应密切注意胎儿的情况、孕妇的整体情况及观察出血是否停止等。此外,用药过程中观察有无胃肠道反应,有无心悸、血压升高、失眠及过敏等情况。长期用药须定期监测肝、肾功能。

3. 用药告知　与其他温热药物合用,注意减量;用药中顾护脾胃,宜食用熟软易消化食物。

【临床用药警戒】

1. 使用注意　区分生品与制品的药效差异;根据证候轻重选择药量。生艾叶对胃有刺激性,可出现胃脘不适、恶心、呕吐等反应。

2. 使用禁忌

(1) 病证禁忌:外感风热或温热、实热内炽、阴虚火旺、血虚、血热忌用;昏迷者忌用;血热妄行之出血证忌单用;心功能不全等心脏病患者不宜长期使用;胃弱脾虚者慎服;对艾叶过敏者禁用。

(2) 特殊人群用药禁忌:孕妇和先兆流产属于热证者慎用;婴幼儿、老年人不宜长期使用;肝功能不全者忌用。

(3) 中西药配伍禁忌:与镇静药、麻醉药同用时,不宜剂量过大。

(4) 饮食禁忌:忌食生冷、寒凉饮食。

其他止血药

其他止血药的药学服务内容见表13-1。

笔记栏

表 13-1　其他止血药的药学服务

药名	临床性效特征	炮制品种	临床药学服务		不良反应与用药警戒
			用法用量	用药监护与告知	
白茅根	甘，寒；凉血止血、清热利尿、清肺胃热	生品或鲜品偏于凉血止血、利尿、清肺胃热。炒炭止血作用增强	煎服，10～30g，鲜品加量。或捣汁服。外用适量，鲜品捣汁涂	注意观察病证的改善情况；与其他寒凉药物合用时注意减量；宜饭后服；用药中顾护脾胃，宜食用熟软易消化食物	偶见头晕、恶心、大便次数增多等；孕妇慎用
苎麻根	甘，寒；凉血止血、安胎、清热解毒	生品或鲜品偏于凉血止血、清热安胎、解毒、利尿，炒炭止血作用增强	煎服，5～30g，鲜品加量，捣汁服。外用适量，煎汤外洗或鲜品捣敷	注意观察病证的改善情况；与其他寒凉药物合用时注意减量；宜饭后服；用药中顾护脾胃，宜食用熟软易消化食物	脾胃虚寒者慎用
棕榈炭	苦、涩，平；收敛止血	临床一般煅炭用	煎服，3～9g。或入丸、散。外用适量	注意观察出血量的变化；观察体温、食欲、二便等。与其他药物合用，注意减量；宜饭后服；用药中顾护脾胃，宜食用熟软易消化食物	收涩力强，血瘀患者慎用
藕节	甘、涩，平；收敛止血、化瘀	生用或炒炭用	煎服，10～30g。或入丸、散。鲜品加量，捣汁饮用	注意观察出血量的变化。注意监测血糖。与其他止血药合用，注意减量；宜饭后服；用药中顾护脾胃，宜食用熟软易消化食物	糖尿病患者忌大剂量服用；脾胃虚弱者慎用
血余炭	苦，平；收敛止血、化瘀、利尿	煅炭用	煎服，5～10g。或入丸、散。外用适量	注意观察出血量、尿量的变化。入散剂，气浊难闻，易致呕吐。宜饭后服；用药中顾护脾胃，宜食用熟软易消化食物，脾胃虚弱者不宜	可引起过敏反应
鸡冠花	甘、涩，凉；收敛止血、止带、止痢	生用或炒炭用	6～12g，或入丸散。外用适量	与其他药物合用，注意减量；宜饭后服；与收涩药同用可产生协同作用，应注意剂量。定期检查凝血时间，注意观察血压、二便的变化	月经期妇女慎用

续表

药名	临床性效特征	炮制品种	临床药学服务		不良反应与用药警戒
			用法用量	用药监护与告知	
炮姜	辛，热；温经止血、温中止痛	临床一般用炮制品	煎服，3~9g。或入丸、散	注意观察出血量的变化。与其他温热药物合用，注意减量；宜饭后温服；用药中顾护脾胃，宜食用熟软易消化食物。	脾胃虚弱患者宜饭后服，以免刺激或损伤胃黏膜；孕妇慎用

学习小结

　　应用止血药时需根据出血证型的不同，分别选择凉血止血、化瘀止血、收敛止血或温经止血的药物，并适当配伍。如上部出血，宜配伍降气药；若下部出血日久，正气亏损者，又常配升举阳气之药。

　　大蓟、小蓟、地榆、白茅根、槐花、侧柏叶、苎麻根等为凉血止血药，原则上不宜用于虚寒性出血证。又因其寒凉易于凉遏留瘀，故不宜过量久服。

　　三七、茜草、蒲黄、菊叶三七、景天三七等为化瘀止血药，具有行散之性，对于出血而无瘀滞者应慎用。月经过多者、经期妇女及孕妇也应慎用。

　　白及、仙鹤草、棕榈炭、紫珠叶、藕节、血余炭、鸡冠花等为收敛止血药，有留瘀恋邪之弊，临证每多与化瘀止血药或活血祛瘀药同用。对于出血有瘀或出血初期邪实者，当慎用。

　　艾叶、炮姜性温热，热盛火旺之出血证忌用。肝功能不全者不宜单独、大量服用艾叶。

（管家齐）

复习思考题

1. 试述地榆在烧伤患者的运用过程中应该注意什么？

2. 含有鞣质的仙鹤草、侧柏叶、地榆3味中药，临床上与哪些西药有配伍禁忌？

3. 止血药中哪些不能炒炭入药？炒炭入药的中药不宜和哪些西药一起服用？

4. 阐述凉血止血药、化瘀止血药、收敛止血药和温经止血药的药学服务侧重点。

5. 某大学生，男，20岁。主诉打篮球时左脚踝扭伤1天，就诊时症见左侧脚踝红肿，微有灼热，按压痛甚，舌脉正常。医师给予云南白药胶囊治疗，每次1粒，每天4次，连续服用3天。请论述作为药师应如何开展药学服务。

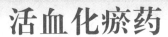

第十四章

活血化瘀药

学习目标

1. 知识目标　通过学习活血化瘀药的性效理论,掌握活血化瘀药的临床药学服务基本内容,能够辨析活血止痛药、活血调经药、活血疗伤药、破血消癥药的用药告知与使用注意。

2. 能力目标　学生具备开展活血化瘀药药学服务的能力,能够针对具体案例制定活血化瘀药临床药学监护、安全警戒措施及用药告知方案。

3. 思政目标　以活血化瘀药为主的中成药大量应用,其与抗血小板药、抗血栓药物合用可能发生的不良反应隐患也值得重视。临床用药时应严格用药适应证,注意中西药联合使用可能出现的问题,加强临床监测与科学研究,对职责怀有敬畏之心,全面强化生命意识,加强社会责任感和专业使命感。

【概念与分类】

凡以通利血脉、促进血行、消散瘀血为主要作用,治疗血瘀证的药物,称为活血化瘀药,又称活血祛瘀药,简称活血药或化瘀药。活血化瘀药主要为植物类药,亦有部分树脂类和动物类药。此类药物药性多辛、苦,温,多归心、肝二经,善通行血脉、促进血行、消散瘀血。根据作用特点及临床应用的不同,将其分为活血止痛药、活血调经药、活血疗伤药及破血消癥药。

活血止痛药:凡以促进血行、制止疼痛为主要功效,主治血瘀气滞所致之疼痛的药物,称为活血止痛药。其味多辛、苦,药性寒温皆有;多兼行气之功,止痛作用好,适用于气血瘀滞所致的头痛、胸胁痛、心腹痛、痛经、产后腹痛、痹痛、跌打损伤之瘀痛等,也可用于其他血瘀证。

活血调经药:凡以通利血脉、调理月经为主要功效,主治血瘀所致之妇女月经不调的药物,称为活血调经药。其味多辛、苦,药性寒温皆有;功效以活血调经为主,适用于妇产科血瘀经闭、月经不调、痛经、癥瘕痞块及产后瘀阻腹痛等,也可用于其他血瘀证。

活血疗伤药:凡以促进血行、消肿止痛、续筋接骨为主要功效,主治各种外伤科血瘀证的药物,称为活血疗伤药。其味多辛、苦、咸,性多偏温;功效活血化瘀、消肿止痛、续筋接骨、止血生肌敛疮,适用于跌打损伤、骨折筋损、瘀肿疼痛、金疮出血等伤科疾病,也可用于其他血瘀证。

破血消癥药:凡以散血逐瘀、消癥化积为主要功效,主治癥瘕积聚的药物,称为破血消癥药。此类药物以虫类药居多。其味多辛、苦,兼有咸味,性多偏温,作用迅猛;功效破血逐瘀、消癥散结,适用于癥瘕积聚等血瘀重证,亦可用于血瘀闭经、瘀肿疼痛等其他血瘀证。

【使用宜忌】

1. 用法 多入汤剂或丸、散剂,内服。部分药物酒炙可加强活血祛瘀之力;部分药物醋炙可引药入肝经,加强止痛作用。此类药物常与行气药配伍使用。

2. 病证禁忌 月经过多者、出血无血瘀者忌用;树脂类、矿物类活血药脾胃虚弱者慎用;体质虚弱者慎用破血逐瘀之品;凝血功能障碍者慎用。

3. 配伍禁忌 个别药物有"十八反""十九畏"等配伍禁忌,需要在用药时注意。部分药物不宜与阿司匹林、肝素钠、链激酶等抗凝血、溶栓药物合用。

4. 特殊人群用药禁忌 孕妇、月经期妇女慎用或忌用。

5. 饮食禁忌 服用活血化瘀药期间不宜食用生冷及肥甘厚腻之品。

第一节 活血止痛药

川 芎

【品种与品质】

本品来源于伞形科植物川芎的干燥根茎,以切面色黄白、香气浓、油性大者为佳。

【处方用名】

川芎,抚芎,西川芎,酒川芎。

【临床效用】

川芎辛,温,归肝、胆、心包经。功效活血行气,祛风止痛。主治血瘀气滞诸证,如胸痹心痛,血瘀经闭、痛经,产后恶露不下,瘀阻腹痛,跌仆损伤、瘀肿疼痛,风湿痹痛;善治多种头痛,如风寒头痛、风湿头痛、风热头痛、血瘀头痛、血虚头痛,均可配伍应用。

生品辛香温通力强,长于活血行气、祛风止痛,用于治疗血瘀气滞所致诸证;酒炙后可引药上行,增强活血止痛之力,多用于头痛及各种血瘀气滞证。

【临床药学服务】

1. 用法用量 3~10g。外用适量。辛香之品,不宜久煎。

2. 用药监护 用于活血止痛时应注意观察患者与治疗相关症状及体征(如疼痛症状、口唇与舌质瘀斑、局部瘀肿)的情况;用于调经时应当询问月经变化。此外,应监测血压、凝血功能、肝肾功能及有无过敏反应等。

3. 用药告知 本品可能刺激口腔黏膜与咽喉,宜饭后服用。脾胃虚弱者不宜空腹服用,饮食宜清淡。

【临床用药警戒】

1. 使用注意 区分生品与制品的药效差异;本品香窜辛散,易伤阴耗血,不宜单用久服。

2. 使用禁忌

(1)病证禁忌:阴虚火旺、多汗热盛,各种出血性疾病或有出血倾向者不宜使用;阴虚阳亢之头痛忌用。

(2)特殊人群用药禁忌:孕妇及月经过多者慎用。

(3)中西药配伍禁忌:传统认为不宜与黄连、黄芪、山茱萸、狼毒、硝石、滑石、藜芦等同用。不宜与当归、丹参等活血化瘀药合用于出血性脑病早期。不宜与阿司匹林、肝素钠、链激酶等抗凝血、溶栓药物合用;不宜与利血平、去甲肾上腺素、肾上腺素、酚妥拉明、普萘洛尔、钙通道阻滞剂、铁制剂合用。与硝苯地平联合使用要注意用药间隔,避免相互作用。

(4) 饮食禁忌:传统认为不可食肥猪犬肉、油腻羹鲶、腥臊陈臭诸物;不可多食诸果、诸滑滞之物。不宜过食辛辣、葱、姜、蒜等辛燥食品,避免辛燥伤阴。

延 胡 索

【品种与品质】

本品来源于罂粟科植物延胡索的干燥块茎,以断面金黄色、有蜡样光泽者为佳。

【处方用名】

延胡索,玄胡索,元胡索,元胡,玄胡,延胡,醋延胡索。

【临床效用】

延胡索辛、苦,温,归肝、脾经。功效活血,行气,止痛。主治血瘀气滞诸痛证,如胸痹心痛、胃痛、胁痛、头痛、痛经、产后瘀滞腹痛、跌打损伤、瘀肿疼痛等。

生品虽具有活血行气止痛功效,但药效成分不易煎出,止痛作用较弱,故临床少用;醋炙后可引药入肝经,有效成分溶出量增加,活血、行气、止痛作用增强,用于治疗气滞血瘀之肝胃疼痛、肝气郁结之胸胁胀痛及经行腹痛等。

【临床药学服务】

1. 用法用量 煎服,3~10g。研末吞服,每次1.5~3g。外用适量,捣碎后醋调敷。

2. 用药监护 用于痛证,注意观察患者疼痛症状的改善情况,以及口唇颜色与舌质瘀斑、皮肤黏膜的情况。此外,应定期监测心电图、血常规、凝血功能、肝功能等;胃痛者配合胃镜、钡剂造影等检查。注意观察大便颜色等。

3. 用药告知 用药中应顾护脾胃,宜清淡饮食。

【临床用药警戒】

1. 使用注意 区分生品与制品的药效差异;根据证候轻重选择药量;与其他活血化瘀药同用时应酌减药量。

2. 使用禁忌

(1) 病证禁忌:月经先期、崩漏、产后腹痛等属血热、血虚、气虚者均慎用;有延胡索过敏史者禁用。

(2) 特殊人群用药禁忌:孕妇慎用。

(3) 中西药配伍禁忌:不宜与马钱子同用。不宜与氨基糖苷类、氯丙嗪、镇静催眠药(巴比妥类、地西泮等)、消化酶类(如胃蛋白酶、淀粉酶等)、碘及碘化物、抗菌药(如四环素、青霉素、氨苄西林、呋喃妥因等)、生物碱类西药(如士的宁、麻黄碱、阿托品等)、含金属离子类西药(如碳酸钙、硫酸镁、硫酸亚铁、氢氧化铝等)同用。

(4) 饮食禁忌:传统认为不可食肥猪犬肉、油腻羹鲶、腥臊陈臭诸物;不可多食生蒜、生葱、诸果、诸滑滞之物。不宜过食碱性食物。

郁 金

【品种与品质】

本品来源于姜科植物温郁金、姜黄、广西莪术或蓬莪术的干燥块根,以切面角质样者为佳。

【处方用名】

郁金,广郁金,川郁金,温郁金。

【临床效用】

郁金辛、苦,寒,归肝、心、肺经。功效活血止痛,行气解郁,清心凉血,利胆退黄。主治血瘀气滞诸痛,如胸痹心痛、胁肋胀痛、痛经、乳房胀痛等;湿温病痰浊蒙蔽清窍之神昏、痰火蒙心之癫痫发狂;肝郁化火,气火上逆,迫血妄行之吐血、衄血、妇女倒经;热结下焦,灼伤血络之尿血、血淋等;湿热黄疸、胆石症、胆胀胁痛。

生品长于活血化瘀、行气解郁;醋炙后可引药入肝,增强疏肝行气、化瘀止痛的作用;矾水炒后用,可增强化痰开窍之力。

【临床药学服务】

1. 用法用量 煎服,3~10g。研末冲服,2~5g;排结石可短期较大剂量煎服。外用适量,研末调敷。

2. 用药监护 用于治疗血瘀疼痛,应注意观察患者疼痛的改善情况;用于治疗黄疸、血淋,应观察巩膜黄染或皮肤黄染的改善情况,大小便颜色、肝区不适的缓解情况等。此外,还应定期监测二便常规、肝肾功能、凝血指标等。

3. 用药告知 服药过程中应顾护脾胃;饮食宜清淡、熟软、易消化。

【临床用药警戒】

1. 使用注意 区分生品与制品、不同品种郁金的药效差异;根据病情轻重选择剂量和疗程;治疗黄疸或胆道结石,症状缓解后,应复查肝功能或肝胆B超。

2. 使用禁忌

(1)病证禁忌:血虚无瘀滞者、失血严重者不宜使用。气滞血瘀兼有气虚、血虚、阴虚者慎用。脾胃虚寒者慎用。凝血功能障碍者慎用。

(2)特殊人群用药禁忌:孕妇、月经期妇女慎用;备孕期男女慎用。

(3)中西药配伍禁忌:"十九畏"禁忌认为不宜与丁香、母丁香同用。

(4)饮食禁忌:不可食油腻、腥臊陈臭诸物。传统认为不可多食生蒜、生葱、诸果、诸滑滞之物。

姜　黄

【品种与品质】

本品来源于姜科植物姜黄的干燥根茎,以切面金黄、有蜡样光泽者为佳。

【处方用名】

姜黄,黄姜黄,色姜黄。

【临床效用】

姜黄辛、苦,温,归脾、肝经。功效破血行气,通经止痛。主治血瘀气滞诸痛,如心痛、胸胁疼痛、经闭、痛经、月经不调、跌打损伤、瘀肿疼痛及风湿肩臂疼痛。外用治疗牙痛、疮疡痈肿、皮癣等。

【临床药学服务】

1. 用法用量 煎服,3~10g。研末吞服,2~3g。外用适量。

2. 用药监护 用于血瘀疼痛,应观察疼痛的改善情况。此外,应观察大便颜色、便常规、肿块变化等,以及有无过敏反应。

3. 用药告知 创面的伤口用粉末外敷时,需要注意避免感染。

【临床用药警戒】

1. 使用注意 有高血压病史者,严格掌握剂量,用药期间监测血压。

2. 使用禁忌

(1)病证禁忌:血虚无气滞血瘀者慎用;凝血功能障碍者慎用。

(2)特殊人群用药禁忌:孕妇慎用。

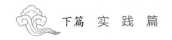

（3）中西药配伍禁忌：不宜与抗凝血药、麦角浸膏、黄连素等联用；慎与降压药联用。

（4）饮食禁忌：忌食油腻、辛辣、寒冷，刺激性及难消化饮食。传统认为应少食生蒜、胡荽、生葱等食物。

乳　　香

【品种与品质】

本品来源于橄榄科植物乳香树及同属植物树皮渗出的树脂，以淡黄色、颗粒状、断面半透明、无杂质、粉末粘手、香气浓者为佳。

【处方用名】

乳香，醋乳香，炙乳香。

【临床效用】

乳香辛、苦，温，归心、肝、脾经。功效活血定痛，消肿生肌。主治瘀血阻滞诸证，如心腹疼痛、癥瘕积聚；血瘀气滞之胃脘痛；跌打损伤、瘀肿疼痛；风湿痹痛，筋脉拘急；痈肿疮疡初起，红肿热痛或疮疡溃破，久不收口。

生品气香辛烈，活血消肿止痛力强，多外用于疮疡肿毒初起，或疮疡破溃久不收口；醋炙活血止痛、收敛生肌作用增强，且利于粉碎，刺激性减弱，多用于内服。

【临床药学服务】

1. 用法用量　煎服，3~5g。或入丸、散，内服多用醋乳香。外用适量，以生品研末或泡酒调敷于患处。

2. 用药监护　用于止痛，应观察患者疼痛改善的情况；外用应观察局部疮疡有无改善，并注意有无皮肤过敏。此外，还应观察有无胃肠道反应，定期监测血常规、便常规、相关风湿免疫等指标。

3. 用药告知　本品可引起胃肠道反应，脾胃虚弱者应少量频服，或者餐中、餐后服用，避免空腹服用；如出现胃肠道强烈不适或过敏症状应立刻停药；饮食宜清淡、熟软、易消化。

【临床用药警戒】

1. 使用注意　区分生品与制品的药效差异；生品对胃有刺激性，临床多用制品内服。

2. 使用禁忌

（1）病证禁忌：无气血瘀滞者慎用；乳香过敏者禁用；凝血功能障碍者、消化性溃疡患者慎用。

（2）特殊人群用药禁忌：孕妇忌用；月经期妇女慎用。

（3）中西药配伍禁忌：不宜与对胃刺激性较大的药物（如非甾体抗炎药）合用。

（4）饮食禁忌：忌食油腻、辛辣、寒冷、难消化饮食。传统认为，还应少食生蒜、胡荽、生葱等刺激性食物；少食鱼、虾、蟹等发物。

没　　药

【品种与品质】

本品来源于橄榄科植物地丁树或哈地丁树的树脂，以色黄棕、断面微透明、显油润、香气浓、味苦而杂质少者为佳。

【处方用名】

没药，炙没药，醋没药。

【临床效用】

没药辛、苦，平，归心、肝、脾经。功效散瘀定痛，消肿生肌。主治瘀血阻滞之心腹疼痛、

笔记栏

癥瘕积聚;血瘀气滞之胃脘痛;跌打损伤、瘀肿疼痛;风湿痹痛,筋脉拘急;痈肿疮疡初起、红肿热痛,或疮疡溃破、久不收口。

生品气味浓烈,多外用于疮痛、跌打损伤等;醋炙可增强活血止痛、收敛生肌之功,且利于粉碎,刺激性减弱,便于内服。

【临床药学服务】

1. 用法用量 煎服,3~5g。或入丸、散剂。外用适量,研末调敷。对胃有刺激性,宜饭后服用。

2. 用药监护 用于止痛,应观察疼痛的改善情况;外用应观察患者皮肤疮疡有无改变,并注意有无皮肤过敏。此外,还应观察有无胃肠道反应,定期监测血常规、风湿免疫等指标。

3. 用药告知 本品可引起胃肠道反应,脾胃虚弱者应少量服,或者餐中、餐后服用,避免空腹服用;用于治疗胃脘疼痛,宜饭后温服;如出现胃肠道强烈不适或过敏症状应立刻停药;饮食宜清淡、熟软、易消化。

【临床用药警戒】

1. 使用注意 区分生品与制品的药效差异;生品对胃有刺激性,临床多用制品内服。

2. 使用禁忌

（1）病证禁忌:无气血瘀滞者慎用;对没药过敏者禁用;凝血功能障碍者慎用。消化性溃疡患者慎用。

（2）特殊人群用药禁忌:孕妇忌用;月经期妇女慎用。

（3）中西药配伍禁忌:不宜与对胃刺激性较大的药物(如非甾体抗炎药)合用。

（4）饮食禁忌:忌食油腻、辛辣、寒冷,难消化饮食;传统认为应少食生蒜、胡荽、生葱等刺激性食物。

第二节 活血调经药

丹 参

【品种与品质】

本品来源于唇形科植物丹参的干燥根和根茎,以表面红棕色、具纵皱纹、质坚实、断面较平整者为佳。

【处方用名】

丹参,酒丹参。

【临床效用】

丹参苦,微寒,归心、肝经。功效活血祛瘀,通经止痛,清心除烦,凉血消痈。主治月经不调、痛经、经闭、产后瘀阻腹痛;瘀血阻滞之胸痹心痛、胃脘疼痛、癥瘕积聚、跌打伤痛、痹痛等;热入营血之烦躁不寐、神昏,血不养心之失眠、心悸等;热毒瘀阻所致之疮痈肿毒。

生品性偏寒,祛瘀止痛、清心除烦力强,多用于瘀滞血热所致诸证,以及热入营血的高热烦躁;酒炙后寒凉药性减弱,可增强活血、祛瘀、通脉的作用,适用于瘀血阻滞所致的血瘀疼痛诸证。

【临床药学服务】

1. 用法用量 煎服,10~15g。外用适量。

2. 用药监护 用于胸痹心痛,应观察患者与治疗相关症状的改善情况,监测心电图、血

ER-14-2

丹参临床药学服务微课

压,密切观察病情变化;用于疼痛病证,应观察疼痛症状的改善情况;用于调经,应询问月经量等的变化。此外,应监测血常规及有无过敏反应。长期或大量使用者,应该在监护期检测肝肾功能、凝血功能。

3. 用药告知　丹参用于活血时宜温服,不宜长期或大量服用。

【临床用药警戒】

1. 使用注意　区分生品与制品的药效差异;与其他活血化瘀中药联用时,应该适当减量。

2. 使用禁忌

(1) 病证禁忌:血寒、血虚者禁用;对本品过敏者禁用。

(2) 特殊人群用药禁忌:孕妇、月经期妇女慎用。

(3) 中西药配伍禁忌:"十八反"禁忌认为不宜与藜芦同用。不宜与洛贝林、士的宁、麻黄碱、维生素 B_1、维生素 B_6、雄激素类、抗酸药(如复方氢氧化铝、三硅酸镁)、抗癌药物、阿司匹林、氯吡格雷、双嘧达莫、华法林、阿托品、地西泮、普萘洛尔、止血药(如维生素 K、凝血酶)、氯沙坦等合用。

(4) 饮食禁忌:忌食油腻、腥臊食物;少食生蒜、生葱等刺激性食物。传统认为忌食醋或酸物。

知识链接

丹参的药理作用及合理用药

近年来,丹参作为治疗冠心病的有效药物应用于临床,取得了较好的疗效。其对心血管系统有多种作用,既可增加冠状动脉流量,又可改善血液流变性,提高耐缺氧能力,促进心肌修复。丹参是目前医疗市场用量最大的天然药物之一,含有丹参的复方制剂超过百种。丹参片、复方丹参滴丸、通脉颗粒等含丹参的中成药均被应用于心脑血管疾病的治疗,并载入《中国药典》。丹参提取物及其有效成分还被制成注射液,如丹红注射液、丹参酮ⅡA磺酸钠注射液等,使丹参的应用更为广泛。但丹参及其复方制剂的临床不良反应(ADR)也常有发生。在 2012 年国家食品药品监督管理局发布的"国家药品不良反应监测年度报告"中,复方丹参制剂在基本药物中药口服剂中不良反应病例数排第二位,2013 年排第三位。有多篇文献报道丹参注射液、复方丹参片等的 ADR 涉及全身多个系统以及器官,且多发生于中老年患者。因此,临床使用要结合中医理论辨证论治,注意用法用量,谨慎使用。

虎　杖

【品种与品质】

本品来源于蓼科植物虎杖的干燥根茎和根,以质坚硬、表面棕褐色、切面棕黄色者为佳。

【处方用名】

虎杖,阴阳莲。

【临床效用】

虎杖微苦,微寒,归肝、胆、肺经。功效散瘀止痛,利湿退黄,清热解毒,止咳化痰。主治血瘀经闭、痛经、癥瘕积聚、跌打损伤、瘀肿疼痛等;湿热黄疸,湿热蕴结下焦之小便涩痛、淋浊带下;热毒疮痈,水火烫伤,毒蛇咬伤;肺热咳嗽痰多。此外,还能泻下通便,用于热结便秘。

【临床药学服务】

1. 用法用量 煎服,9～15g。外用适量,制成油膏外敷。

2. 用药监护 用于瘀血疼痛病证,应观察患者与治疗相关症状的改善情况;用于治疗黄疸,应观察患者黄疸消退的情况,监测肝功能、胃肠道反应;用于淋证,应观察患者小便的情况及血、尿常规。此外,应观察大便的情况。

3. 用药告知 本品有通便作用,服用后可能会出现大便次数增多、质稀的情况;饮食宜清淡;不可自行加大用量或延长用药时间。

【临床用药警戒】

1. 使用注意 注意顾护脾胃。

2. 使用禁忌

(1)病证禁忌:脾胃虚寒之大便溏泄者、寒湿黄疸者慎用。

(2)特殊人群用药禁忌:孕妇、哺乳期及妇女月经期慎用。

(3)中西药配伍禁忌:不宜与四环素、异烟肼、盐酸麻黄碱、碳酸氢钠同用。

(4)饮食禁忌:忌食油腻、辛辣食物。

鸡 血 藤

【品种与品质】

本品来源于豆科植物密花豆的干燥藤茎,以中等条粗、质硬、色棕红、刀切处有红黑色汁痕者为佳。

【处方用名】

鸡血藤,血藤。

【临床效用】

鸡血藤苦、甘,温,归肝、肾经。功效活血补血,调经止痛,舒筋活络。主治血瘀血虚之月经不调,闭经,痛经;风湿痹痛,肢体麻木;中风气血不足、脉络瘀阻,症见肢体瘫痪、拘挛疼痛等。

【临床药学服务】

1. 用法用量 煎服,9～15g。或浸酒服,或熬膏服。

2. 用药监护 用于调经,应询问患者经血的色、量,痛经缓解等的情况;用于风湿痹痛,应注意观察疼痛改善及肢体运动的情况。此外,还应观察是否有过敏反应。

3. 用药告知 本品虽有补益作用,但仍为活血之品,使用时应遵医嘱。

【临床用药警戒】

1. 使用注意 长期使用应严格掌握剂量,并根据患者病情变化调整。

2. 使用禁忌

(1)病证禁忌:各种出血病证慎用;阴虚有热者、实热证忌用。

(2)特殊人群用药禁忌:孕妇慎用;月经过多者或经期不宜用。

(3)中西药配伍禁忌:不宜与抗凝药、血小板聚集抑制剂及具有负性肌力的药物同用。

(4)饮食禁忌:不宜食用油腻、腥臊、辛辣、酸冷食物。

牛 膝

【品种与品质】

本品来源于苋科植物牛膝的干燥根,以根长、肉肥、皮细、色黄白者为佳。

【处方用名】

牛膝,怀牛膝,淮牛膝,酒牛膝,盐牛膝。

【临床效用】

牛膝苦、甘、酸,平,归肝、肾经。功效逐瘀通经,补肝肾,强筋骨,利尿通淋,引火(血)下行。主治血瘀经闭,痛经,产后腹痛,跌打损伤;腰膝酸痛,筋骨无力;淋证,水肿,小便不利;上部火热证,血热出血证,肝阳上亢证。

生品长于逐瘀通经、利尿通淋、引血下行,用于胎衣不下、肝阳眩晕、火热上逆;酒制后补肝肾、强筋骨、祛瘀止痛的作用增强,用于腰膝酸痛、筋骨无力、经闭癥瘕;盐牛膝能引药下行走肾经,可增强通淋行瘀的作用,用于小便淋沥涩痛、尿血、小便不利。

【临床药学服务】

1. 用法用量　煎服,5~12g。宜饭后服。

2. 用药监护　用于血瘀痛经、闭经,注意观察患者的月经色、量情况及疼痛症状等的改善情况;用于小便不利、水肿等症,注意观察尿量变化及尿常规;用于上部火热证、血热出血证,注意观察出血及眩晕等症状的改善情况。此外,应注意观察用药后有无口鼻或牙龈出血及有无过敏反应。糖尿病患者服用期间注意监控血糖的波动。

3. 用药告知　严格控制服用量,中病即止,不宜久服。

【临床用药警戒】

1. 使用注意　区分生品与制品的药效差异。

2. 使用禁忌

(1) 病证禁忌:梦遗失精、脾虚中气下陷、久泻、脱肛、阴挺者及脾虚下陷之腿膝肿痛者忌用。

(2) 特殊人群用药禁忌:孕妇、月经过多者忌用。

(3) 中西药配伍禁忌:传统认为不宜与萤火、龟甲、陆英、白前配伍。不宜与强心苷、螺内酯、氨苯蝶啶、氯化钾合用。

(4) 饮食禁忌:传统认为忌牛肉。不宜食用辛辣、油腻食物。

川　牛　膝

【品种与品质】

本品来源于苋科植物川牛膝的干燥根,以切面色淡黄者为佳。

【处方用名】

川牛膝,酒川牛膝。

【临床效用】

川牛膝甘、微苦,平,归肝、肾经。功效逐瘀通经,通利关节,利尿通淋。主治血瘀闭经,癥瘕积聚,产后胞衣不下;跌打损伤,风湿痹痛,足痿筋挛;尿血、血淋等。

生品长于活血,但强筋骨之功较弱,还具利尿通淋之功;酒炙品长于活血通利、强筋健骨,常用于治疗痹证日久、筋骨失养所致的足痿筋挛、风湿痹痛、关节不利,瘀滞经闭癥瘕等。

【临床药学服务】

1. 用法用量　煎服,5~10g。外用适量。

2. 用药监护　用于妇科疾病,注意询问患者经血色、量的变化及痛经的改善情况;用于痹证,应注意患者疼痛的改善情况。长期用药须关注有无皮肤出血及牙龈出血、鼻出血等。此外,还应定期监测血常规、尿常规等。

3. 用药告知　注意顾护脾胃。

笔记栏

【临床用药警戒】

1. 使用注意 区分生品与制品的药效差异;与其他活血化瘀药配伍时,注意减少剂量。

2. 使用禁忌

(1) 病证禁忌:中气下陷者慎用;气虚、血虚者不宜长期大剂量单用。

(2) 特殊人群用药禁忌:孕妇慎用;月经过多者经期慎用。

(3) 饮食禁忌:不宜食用油腻、腥臊、辛辣、生冷食物。

王 不 留 行

【品种与品质】

本品来源于石竹科植物麦蓝菜的干燥成熟种子。以颗粒均匀、饱满、色乌黑、无杂质者为佳。

【处方用名】

王不留行,留行子,炒留行子。

【临床效用】

王不留行苦,平,归肝、胃经。功效活血通经,下乳消肿,利尿通淋。主治血滞经闭,痛经;产后乳汁不下,乳痈肿痛;淋证涩痛。

生品长于消痈肿,用于乳痈肿痛;炒后易煎出有效成分,走散力强,长于活血通经、下乳通淋,多用于闭经痛经、产后乳汁不下、淋证涩痛。

【临床药学服务】

1. 用法用量 煎服,5~10g,煎液应过滤。外用适量,研末调敷。

2. 用药监护 用于妇科疾病,注意询问患者痛经的改善情况及月经变化;用于产后乳汁不下,应询问乳汁分泌量及哺乳的情况。此外,还应定期监测血常规、尿常规等。

3. 用药告知 药液宜用纱布过滤,以免影响服用;不可自行延长用药时间或增大用药剂量;出现过敏反应立即停药,服药后避免长时间暴晒。

【临床用药警戒】

1. 使用注意 区分生品与制品的药效差异;用量不宜过大;注意有无过敏反应或光敏反应发生。

2. 使用禁忌

(1) 病证禁忌:失血、崩漏者忌用;气虚乳漏者忌用;对本品过敏者禁用。

(2) 特殊人群用药禁忌:孕妇慎用;月经过多者经期不宜用。

(3) 中西药配伍禁忌:慎与抗血小板聚集药及非甾体抗炎药等西药联用。

(4) 饮食禁忌:忌油腻;少食生蒜、胡荽、生葱等辛辣刺激性食物。

益 母 草

【品种与品质】

本品来源于唇形科植物益母草的新鲜或干燥地上部分,以质嫩、叶多、色灰绿者为佳。

【处方用名】

益母草,茺蔚,月母草,坤草,酒益母草。

【临床效用】

益母草苦、辛,微寒,归肝、心包、膀胱经。功效活血祛瘀,利尿消肿,清热解毒。主治妇科血瘀之经产诸证;水肿,小便不利;跌打损伤,疮痈肿毒,皮肤痒疹。

生用或鲜用长于活血调经、利水消肿,用于月经不调、痛经、闭经、恶露不尽、水肿尿少、疔疮乳痈;酒制后寒性缓和,活血祛瘀、调经止痛的作用增强,多用于月经不调、产后恶露不尽、癥瘕、瘀滞作痛及跌打伤痛等。

【临床药学服务】

1. 用法用量　煎服,9~30g,鲜品 12~40g。宜饭后服。

2. 用药监护　用于妇科血瘀之经产诸证,注意观察患者月经周期、经血色量、恶露的情况;用于血瘀证,注意观察患者瘀血症状的改善情况及唇舌颜色;用于水肿、小便不利,应注意观察患者水肿、尿量的变化。此外,用药过程中注意询问患者有无口鼻或牙龈出血,有无全身乏力、四肢麻木、腰痛、血尿、血压下降等不良反应;定期监测肾功能及凝血功能。

3. 用药告知　不可自行增加用药剂量,中病即止;不宜久服;注意顾护脾胃。

【临床用药警戒】

1. 使用注意　区分生品与制品的药效差异。益母草用量过大可能影响肾功能。益母草注射液肌内注射,偶有口干、睡眠减少等不良反应。可能引起过敏反应。

2. 使用禁忌

(1) 病证禁忌:血虚无瘀者、阴虚血少者忌用;脾胃虚寒者慎用。

(2) 特殊人群用药禁忌:孕妇、月经期妇女慎用;肾功能不全者慎用。

(3) 中西药配伍禁忌:不宜与强心苷、螺内酯、氨苯蝶啶、氯化钾、肾上腺素、阿托品合用。

(4) 饮食禁忌:不宜食用油腻、腥臊、辛辣、生冷食物。

附药:茺蔚子

茺蔚子为唇形科植物益母草的干燥成熟果实。其味辛、苦,性微寒,归心包、肝经,功效既能活血调经,又能清肝明目。本品主要用于月经不调,经闭痛经,目赤翳障,头晕胀痛。煎服,5~10g。

桃　仁

【品种与品质】

本品来源于蔷薇科植物桃或山桃的干燥成熟种子,以颗粒饱满、均匀、完整者为佳。

【处方用名】

桃仁,燀桃仁,光桃仁,桃仁泥,熟桃仁,炒桃仁,桃仁霜。

【临床效用】

桃仁苦、甘,平,归心、肝、大肠经。功效活血祛瘀,润肠通便,止咳平喘。主治瘀阻之妇科经产诸疾,各种血瘀证;肺痈、肠痈;肠燥便秘;咳嗽气喘。

生品以活血祛瘀力强,用于闭经痛经,产后瘀阻腹痛,恶露不尽,癥瘕痞块,肺痈肠痈,跌仆损伤;燀桃仁除去种皮后入药,功似生品,有利于有效物质溶出而提高药效;炒桃仁偏于润燥和血,多用于肠燥便秘、心腹瘀滞等。

【临床药学服务】

1. 用法用量　煎服,5~10g。宜捣碎后煎煮,宜饭后服。亦入丸、散剂。生品不宜研末吞服。

2. 用药监护　桃仁用于妇科瘀阻之经产诸证,注意观察患者月经周期及经血色、量的变化及恶露的情况;用于血瘀证,注意观察患者疼痛及瘀肿等症状的改善情况,以及口唇颜色与舌质瘀斑、皮肤黏膜的情况。此外,用药过程应注意观察有无口鼻或牙龈出血;观察有无大便溏泄症状;观察有无头痛、头晕、视物模糊、心跳加速、呼吸困难等不良反应。

3. 用药告知　严格控制服用量,中病即止;不宜久服;注意顾护脾胃。

【临床用药警戒】

1. 使用注意　与苦杏仁等含苦杏仁苷的中药合用时应减量。

2. 使用禁忌

（1）病证禁忌:气血虚弱、脾虚便溏、血虚血燥、津液亏虚及无瘀血者慎用。

（2）特殊人群用药禁忌:孕妇、儿童慎用。

（3）中西药配伍禁忌:不宜与中枢抑制药物、氨基糖苷类、多黏菌素类抗菌药物合用。

（4）饮食禁忌:不宜食用油腻及生冷之品。

红　　花

【品种与品质】

本品来源于菊科植物红花的干燥花,以花冠色红而鲜艳、无枝刺、质柔润、手握软如茸毛者为佳。

【处方用名】

红花,红蓝花,草红花。

【临床效用】

红花辛,温,归心、肝经。功效活血通经,散瘀止痛。主治血瘀所致的妇科经产病,如闭经、痛经、产后恶露不尽等;心腹瘀阻疼痛,跌打损伤;癥瘕积聚,斑疹色暗。

【临床药学服务】

1. 用法用量　煎服,3～10g,以文火微沸为宜。宜饭后服。或入丸、散剂。外用适量。

2. 用药监护　用于妇科瘀阻之经产诸证,注意观察患者月经、恶露的情况;用于血瘀证,注意观察患者疼痛及瘀血肿痛等症状的改善情况。此外,应注意观察患者有无口鼻或牙龈出血;观察患者是否出现恶心、食欲减退、口干等不适症状;女性患者有无经量过多和月经提前;注意观察患者有无共济失调、嗜睡、皮疹等不良反应;定期监测心功能、血压、体温及凝血功能。

3. 用药告知　应从小剂量开始,逐渐递增,与其他活血化瘀药合用时注意减量。

【临床用药警戒】

1. 使用注意　根据证候轻重选择药量。红花注射液可引起皮肤及附件损害、发热、寒战、头晕头痛、体温过低等不良反应。

2. 使用禁忌

（1）病证禁忌:素体阳热亢盛、血热妄行者及血虚无瘀滞者不宜服用;消化性溃疡、各种出血证急性期及有出血倾向者慎用;口舌干燥热证患者慎用。

（2）特殊人群用药禁忌:对本品过敏者禁用;孕妇、经期妇女、肝功能不全者慎用;儿童、老年人、体弱者慎用。

（3）中西药配伍禁忌:不宜与阿司匹林、肝素钠、链激酶等抗凝血、溶栓药物合用。

（4）饮食禁忌:不宜食油腻、腥臊、辛辣、生冷食物。

五　灵　脂

【品种与品质】

本品来源于鼯鼠科动物复齿鼯鼠的干燥粪便,以黑褐色、块状、有光泽、显油润者为佳。

【处方用名】

五灵脂,寒号虫粪,灵脂米,灵脂块,醋五灵脂。

【临床效用】

五灵脂苦、咸、甘、温,归肝经。功效活血止痛,化瘀止血。主治瘀血阻滞诸痛证;瘀滞出血证。外用可治疗蛇虫咬伤。

生品有腥臭味,不利于服用,多外用,具有止痛止血作用,用于虫蛇咬伤等;醋炙后能引药入肝,长于散瘀止痛,并可矫臭矫味,用于产后瘀滞恶露不尽、妇女月经过多等症;酒炙后活血止痛作用增强,并可矫臭矫味,用于经闭腹痛、痛经、产后瘀阻腹痛等症。

【临床药学服务】

1. 用法用量 煎服,5~10g,包煎。或入丸、散。宜饭后服用。

2. 用药监护 用于血瘀痛证,注意观察患者疼痛的改善情况;用于出血证,注意观察出血情况;用于虫蛇咬伤,注意观察局部及全身症状的改善情况。此外,应观察有无恶心、呕吐、胃部不适等不良反应。

3. 用药告知 本品味恶劣,易败胃,不宜大量久服,宜与健脾胃的药物合用。

【临床用药警戒】

1. 使用注意 区分生品与制品的药效差异;中病即止,不宜过剂。

2. 使用禁忌

（1）病证禁忌:出血证无瘀滞者慎用;外感风热或温热、火热内炽、阴虚火旺、脾胃虚弱、血虚发热者,血虚无瘀者不宜服用;慢性胃炎、食少易呕者忌大量长期内服。

（2）特殊人群用药禁忌:孕妇忌用;月经过多者慎用;老年人、婴幼儿慎用。

（3）中西药配伍禁忌:"十九畏"禁忌认为不宜与人参配伍。

（4）饮食禁忌:不宜食油腻、腥臊、辛辣、生冷食物。

第三节 活血疗伤药

土 鳖 虫

【品种与品质】

本品来源于鳖蠊科昆虫地鳖或冀地鳖的雌虫干燥体,以完整、色紫褐者为佳。

【处方用名】

土鳖虫,土鳖,炒土鳖虫,地鳖虫,地鳖,䗪虫,土元。

【临床效用】

土鳖虫咸、寒,有小毒,归肝经。功效破血逐瘀,续筋接骨。主治跌打损伤,瘀肿疼痛,筋骨折伤;血瘀经闭;产后瘀阻腹痛;癥瘕痞块。

生品破血力强,续筋接骨,但有腥臭味,易引起不适;炒制可消除不良气味,便于服用,功效同生品。

【临床药学服务】

1. 用法用量 煎服,3~10g。或入丸、散剂,研末1~1.5g,以黄酒送服。宜饭后服,汤药宜温服。

2. 用药监护 用于跌打损伤、筋伤骨折,注意观察患者瘀肿局部症状的改善及骨折的愈合情况;用于血瘀经闭,注意观察患者的月经情况;用于癥瘕痞块,注意观察局部症状的改善情况。此外,应注意观察有无口鼻或牙龈出血;有无恶心、呕吐、胃部不适;有无皮肤和全身性过敏反应。

3. 用药告知　严格控制服用量,中病即止,不宜久服;与其他活血药合用,应减少用量;注意顾护脾胃。出现过敏反应立即停药。

【临床用药警戒】

1. 使用注意　根据证候轻重调整剂量及疗程;内服宜用制品;生品腥臭,易致反胃。

2. 使用禁忌

（1）病证禁忌:脾胃虚弱者慎用;闭经属于肾虚血枯者忌用。

（2）特殊人群用药禁忌:孕妇禁用;儿童慎用;可能会引起过敏反应,全身起小丘疹、自觉瘙痒,过敏者忌服。

（3）中西药配伍禁忌:与洋地黄、地高辛等强心苷类同用时,易增加毒性反应,产生室性期前收缩,故不宜同用。

（4）饮食禁忌:忌油腻、生冷及对胃肠道有刺激性的食物。

自　然　铜

【品种与品质】

本品来源于硫化物类矿物黄铁矿族黄铁矿,主含二硫化铁（FeS_2）,以块整齐、色黄而光亮、断面有金属光泽者为佳。

【处方用名】

自然铜,黄铁矿,生然铜,煅自然铜。

【临床效用】

自然铜辛,平,归肝经。功效散瘀止痛,续筋接骨。主治跌打损伤,筋骨折伤,瘀肿疼痛。

生品散瘀止痛、接骨疗伤,多外用;醋煅淬后质地疏松,有利于粉碎,易煎出有效成分,作用增强,多用于跌打肿痛、筋骨折伤。

【临床药学服务】

1. 用法用量　3~9g,多入丸、散服,若入煎剂宜先煎,宜饭后服。外用适量。

2. 用药监护　用于跌打损伤、骨折肿痛,注意观察患者的疼痛症状、外伤及骨折的愈合情况。此外,注意观察有无消化道不适症状。

3. 用药告知　注意顾护脾胃;不宜过量、久服。

【临床用药警戒】

1. 使用注意　本品有耗伤阴血之弊,不可多服、久服。

2. 使用禁忌

（1）病证禁忌:阴虚火旺、血虚无瘀、脾胃虚弱者慎用;对本品过敏者禁用。

（2）特殊人群用药禁忌:年老、体虚者及儿童慎用;孕妇慎用。

（3）中西药配伍禁忌:不宜与氯霉素、3-巯基丙醇、硫酸盐、碘化钾、硼砂、鞣酸蛋白、山梨醇铁、右旋糖酐铁、维生素 E 等合用。

（4）饮食禁忌:不宜食油腻、腥臊、辛辣、酸冷食物。

第四节　破血消癥药

莪　术

【品种与品质】

本品来源于姜科植物蓬莪术、广西莪术或温郁金的干燥根茎,以质坚实而重、不易折断、切面灰褐色、角质状、有光泽、香气浓者为佳。

【处方用名】

莪术,广西莪术,蓬莪术,温莪术,醋莪术。

【临床效用】

莪术辛、苦,温,归肝、脾经。功效行气破血,消积止痛。主治血瘀气滞诸证,如癥瘕积聚、胸痹心痛、瘀血经闭;食积气滞之脘腹胀痛等。

生品性刚气烈,偏入气分,行气破血、消积止痛力强,多用于血瘀气滞诸证,如癥瘕痞块、瘀血经闭、胸痹心痛等。醋炙后引药入肝经,偏入血分,破血消癥止痛之力增强,多用于瘀滞所致痛证。

温郁金的根茎又名片姜黄,长于通络止痛,主治风寒湿痹之肩臂疼痛、酸重者。

【临床药学服务】

1. 用法用量　煎服,6~9g。外用适量。

2. 用药监护　用于胸痹心痛,注意观察患者局部症状的改善情况,监测心电图,观察血压、呼吸等变化;用于其他疼痛病证,应注意观察疼痛症状的改善情况。此外,应定期监测血常规、肝肾功能、凝血指标等。使用莪术油注射液时,要监测患者的心率、呼吸、血压、肝功能及心电图等,对于有过敏史者应尤其慎重。

3. 用药告知　注意顾护脾胃,服药期间宜食用易消化的食物。

【临床用药警戒】

1. 使用注意　区分生品与制品的药效差异;根据病情轻重选择剂量和疗程;与其他活血药同用时需要减量。

2. 使用禁忌

(1) 病证禁忌:本品破血力强,中病即止,不宜久服;气血两虚、脾胃虚弱无积滞者慎服;对莪术油过敏者禁用;有出血倾向者慎用。

(2) 特殊人群用药禁忌:孕妇禁用;月经过多者慎用。

(3) 饮食禁忌:不宜食油腻、厚味及生蒜、胡荽、生葱、诸滑滞之物。

三　　棱

【品种与品质】

本品来源于黑三棱科植物黑三棱的干燥块茎,以个匀、体重、质坚实、色黄白者为佳。

【处方用名】

三棱,京三棱,黑三棱,醋三棱。

【临床效用】

三棱辛、苦,平,归肝、脾经。功效破血行气,消积止痛。主治血瘀气滞诸证,如癥瘕积聚、胸痹心痛、瘀血经闭;食积气滞之脘腹胀痛等。

生品行气化滞消积力强,用于气滞血瘀所致的癥瘕积聚、经闭、心腹疼痛、跌打损伤、瘀肿疼痛,以及食积气滞、脘腹胀痛;醋炙后引药入肝经,偏入血分,可增强破瘀、散结、止痛之功,用于瘀血阻滞所致的经闭腹痛、癥瘕积聚、心腹疼痛、胁下胀痛等。

【临床药学服务】

1. 用法用量　煎服,5~10g。外用适量。

2. 用药监护　用于治疗血瘀气滞诸证,应观察所治病证的改善情况;用于食积腹痛,注意观察脘腹胀痛的改善情况、食欲变化。此外,定期监测血常规、便常规、肝肾功能等。

3. 用药告知　本品过量可能对胃有刺激;饭后温服,可减少对胃的刺激;服药期间,应尽量避免服用气味腥臭或对胃有刺激性的食品。

【临床用药警戒】

1. 使用注意　区分生品与制品的药效差异;本品破血力强,且能耗气,故不可久服;长期用药应注意患者的体质变化,有出血者应停药。与其他活血药同用时须减量。

2. 使用禁忌

(1) 病证禁忌:气虚、血枯经闭、月经过多者禁用;素体虚弱并有出血倾向者宜慎用。

(2) 特殊人群用药禁忌:孕妇禁用;月经过多者慎用。

(3) 中西药配伍禁忌:"十九畏"禁忌认为不宜与牙硝配伍。慎与抗血小板聚集药、抗凝药合用。

(4) 饮食禁忌:不宜食用油腻、辛辣、寒冷,难消化饮食。传统认为少食生蒜、胡荽、生葱等刺激性食物。

穿 山 甲

【品种与品质】

本品来源于鲮鲤科动物穿山甲的鳞甲,以片匀、半透明、不带皮肉者为佳。

【处方用名】

穿山甲,炮山甲,醋山甲,甲珠。

【临床效用】

穿山甲咸,微寒,归肝、胃经。功效活血消癥,通经下乳,消肿排脓,搜风通络。主治癥瘕积聚,血瘀经闭;产后乳汁不下,痈肿疮毒,瘰疬;风湿痹痛,中风偏瘫,麻木拘挛。

生品质坚硬,气腥臭,较少直接入药;炮山甲为砂烫后产品,长于消肿排脓、搜风通络,用于痈肿疮毒、风湿痹痛、中风瘫痪、麻木拘挛;醋炙后便于粉碎和矫臭,可增强通经下乳的作用,用于闭经癥瘕、产后乳汁不通。

【临床药学服务】

1. 用法用量　煎服,5～10g,一般炮制后用,宜先煎;或研末吞服,1～1.5g。外用适量。

2. 用药监护　用于血瘀证,应注意观察患者疼痛、肢体运动、月经紊乱或闭经等病证的改善情况。此外,注意观察食欲及二便变化,有无过敏反应。定期监测血常规、尿常规、肝肾功能等。临床有报道穿山甲有应用不当引起肝损伤的毒性反应,若出现肝功能损害,应停药或减量,并进行对症处理,保肝治疗。

3. 用药告知　用药期间需顾护脾胃;出现过敏反应立即停药。

【临床用药警戒】

1. 使用注意　区分不同炮制品的药效差异;与其他活血药同用时需减量,中病即止。

2. 使用禁忌

(1) 病证禁忌:痈疽疮肿已破溃者不宜服用;气虚者忌用;过敏体质者慎用。

(2) 特殊人群用药禁忌:孕妇忌用;月经期妇女慎用;肝肾功能不全者慎用。

(3) 饮食禁忌:忌食肥甘厚味及生冷、油腻食物。

水 蛭

【品种与品质】

本品来源于水蛭科动物蚂蟥、水蛭或柳叶蚂蟥的干燥全体,以体小、条整齐、黑褐色、无杂质者为佳。

【处方用名】

水蛭,蚂蟥,生水蛭,炒水蛭,炒蚂蟥,炙水蛭,酥水蛭。

【临床效用】

水蛭咸、苦、平,有小毒,归肝经。功效破血通经,逐瘀消癥。主治血瘀经闭、癥瘕痞块、中风偏瘫、跌打损伤等证。

生品有毒,长于破血逐瘀,用于癥瘕痞块、中风偏瘫;烫水蛭毒性降低,矫味,可增强逐瘀通经作用,用于血瘀经闭,跌打损伤、瘀肿疼痛。

【临床药学服务】

1. 用法用量　煎服,1~3g。研末酒调服或入胶囊吞服,0.3~0.5g,或入丸剂。宜饭后温服。

2. 用药监护　用于癥瘕痞块,注意观察患者局部肿块大小、舌质瘀斑等的变化情况;用于跌打损伤,注意观察局部疼痛、瘀肿的改善情况;用于血瘀经闭,注意观察月经的变化情况。此外,注意观察用药后有无衄血;注意观察有无恶心、呕吐、便秘、口干、皮肤瘙痒等不良反应。定期监测凝血功能。

3. 用药告知　中病即止,不可久服;注意顾护脾胃;出现过敏反应立即停药。

【临床用药警戒】

1. 使用注意　区分生品与制品的药效及毒性差异;根据证候轻重选择药量;水蛭用量过大有耗气伤津之虑;与其他活血化瘀药同用时需减少剂量。

2. 使用禁忌

(1) 病证禁忌:体弱血虚、无瘀血停聚者忌用;有出血性疾病史,或存在可能引发大出血的疾病(如肺结核空洞、溃疡病)禁用。有潜在凝血功能障碍患者,如肝硬化、脾大、脾功能亢进患者慎用。

(2) 特殊人群用药禁忌:孕妇及月经期妇女禁用;老年人、婴幼儿禁用;过敏体质慎用。

(3) 中西药配伍禁忌:不宜与瓜蒂同服,会增加毒性反应;不宜与阿司匹林、肝素钠、链激酶等抗凝血、溶栓药物合用。

(4) 饮食禁忌:不宜食用油腻、腥臊、辛辣、生冷食物。

> **📖 知识链接**
>
> 水蛭的不良反应
>
> 水蛭过量服用可致中毒,症状表现为肘、膝关节僵硬,继之周身青紫、僵直、不能言语,最后神志昏迷、呼吸衰微,严重者可致死亡。据报道,少数患者服用水蛭10天后出现口干、便秘、气短、乏力等症状,个别患者发生痔疮出血,停药后缓解。水蛭煎剂对脾胃虚弱以及消化系统疾病患者易引起恶心、呕吐、腹痛腹泻反应以及引起胃溃疡;水蛭煎剂对个别患者有过敏反应,主要表现为皮肤红疹、瘙痒,以及过敏性紫癜等。

斑　蝥

【品种与品质】

本品来源于芫青科昆虫南方大斑蝥或黄黑小斑蝥的干燥体,以个大、完整、颜色鲜明、无败油气者为佳。

【处方用名】

斑蝥,炒斑蝥。

笔记栏

【临床效用】

斑蝥辛,热,有大毒,归肝、胃、肾经。功效破血逐瘀,散结消癥,攻毒蚀疮。主治癥瘕,经闭,顽癣,瘰疬,赘疣,痈疽不溃,恶疮死肌。

生品毒性较大,长于攻毒蚀疮,多外用于瘰疬瘘疮、痈疽肿毒、顽癣瘙痒;米炒斑蝥毒性降低,其气味得到矫正,以通经、破癥散结为主,可内服用于经闭癥瘕、瘰疬、肝癌、胃癌。

【临床药学服务】

1. 用法用量　0.03~0.06g。炮制后多入丸、散用;外用适量,研末或浸酒醋,或制油膏涂敷患处,不宜久敷和大面积使用。

2. 用药监护　用于癥瘕、经闭,注意观察患者局部肿块大小、月经情况有无改变;外用于皮肤疾病时,注意观察皮肤创面的恢复情况。此外,注意观察有无消化道刺激症状、牙龈和鼻腔出血,是否有排尿困难、尿血、便血等不良反应,甚至尿频、尿痛等尿路刺激症状。定期监测心率、肝肾功能。外用注意皮肤变化。

3. 用药告知　本品有大毒,内服宜慎,应严格掌握剂量;斑蝥内服一般不入汤剂,研末吞服必须精确控制用量,且应由小剂量开始逐步增加;内服、外用均不可超疗程或超量;出现膀胱刺激症状和血尿时,应立即停用;临床需用毒药处方。

【临床用药警戒】

1. 使用注意　区分生品与制品的药效及毒性差异;外涂皮肤,即令发赤起疱,故外敷不宜过久,涂布面积不宜过大,以防皮肤吸收中毒,皮肤破溃处勿用。

2. 使用禁忌

(1) 病证禁忌:心、肾功能不全者,消化性溃疡者及体质虚弱者禁用。

(2) 特殊人群用药禁忌:月经期、哺乳期妇女、孕妇禁用;年老体弱者及儿童慎用;心、肾功能不全者,消化性溃疡者,均禁服。

(3) 中西药配伍禁忌:传统认为不宜与甘草、巴豆、丹参、黄连配伍。

(4) 饮食禁忌:忌与油类、牛奶、肉类等油腻之物同服;传统认为恶豆花、黑豆、靛汁、葱、茶、醋。

🔍 **知识链接**

斑蝥的不良反应

正常人口服斑蝥的中毒剂量为 0.6g,致死量为 1.3~3g,斑蝥素对人的致死量为 30mg。斑蝥中毒症状表现:消化系统症状,如咽喉、食管及胃有灼痛感,口腔及舌部起水疱,吞咽困难,恶心呕吐、流涎,剧烈腹痛、腹泻大便呈水样或带血液;泌尿系统症状,如肾区叩击痛,并有尿频、尿道烧灼感和排尿困难,尿检有红细胞、蛋白或肉眼血尿、尿闭及急性肾衰竭;神经系统症状,如头痛、头晕,口唇及四肢麻木,多汗,瞳孔散大,视物不清,抽搐等;循环系统症状,如血压增高;心律不齐;周围循环衰竭等;严重者可致死亡。

其他活血化瘀药

其他活血化瘀药的药学服务内容见表 14-1。

表 14-1 其他活血化瘀药的药学服务

药名	临床性效特征	炮制品种	临床药学服务		不良反应与用药警戒
			用法用量	用药监护与告知	
苏木	甘、咸、平;活血祛瘀、消肿止痛	临床一般用生品	煎服,3~9g,不宜久煎。或入丸、散,或熬膏。宜饭后服	注意观察心功能的变化,糖尿病患者服药期间注意监控血糖的波动;严格控制服用量,中病即止,不宜久服	偶见皮肤过敏反应。血虚无瘀滞者、月经期妇女及孕妇慎用
西红花	甘、平;活血化瘀、凉血解毒、解郁安神	临床一般用生品	煎服,1~3g,或沸水泡服	注意观察有无头晕、食欲减少等不良反应;严格控制服用量,中病即止,不宜久服	偶见头晕、失语、斑秃及皮肤过敏等不良反应。无瘀血征象者不宜使用;孕妇慎用
血竭	甘、咸、平;活血定痛、化瘀止血、生肌敛疮	临床一般用生品	研末,1~2g。或入丸剂,不宜入煎剂,宜空腹服用。或研末吹鼻。研末外敷或入膏药外贴	注意观察有无恶心呕吐、腹泻、胃部不适;注意观察有无皮肤和全身性变态反应。严格控制服用量,中病即止,不宜久服	外用或口服均可导致过敏反应。无瘀滞者慎用。孕妇禁用;经期妇女及月经过多者慎用;皮肤过敏者禁用
刘寄奴	苦、温;散瘀止痛、疗伤止血、破血通经、消食化积	临床一般用生品	煎服,3~10g。外用适量,鲜品捣敷或研末外敷。宜饭后温服	注意观察有无口鼻或牙龈出血;注意观察有无吐利、消化道不适症状;与其他活血化瘀药同用时注意减量。中病即止,不宜久服	气血虚弱无瘀滞者、脾虚泄泻者忌用;孕妇禁用;经期妇女及月经量多者忌用
北刘寄奴	苦,寒;活血祛瘀、通经止痛、凉血止血、清利湿热	临床一般用生品	煎服,6~9g	注意所治病证的改善情况;定期监测血常规、尿常规等。与其他活血化瘀药同用时注意减量;注意顾护脾胃	气血虚弱无瘀滞者忌用;孕妇禁用;妇女经期、月经过多者忌用;不宜食用寒凉、刺激之品
月季花	甘,温;活血调经、疏肝解郁	临床一般用生品	煎服,3~6g	注意观察腹痛、头冒冷汗的不适症状。中病即止,不宜久服;多服久服可引起腹痛及便溏腹泻	气虚下陷、脾虚便溏者及瘰疬、疮疡久不敛口者不宜用;孕妇及经期妇女慎用;不宜与钙剂联用
干漆	辛,温,有毒;破血消癥、消积杀虫	生干漆有毒,伤营血,损脾胃,不宜生用;炒、煅干漆毒性和刺激性降低	煎服,2~5g,或入丸、散。外用烧烟熏	应注意观察有无皮肤过敏反应。药物有毒,中病即止,不可久服	可导致皮肤过敏反应。无瘀滞者、脾胃虚弱者均忌用;肝肾功能不全者、孕妇及对干漆过敏者禁用;传统认为畏鸡子、蟹,忌油脂

续表

药名	临床性效特征	炮制品种	临床药学服务		不良反应与用药警戒
			用法用量	用药监护与告知	
凌霄花	甘、酸，寒；活血通经、凉血祛风	晒干或低温干燥，临床一般用生品	煎服，5~9g。外用适量。	注意观察月经量、色，以及出血、局部疼痛症状的改善情况	孕妇及气血虚弱者慎用
虻虫	苦，微寒，有毒；破血逐瘀、散积消癥	临床一般炒后用，严格控制用量，未经炮制不得内服	煎服，1~1.5g。若研末吞服，则每次用至0.3g	注意观察患者疼痛症状、月经情况的变化。	体虚无瘀，腹泻者，有出血倾向者及孕妇忌用；不宜多用久用

学习小结

应用活血化瘀药时要注意因证选药，分别选择适宜的活血止痛药、活血调经药、活血疗伤药及破血消癥药。本类药物性多辛散，易耗血动血，凡兼有气虚血虚证者，需慎用，或配伍益气、养血之品。月经过多妇女及其他出血证无瘀血现象者忌用；孕妇慎用或忌用。

川芎、丹参、延胡索、莪术、益母草、桃仁、红花、土鳖虫、穿山甲、水蛭、乳香、没药等活血作用较强，与其他活血化瘀药合用时应注意减量，用药过程中应监测凝血功能，宜中病即止，避免过用导致不良反应。

郁金、虎杖、北刘寄奴、益母草等药性寒凉，乳香、没药、莪术、血竭、水蛭、土鳖虫、五灵脂、三棱等对胃肠道有刺激性，均易导致恶心、呕吐、败胃，脾胃虚弱者慎用，注意顾护脾胃，用药期间饮食宜清淡。土鳖虫、水蛭、斑蝥、虻虫、干漆为有毒之品，临床应用需遵从小剂量递增原则，超过《中国药典》用量时需医师双签字确认，以免中毒，用药过程中严密观察患者有无中毒反应。

（袁 颖 陈淑欣）

复习思考题

1. 根据活血化瘀药的药性特点，阐述活血化瘀药临床应用的药学服务措施。

2. 阐述树脂类活血化瘀药的药学服务重点。

3. 阐述动物类活血化瘀药的药学服务重点。

4. 患者，女，31岁。主诉月经量少半年，色暗，夹血块，经行小腹隐痛，苔白，脉弦细。医师给予益母草颗粒治疗，每次1袋，每天2次，连续服用7天。请论述作为药师应如何开展药学服务。

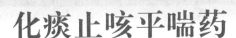

第十五章

化痰止咳平喘药

学习目标

1. 知识目标 通过学习化痰药的性效理论,掌握化痰药的临床药学服务基本内容,能够辨析燥湿化痰药与清化热痰药的用药告知与使用注意。

2. 能力目标 学生具备开展化痰药药学服务的能力,能够针对具体案例制定化痰药临床药学监护、安全警戒措施及用药告知方案。

3. 思政目标 使用有毒药物时,即使炮制工艺烦琐,耗时较长,成本较高,也需应用炮制品入药内服,不能生、制品混掺,客观认识中药毒性,端正中医药工作者诚实守信、求真务实的科学态度,坚定对中医药文化价值的信念。

【概念与分类】

凡以化痰或祛痰为主要作用,治疗痰证的药物,称为化痰药;以制止咳嗽或平定喘息为主要作用,治疗咳嗽、喘息之证的药物,称为止咳平喘药。由于病证上痰、咳、喘三者每多兼杂,病机上常相互影响,咳嗽者多夹咳痰;痰浊壅盛会影响肺的宣发肃降,易致咳喘加剧。且化痰药多兼止咳、平喘作用,而止咳平喘药又常具化痰之功,故将化痰药与止咳平喘药合并一章加以介绍。

本类药味多苦、辛,药性有偏寒凉或偏温燥之不同,以入肺经为主。本类药物多为植物类药物,部分为介类、矿物类药物。化痰止咳平喘药可分为燥湿化痰药、清化热痰药和止咳平喘药三类。

燥湿化痰药:凡能燥湿化痰或温肺化痰,主要用于治疗湿痰、寒痰证的药物,称为燥湿化痰药。本类药物多为植物类药物,具有温肺祛寒、燥湿化痰之功效,适用于咳嗽气喘、痰多色白、苔腻,以及寒痰、湿痰所致眩晕、肢体麻木、阴疽流注等。

清化热痰药:凡能清热化痰,主要用于治疗热痰或燥痰证的药物,称为清化热痰药。本类药物多为植物类药物,部分为介类、矿物类药物,具有清热化痰之功效,适用于咳嗽气喘、痰黄黏稠、舌苔黄腻、脉滑数,以及痰黏稠难咯、干咳,并兼见其他燥热之象。

止咳平喘药:凡能制止咳嗽或平定喘息,主要用于治疗咳嗽、喘息之证的药物,称为止咳平喘药。本类药物多为植物类药物,具有止咳平喘之功效,适用于由外邪犯肺、肺阴不足以及肺肾两虚所致喘咳。

此外,部分化痰药兼有散结消肿之功效,可用于疮痈肿毒等证。

【使用宜忌】

1. 用法 本章药物如生半夏、生天南星、生白附子、洋金花等属于《医疗用毒性药品管理办法》规定的药品,内服宜用炮制品,生品一般多外用;部分清化热痰药为介类、矿物类药物,其质坚沉重,入汤剂宜先煎。部分止咳药宜后下。

2.病证禁忌　表证、麻疹初起而咳者,不能单纯使用止咳平喘药;孕妇以及咳嗽兼咯血或痰中带血等有出血倾向,或胃肠道有出血者,不宜使用刺激性强的化痰止咳平喘药。

3.配伍禁忌　个别药物有"十八反"等配伍禁忌,需在使用时注意。

4.特殊人群用药禁忌　对于有毒药物,孕妇等特殊人群禁用或慎用。

5.饮食禁忌　饮食宜清淡,少食油腻、刺激性食物。

第一节　燥湿化痰药

半　夏

半夏临床药
学服务微课

【品种与品质】

本品来源于天南星科植物半夏的干燥块茎,以表面白色或浅黄色,顶端有凹陷的茎痕,周围麻点状根痕,下面钝圆,较光滑,质坚实,断面洁白,富粉性,味辛辣、麻舌而刺喉者为佳。

【处方用名】

半夏,制半夏,姜半夏,法半夏,竹沥半夏,半夏曲,清半夏,生半夏。

【临床效用】

半夏辛,温,有毒,归脾、胃、肺经。功效燥湿化痰,降逆止呕,消痞散结。主治湿痰、寒痰证,症见咳嗽、痰多或痰白清冷,或眩晕、头痛;多种呕吐,尤宜于痰饮所致呕吐;心下痞满,结胸,梅核气。又可外用治瘿瘤、痰核、痈疽肿毒、蛇虫咬伤等。

生品供外用,长于消肿散结,用于瘿瘤、痰核、痈疽肿毒、蛇虫咬伤;姜半夏长于降逆止呕,用于治疗呕吐;法半夏长于燥湿和胃,多用于痰湿中阻者;清半夏长于化湿痰,多用于湿痰咳嗽、眩晕等;半夏曲长于化痰消食,主治痰食积滞;竹沥半夏长于清化热痰,主治热痰证。

【临床药学服务】

1.用法用量　炮制品煎服,3~9g,常规煎煮。内服宜用制品,根据辨证选择炮制品种。湿痰咳嗽、眩晕多用清半夏;痰阻中焦宜用法半夏;痰食阻滞宜用半夏曲;呕吐宜用姜半夏;咳咯黄痰宜用竹沥半夏。内服或入丸、散剂。生品适量外用,研粉调敷,或磨汁涂,治疗瘿瘤、痰核、痈疽肿毒等。

2.用药监护　半夏内服,注意患者与治疗相关症状、体征的改善情况,如呕吐是否缓解,痰色、痰量是否改善,胸胁痞满及肿毒有无否改变,还应注意口腔黏膜及咽喉有无异常感觉,有无发音异常、腹泻等不适;定期检查尿常规、肝功能。外用应注意观察患者皮肤、黏膜的变化。

3.用药告知　本品有毒,应注意用量及疗程;不可自行延长用药时间或加大用药剂量。宜食用清淡、易消化食物。

【临床用药警戒】

1.使用注意　生品毒性较大,一般不内服。半夏用量过大有伤阴动血之虑。

2.使用禁忌

(1)病证禁忌:本品药性温燥,凡阴虚燥咳、血证、热痰、燥痰应慎;萎缩性胃炎与支气管扩张咯血者不宜单味过量久服。

(2)特殊人群用药禁忌:孕妇忌用;肝功能异常者慎用;备孕期妇女慎用。

(3)中西药配伍禁忌:"十八反"禁忌认为不宜与乌头类药物配伍(包括川乌、制川乌、草乌、制草乌、附子、制附子等)配伍;恶皂荚。不宜与阿托品等M胆碱受体阻滞剂同用;与镇静药联用时,用量不可过大;避免与酸性西药联用,以免产生严重的肝肾不良反应。

（4）饮食禁忌:忌生冷、油腻、辛辣刺激性食物。传统认为"忌羊血、海藻、饴糖"。

🔍 知识链接

半夏的不良反应

生半夏对口腔、咽喉和消化道黏膜有强烈的刺激性,可导致失音、呕吐、水泻等不良反应,严重的喉头水肿可致呼吸困难、痉挛,甚至窒息,最终因呼吸肌麻痹而死;久用半夏制剂,少数病例会出现肝功能异常和血尿。另外,实验研究显示,妊娠母鼠灌胃给予生半夏及制半夏,都可能对胎鼠产生致畸作用。含半夏炮制品的中成药品种较多;含生半夏的常见内服中成药有藿香正气水、复方鲜竹沥液,外用中成药有奇应内消膏、骨增生镇痛膏、双虎肿痛宁等。

天 南 星

【品种与品质】

本品来源于天南星科植物天南星、异叶天南星和东北天南星的干燥块茎,以个大、色白、粉性足者为佳。

【处方用名】

天南星,制天南星,制南星,生南星,胆南星。

【临床效用】

天南星苦、辛,温,有毒,归肺、肝、脾经。功效燥湿化痰,祛风止痉,散结消肿。主治湿痰、寒痰证,适宜于顽固难除之痰证;风痰眩晕,中风口眼㖞斜,癫痫,破伤风。又可外用治疗痈疽肿痛、瘰疬、痰核、蛇虫咬伤等。

生品供外用,能消肿散结,用于疮痈肿毒、瘰疬、痰核、蛇虫咬伤;制南星长于祛风痰、燥湿痰,主治顽痰证、风痰证;胆南星药性凉,治疗热痰及急惊风证。

【临床药学服务】

1. 用法用量　炮制品煎服,3~9g。内服应根据病情选择合适的炮制品,常规煎汤或入丸、散。生品适量外用,研成粉用醋或酒调敷,或磨汁涂患处,治疗痈疽肿痛、瘰疬、痰核、蛇虫咬伤等。

2. 用药监护　天南星内服,注意患者与治疗相关症状及体征(如眩晕、痰色、痰量、痈疽结节等)的改善情况,还应注意观察患者口腔黏膜的感觉,有无声音嘶哑、神志异常等情况,注意监测血常规、肝肾功能;外用应注意观察皮肤、黏膜变化。

3. 用药告知　本品有毒,应注意用量;不可自行延长用药时间或加大用药剂量。

【临床用药警戒】

1. 使用注意　生品毒性较大,一般不内服。天南星用量过大有伤阴动血之虑。

2. 使用禁忌

（1）病证禁忌:本品药性温燥,凡阴虚燥痰证忌用;血热出血者、干咳少痰者慎用。

（2）特殊人群用药禁忌:孕妇忌用;哺乳期妇女慎用。

（3）中西药配伍禁忌:传统认为恶莽草。与镇静药联用时需减量。

（4）饮食禁忌:忌食生冷、油腻、辛辣刺激性的食物。

知识链接

天南星的不良反应

天南星生品的毒性反应主要表现在对口腔、咽喉及皮肤黏膜的强刺激性。皮肤接触可致瘙痒肿胀;误食可致咽喉烧灼感、口舌麻木、水肿、大量流涎、味觉丧失、声音嘶哑、张口困难及轻度发热、口腔黏膜轻度糜烂,甚至部分组织坏死等,继而中枢神经系统受到影响,引发全身反应,出现头晕、心慌、四肢发麻,严重者昏迷、窒息或惊厥,最后因呼吸麻痹而死亡等。临床应用需严格控制剂量,并使用炮制品,避免中毒。

白 附 子

【品种与品质】

本品来源于天南星科植物独角莲的干燥块茎,以个大、质坚实、色白、粉性足者为佳。

【处方用名】

白附子,禹白附。

【临床效用】

白附子辛,温,有毒,归胃、肝经。功效祛风痰,定惊搐,解毒散结,止痛。主治中风痰壅,口眼㖞斜,惊风癫痫,破伤风;痰厥头痛,眩晕。又可用于瘰疬,痰核,毒蛇咬伤。

生品供外用,长于解毒散结,用于治疗瘰疬、痰核、毒蛇咬伤;制品长于祛风痰、燥湿痰,临床用于风痰阻络诸证,善治头面部诸疾。

【临床药学服务】

1. 用法用量 炮制品煎服,3～6g。内服选择炮制品,入汤剂常规煎煮,或入丸、散剂。外用适量,研粉、熬膏或磨汁以酒调敷患处,疗痈疽肿痛、瘰疬、痰核、蛇虫咬伤等。

2. 用药监护 白附子内服,应注意观察患者与治疗相关的症状(如头晕目眩、惊风抽搐、瘰疬等)是否改善,还应观察患者神志变化,口腔感觉有无异常,注意监测血常规、肝肾功能;外用应注意观察皮肤的变化及有无过敏反应。

3. 用药告知 本品有毒,应注意用量。不可自行延长用药时间或加大用药剂量。对乙醇过敏者,外用禁以酒调敷。

【临床用药警戒】

1. 使用注意 生品毒性较大,一般不内服。白附子用量过大有伤阴动血之虑。

2. 使用禁忌

(1) 病证禁忌:本品辛温燥烈,有毒,阴虚血虚动风、热盛动风者不宜;对本品过敏者禁用。

(2) 特殊人群用药禁忌:孕妇慎用;儿童慎用。

(3) 中西药配伍禁忌:不宜与镇静药同用。

(4) 饮食禁忌:忌食生冷、油腻、辛辣刺激性食物。

知识链接

白附子的不良反应

白附子的毒性主要表现为对黏膜及皮肤的局部刺激作用,表现为口舌麻辣,咽喉部灼热并有哽塞感,舌体僵硬,继则四肢发麻、抖动,口舌颤抖,恶心呕吐,流涎,面色苍白,严重者可致死亡。有报道,服用白附子散剂约9g,会出现耳周麻木,随后出现肢体麻木、颤抖,下颌颤抖,视物模糊,大汗出,恶心呕吐,并伴一过性肝功能损伤。因此,临床应用中需严格控制炮制和用法用量,合理使用炮制品。注意区别关白附及禹白附的品种。

芥 子

【品种与品质】

本品来源于十字花科植物白芥或芥的干燥成熟种子,以颗粒均匀、饱满者为佳。

【处方用名】

芥子,白芥子,炒芥子。

【临床效用】

芥子辛,温,归肺经。功效温肺祛痰,利气散结,通络止痛。主治寒痰喘咳,症见胸闷胸痛、痰多清冷;悬饮,症见咳喘胸满胁痛;阴疽流注,肢体麻木,关节肿痛。又可作穴位贴敷用药,治冷哮日久。

生品长于温肺祛痰,利气散结,通络止痛;炒芥子功效同生品,但能减轻对皮肤、黏膜和胃肠道的刺激作用。

【临床药学服务】

1. 用法用量　煎服,3~9g。胃弱者宜用小剂量,或选用炒芥子。内服煎汤或入丸、散剂,亦可入酒剂。不宜久煎。宜饭后服用,以减轻对胃黏膜的刺激。外用适量,研末调敷,或作发疱用。

2. 用药监护　芥子用于口服,应注意观察患者与治疗相关症状的改善情况,还应注意患者口腔黏膜有无感觉异常,以及食欲减退、胃肠不适等不良反应;外用应注意观察患者的皮肤、黏膜变化。

3. 用药告知　与其他燥湿化痰药同用,注意剂量,胃弱者应注意减量,中病即止,外用应注意贴敷时间,并注意局部清洁,防止局部感染。

【临床用药警戒】

1. 使用注意　区分生品与炮制品的药效差异;根据证候轻重选择药量;芥子用量过大有耗气伤津动血之虑。

2. 使用禁忌

(1) 病证禁忌:本品辛温燥烈,耗气伤阴,久咳肺虚及阴虚火旺者均当忌用;消化性溃疡、出血者慎服;皮肤局部有破损者不宜外用;对本品过敏者禁用。

(2) 特殊人群用药禁忌:孕妇慎用。

(3) 饮食禁忌:忌食生冷、黏腻、刺激性大的食物。

芥子油的不良反应

芥子油对皮肤黏膜有刺激作用,能引起充血、灼痛,甚至发疱;内服过量可引起面色苍白、呕吐、腹痛、腹泻、全身无力。有报道,口服白芥子煎剂会出现皮肤瘙痒、潮红、皮疹等过敏反应。常见含芥子的中成药有控涎丸、降气定喘丸、痰饮丸、骨增生镇痛膏等。

旋 覆 花

【品种与品质】

本品来源于菊科植物旋覆花、欧亚旋覆花的干燥头状花序,以花头完整、色黄绿者为佳。

【处方用名】

旋覆花,金沸花,炙旋覆花。

【临床效用】

旋覆花苦、辛、咸,微温,归肺、胃、大肠经。功效消痰行水,降气止呕。主治痰气阻滞之证,症见咳喘痰多、胸膈痞闷。又可用于嗳气、呕吐等胃气上逆之证。

生品长于降气化痰、止咳、止呕,多用于喘咳痰多或嗳气呕吐;蜜炙后性兼甘润,长于润肺,多用于肺虚喘咳挟痰饮者。

【临床药学服务】

1. 用法用量　煎服,3~9g。入汤剂宜包煎;或入丸、散剂。久咳肺虚者可用炙旋覆花。

2. 用药监护　旋覆花内服,用于咳嗽气喘,应注意监测咳嗽、痰液变化,还应注意观察有无咽痒、咽堵、胸闷、心悸、恶心、呕吐等不适。

3. 用药告知　用药剂量不宜过大,饮食以清淡易消化为佳。

【临床用药警戒】

1. 使用注意　区分生品与蜜炙品的药效差异;根据证候轻重选择药量;本品有绒毛,易刺激咽喉作痒而致呛咳呕吐,需布包入煎。

2. 使用禁忌

(1) 病证禁忌:本品性温燥,阴虚劳嗽、津伤燥咳者不宜用;风热、实热、血燥者忌用;体弱久病、慢性肠炎者忌用;脏器脱垂者不宜单用;对本品过敏者禁用。

(2) 特殊人群用药禁忌:孕妇慎用。

(3) 中西药配伍禁忌:传统认为不宜与白芷、桑螵蛸同用。不宜与氢氧化铝制剂、钙制剂、铁制剂等含有金属离子的药物同用。

(4) 饮食禁忌:忌食生冷、黏腻、刺激性大的食物。

旋覆花的不良反应

有临床报道,服用旋覆花煎剂后会出现头晕、胸闷、心慌、恶心、呕吐等不良反应,停药后症状消失;可见过敏反应。含旋覆花的常用中成药有黄连上清片、京制牛黄解毒片、明目蒺藜丸等。

白　前

【品种与品质】

本品来源于萝藦科柳叶白前、芫花叶白前的干燥根茎及根,以根茎粗长、断面色白者为佳。

【处方用名】

白前,炙白前,鹅管白前。

【临床效用】

白前辛、苦,微温,归肺经。功效化痰止咳,下气降逆。主治咳嗽痰多,不论寒热虚实,外感内伤,新久咳嗽均可配伍应用,尤宜于湿痰或寒痰蕴肺之咳嗽,症见咳痰色白、量多清稀。

生品多用于肺气壅塞,痰多咳出不爽;蜜炙白前药性缓和,长于润肺止咳,无耗气伤阴之弊,临床多用于肺阴不足之气逆、干咳者。

【临床药学服务】

1. 用法用量　煎服,3~10g。外感及痰多者用生品;咳嗽兼气阴不足者应选小剂量,或用蜜炙品。内服煎汤,或入丸、散剂。入汤剂常规煎煮。宜饭后服。

2. 用药监护　用药过程中应注意痰量及痰液质地、颜色的变化;注意观察有无消化道不适症状。

3. 用药告知　本品剂量不宜过大。

【临床用药警戒】

1. 使用注意　区分生品与制品的药效差异;根据证候轻重选择药量。白前用量过大有耗气伤阴倾向。

2. 使用禁忌

(1) 病证禁忌:咳嗽气逆、咳逆上气属气虚者、肺虚干咳者、中气下陷者慎用;生用对胃黏膜有刺激性,消化性溃疡或有出血倾向者应慎用;身体虚弱、胎气不固者忌用。

(2) 特殊人群用药禁忌:孕妇慎用;老年人、婴幼儿慎大剂量服用。

(3) 中西药配伍禁忌:传统认为不宜与牛膝同用。

(4) 饮食禁忌:忌食生冷、黏腻、刺激性食物。传统认为忌猪肉、菘菜、饴糖。

第二节　清化热痰药

桔　梗

【品种与品质】

本品来源于桔梗科植物桔梗的干燥根,以条粗均匀、坚实、洁白、味苦者为佳。

【处方用名】

桔梗,苦桔梗,北桔梗,西桔梗,津桔梗。

【临床效用】

桔梗苦、辛,平,归肺经。功效宣肺,祛痰,利咽,排脓。主治寒热虚实之咳嗽痰多之证,症见外感风寒咳嗽、痰稀色白、温病初起咳嗽、身热不甚、痰壅气滞、胸膈满闷;肺热咽痛之证,症见外感咽痛、声音嘶哑、风热犯肺、咽痛失声;热毒壅结之证,症见肺痈咳吐脓血、痰黄腥臭。又可用于小便不通之癃闭、便秘等。

生品长于宣肺祛痰,多用于外感咳嗽、咽喉肿痛;炒品长于理肺祛痰,多用于寒饮或湿痰咳嗽;蜜炙长于润肺祛痰,多用于肺阴不足之咳嗽。

【临床药学服务】

1. 用法用量　煎服,3~10g。也可入丸、散。

2. 用药监护　用于咳嗽痰多之证,注意观察咳嗽程度与痰量及痰色的变化;用于利咽开音,注意观察咽喉肿痛与发音的改善情况。此外,用药中应观察有无恶心呕吐、腹痛腹泻、胸闷、心慌等情况。

3. 用药告知　服用本品会刺激胃黏膜,宜与健运脾胃的药物同用,或饭后服用。不可自行加大用量。

【临床用药警戒】

1. 使用注意　区分生品与制品的药效差异;根据证候轻重选择药量;本品用量过大,恐伤胃气。

2. 使用禁忌

(1) 病证禁忌:阴虚、气逆劳损、咯血者不宜服用;肺结核、久病咳嗽、支气管炎、干咳少痰者,以及支气管扩张、咯血者忌单味药大量内服。

(2) 特殊人群用药禁忌:孕妇慎用。

(3) 中西药配伍禁忌:传统认为不宜与山茱萸合用。

(4) 饮食禁忌:忌猪肉。

瓜　蒌

【品种与品质】

本品来源于葫芦科植物栝楼或双边栝楼的干燥成熟果实,以皮厚、皱缩、糖性足者为佳。

【处方用名】

瓜蒌,全瓜蒌,糖瓜蒌,蜜瓜蒌。

【临床效用】

瓜蒌甘、微苦,寒,归肺、胃、大肠经。功效清热涤痰,宽胸散结,润燥滑肠。主治热痰、燥痰之证,症见痰热壅肺、咳痰黄稠、胸膈痞满、大便秘结,或燥热伤肺、咳嗽少痰;痰气阻滞证,症见痰浊闭阻,胸阳不振之胸痹短气、胸痛彻背;肠燥之证,症见大便干结,排出困难。又可用于肺痈、肠痈、乳痈等证。

生品长于清热涤痰、宽胸散结,用于肺热咳嗽、痰稠难出、胸痹心痛、结胸痞满、乳痈、肺痈等病证;蜜炙润燥作用增强,尤适于治疗肺燥咳嗽而又大便干结者。

【临床药学服务】

1. 用法用量　煎服,9~15g。亦可入丸、散。

2. 用药监护　用于热痰、燥痰咳嗽,注意观察患者咳痰颜色及痰量的变化情况;用于胸痹、结胸,注意观察胸部疼痛、痞满等的缓解情况;用于肠燥便秘,注意观察通便情况。

3. 用药告知　本品服用时宜顾护脾胃,宜食易消化之物,与其他寒凉药合用时注意减量。

【临床用药警戒】

1. 使用注意　区分生品与制品的药效差异;根据证候轻重选择药量;本品甘寒性滑,久服伤胃。

2. 使用禁忌

(1) 病证禁忌:脾虚胃寒,大便溏泄者不宜久服;停饮、寒痰者慎用;慢性腹泻者禁大量服用。

（2）特殊人群用药禁忌：老年人、儿童、孕妇慎用。

（3）中西药配伍禁忌：传统认为瓜蒌不宜与干姜、牛膝合用。"十八反"禁忌认为不宜与川乌、制川乌、草乌、制草乌、附子、制附子等乌头类药配伍。

（4）饮食禁忌：忌食腥臊发物、辛辣、油腻食物。

川　贝　母

【品种与品质】

本品来源于百合科植物川贝母、暗紫贝母、甘肃贝母、梭砂贝母、太白贝母或瓦布贝母的干燥鳞茎，以鳞茎质坚实、色白、粉性足者为佳。

【处方用名】

川贝母，川贝，知贝。

【临床效用】

川贝母苦、甘，微寒，归肺、心经。功效清热润痰，化痰止咳，散结消痈。主治肺虚久咳，肺热燥咳，咳痰不爽；痰火互结之瘰疬、乳痈、肺痈咳吐脓血。

【临床药学服务】

1. 用法用量　煎服，3～10g。或研粉冲服，每次1～2g。

2. 用药监护　用于肺虚久咳，注意观察患者的咳嗽情况是否缓解；用于瘰疬、乳痈、肺痈，注意观察患者结肿、痈肿的消退情况及疼痛吐血程度是否好转。

3. 用药告知　用药中宜顾护脾胃，宜食用熟软之物；与其他寒凉药合用时，注意减量。

【临床用药警戒】

1. 使用注意　根据证候轻重选择药量；本品甘寒，久服恐伤胃气。

2. 使用禁忌

（1）病证禁忌：脾胃虚寒、慢性肠胃炎、腹泻者慎用；咳痰量多稀白痰者忌单味药大量服用；低血压、糖尿病、青光眼患者忌大量使用。

（2）特殊人群用药禁忌：孕妇慎用。

（3）中西药配伍禁忌：传统认为，川贝母不宜与秦艽合用。"十八反"禁忌认为不宜与川乌、制川乌、草乌、制草乌、附子、制附子等乌头类药合用。不宜与降压药，阿托品等M胆碱受体阻滞药、碘离子制剂、酶制剂、重金属制剂联用；不宜与碳酸氢钠、氨茶碱、地高辛、咖啡因、苯丙胺同用。

（4）饮食禁忌：忌生冷、辛辣、油腻食物。

🔍 **知识链接**

川贝母的不良反应

川贝母是润肺止咳药，应用历史悠久，疗效显著。其主要化学成分为生物碱类化合物，但该生物碱类化合物可使实验动物的血压下降，并伴有短暂的呼吸抑制，以及血糖升高。临床报道，有因服用川贝母出现心源性脑缺氧综合征和心率缓慢、心音弱等中毒现象，大剂量服用可引起出血、血压下降、急性肾衰竭等。常见含川贝母的中成药有二母宁嗽丸、川贝枇杷膏、川贝雪梨膏等。

浙 贝 母

【品种与品质】

本品来源于百合科植物浙贝母的干燥鳞茎,以鳞茎肥厚、质坚实、表面及断面白色、粉性足者为佳。

【处方用名】

浙贝母,大贝,浙贝,象贝,元宝贝,珠贝。

【临床效用】

浙贝母苦,寒,归肺、心经。功效清热化痰止咳,解毒散结消痈。主治肺热咳嗽之证,症见痰热郁肺、咳嗽痰黄;痰火或热毒壅结之证,症见瘰疬、瘿瘤、疮痈、肺痈。

【临床药学服务】

1. 用法用量 煎服,5~10g。

2. 用药监护 用于清肺化痰,注意观察痰的黏稠程度及颜色变化;用于散结消肿,注意观察患者的咳血情况。此外,本品服用后可能产生胸闷气闭、呼吸浅促、双肺哮鸣音等情况,应注意观察,及时停药。

3. 用药告知 用药中宜顾护脾胃,宜食用熟软之物;与其他寒凉药物合用时,注意减量。

【临床用药警戒】

1. 使用注意 根据证候轻重选择药量;确定患者病证,对症下药,使用不当时可能加重病情。

2. 使用禁忌

(1) 病证禁忌:脾胃虚寒、大便滑泄、低血压、心率过缓、咳痰量多及质稀薄者忌用。

(2) 特殊人群用药禁忌:孕妇慎用。

(3) 中西药配伍禁忌:"十八反"禁忌认为不宜与川乌、制川乌、草乌、制草乌、附子、制附子等配伍。慎与降压药、抗心律失常药、镇静药合用;不宜与碘离子制剂、酶制剂、重金属制剂、碳酸氢钠、阿托品、氨茶碱、地高辛、咖啡因、苯丙胺等合用。

(4) 饮食禁忌:忌生冷、油腻、辛辣刺激性食物。

竹 茹

【品种与品质】

本品来源于禾本科植物青秆竹、大头典竹或淡竹茎秆的干燥中间层,以色绿、丝细均匀、质柔软、有弹性者为佳。

【处方用名】

竹茹,淡竹茹,姜竹茹。

【临床效用】

竹茹甘,微寒,归肺、胃、心、胆经。功效清热化痰,除烦止呕。主治肺热咳嗽之证,症见痰黄稠厚;痰热内扰证,症见胆胃不和、心烦不眠,中风痰迷、舌强不语。还可用于胃气上逆之证,症见呕逆、呕吐、妊娠恶阻、胎动不安。

生用长于清化热痰、除烦,用于痰热咳嗽或胆火挟痰、痰火内扰、心烦不安;姜制长于降逆止呕,用于胃热呕吐、呕逆。

【临床药学服务】

1. 用法用量 煎服,5~10g。

2. 用药监护 用于肺热咳嗽之证,注意观察患者咳嗽及痰量、痰色的改善情况;用于安

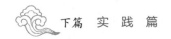笔记栏

神除烦,注意观察患者的情绪变化及睡眠情况;用于降逆止呕,注意观察呕吐、呃逆情况是否缓解。此外,用药中观察有无消化不良、腹痛、腹泻等情况。

3. 用药告知　用药中宜顾护脾胃,宜食用熟软易消化之物。

【临床用药警戒】

1. 使用注意　区分生品与制品的药效差异;根据证候轻重选择药量。

2. 使用禁忌

(1) 病证禁忌:寒痰咳喘、胃寒呕逆、脾虚泄泻及消化不良者禁用。

(2) 特殊人群用药禁忌:孕妇禁用;儿童慎用。

(3) 饮食禁忌:忌生冷、油腻食物。

前　胡

【品种与品质】

本品来源于伞形科植物白花前胡的干燥根,以条粗、壮实、质柔软,切面棕黄色油点多、淡黄白色,香气浓者为佳。

【处方用名】

前胡,炙前胡,信前胡,鸡脚前胡。

【临床效用】

前胡苦、辛,微寒,归肺经。功效降气化痰,散热清风。主治热痰咳喘之证,症见热痰阻肺、肺失宣降之咳喘痰黏、胸闷痰黄;风热咳嗽之证,症见外感风热、身热头痛、咳嗽痰多。

生品长于散风清热,降气化痰;蜜炙后能增强润肺止咳的作用;炒制后可缓和药性。

【临床药学服务】

1. 用法用量　煎服,3~10g。亦可入丸、散。宜饭后服。

2. 用药监护　用于热痰咳喘之证,注意观察患者咳嗽及痰色、痰量的变化;用于风热咳嗽,注意观察发热及头痛、咳嗽情况是否好转。此外,用药中应观察有无皮肤烧灼样疼痛、水肿、头晕、恶心情况。

3. 用药告知　服用如出现肠胃不适,可酌减用量或暂停用药;如出现日光性皮炎、皮肤烧灼样痛、红肿等,可适当遮阳或停药,对症治疗。

【临床用药警戒】

1. 使用注意　区分生品与制品的药效差异;根据证候轻重选择药量。用药中宜顾护脾胃,与健运脾胃的药物同用。当中病即止。

2. 使用禁忌

(1) 病证禁忌:血虚或阴虚燥咳、咳咳痰少、寒饮咳嗽、痰清稀呈泡沫状者忌用。

(2) 特殊人群用药禁忌:老年人、儿童用量不宜过大。

(3) 中西药配伍禁忌:传统认为前胡不宜与藜芦、皂荚合用。不宜与肾上腺素类药合用。

(4) 饮食禁忌:忌辛辣、油腻食物。

昆　布

【品种与品质】

本品为海带科植物海带或翅藻科植物昆布的干燥叶状体,以色黑褐、体厚者为佳。

【处方用名】

昆布,海昆布,纶布。

笔记栏

【临床效用】

昆布咸,寒,归肝、胃、肾经。功效消痰软坚散结,利水消肿。主治痰气郁结或痰火互结证,症见瘿瘤、瘰疬、噎膈、睾丸肿痛。又可用于痰饮,水肿,小便不利或脚气水肿。

临床一般用生品。

【临床药学服务】

1. 用法用量　煎服,6~12g。

2. 用药监护　用于消痰软坚散结,注意观察患者的瘿瘤、瘰疬、肿胀疼痛程度是否缓解;用于利水消肿,注意观察小便量及水肿消退的变化。

3. 用药告知　用药中宜顾护脾胃,宜食用熟软易消化之物。

【临床用药警戒】

1. 使用注意　根据证候轻重选择药量;患有甲状腺功能亢进症(甲亢)、桥本甲状腺炎者不宜单用;昆布作为补碘剂应用时,应注意是否发生高碘血症。

2. 使用禁忌

(1) 病证禁忌:脾胃虚寒,消化不良者忌食。

(2) 特殊人群用药禁忌:孕妇和哺乳期妇女慎用。

(3) 中西药配伍禁忌:"十八反"禁忌认为不宜与甘草合用。不宜与异烟肼、强心苷类药物合用,可导致药物疗效降低。

(4) 饮食禁忌:不宜饮茶及食用酸涩的水果。

海　藻

【品种与品质】

本品来源于马尾藻科植物羊栖菜或海蒿子的干燥藻体,前者习称"小叶海藻",后者习称"大叶海藻",以色黑褐、白霜少者为佳。

【处方用名】

海藻,乌菜,海藻菜。

【临床效用】

海藻苦、咸,寒,归肝、胃、肾经。功效消痰软坚散结,利水消肿。主治痰气交阻或痰火互结之证,症见瘿瘤、睾丸肿痛。又可用于水肿、小便不利或脚气水肿。

临床一般用生品。

【临床药学服务】

1. 用法用量　煎服,6~12g。

2. 用药监护　用于消痰软坚散结,应注意观察患者瘰疬、痰核、瘿瘤的消退情况。用于利水消肿,注意观察尿量及水肿的变化。此外,用药中应观察有无恶心、呕吐、视物模糊、出汗等情况。长期用药,应观察有无水肿,定期检查肝功能。

3. 用药告知　用药中宜顾护脾胃,宜食用熟软易消化之物。

【临床用药警戒】

1. 使用注意　根据证候轻重选择药量。

2. 使用禁忌

(1) 病证禁忌:脾胃虚寒,消化不良者忌食。

(2) 特殊人群用药禁忌:孕妇和哺乳期妇女慎用。

(3) 中西药配伍禁忌:"十八反"禁忌认为不宜与甘草合用。不宜与异烟肼合用。

(4) 饮食禁忌:不宜多食寒凉食物、浓茶及酸涩水果。

矮 地 茶

【品种与品质】

本品来源于紫金牛科植物紫金牛的干燥全草,以茎色红棕、叶色绿者为佳。

【处方用名】

矮地茶,地茶,平地木,叶底红,紫金牛。

【临床效用】

矮地茶辛、微苦,平,归肺、肝经。功效化痰止咳,清利湿热,活血化瘀。主治咳嗽痰多之证,症见新久咳嗽、喘满痰多;血瘀证,症见经闭瘀阻、跌打损伤。又可用于湿热黄疸、风湿痹痛等。

临床一般用生品。

【临床药学服务】

1. 用法用量 煎服,15~30g。

2. 用药监护 用于咳嗽痰多之证,应注意观察患者的咳嗽、痰量等相关症状与体征变化;用于血瘀证,注意观察与瘀血相关的症状及体征的变化;用于风湿痹痛,注意观察肢体的疼痛程度。此外,用药中应观察有无胃部不适、恶心、口干、腹胀腹痛、腹泻,或头晕、头痛、胸闷等不良反应。

3. 用药告知 本品服用时宜顾护脾胃,多食熟软易消化之物,与寒凉药合用时注意减量。

【临床用药警戒】

1. 使用注意 根据证候轻重选择药量。本品味辛,服用过量恐伤胃气。

2. 使用禁忌

(1) 病证禁忌:体质虚寒者慎用;慢性消化性溃疡疾病者慎用单味药。

(2) 特殊人群用药禁忌:孕妇、儿童慎用。

(3) 饮食禁忌:忌食生冷、辛辣、易致腹泻的食品。

青 礞 石

【品种与品质】

本品来源于变质岩类黑云母片岩或绿泥石化云母碳酸盐片岩,以色黑绿、断面有星点者为佳。

【处方用名】

礞石,青礞石。

【临床效用】

礞石甘、咸,平,归肺、心、肝经。功效坠痰下气,平肝镇惊。主治气逆咳喘之证,症见顽痰胶结、咳逆喘急。又可用于癫狂、惊痫等。

生品消痰、平喘,用于顽痰、喘咳、惊痫等;煅礞石质地酥松便于粉碎,长于下气坠痰、平肝定惊,用于顽痰胶结、咳逆喘急、烦躁胸闷等。

临床一般不用生品。

【临床药学服务】

1. 用法用量 多入丸、散服,3~6g;煎服10~15g,应打碎布包先煎。宜饭后服。

2. 用药监护 用于气逆咳嗽之证,注意观察患者痰量、咳嗽等症状与体征的变化;用于癫狂,注意观察患者癫痫发作的频次及情绪变化。此外,用药中应观察有无恶心、呕吐、腹泻等胃肠道反应。

3. 用药告知 服用本品后宜顾护脾胃,多食熟软易消化之物。

【临床用药警戒】

1. 使用注意 区分各种制品的药效差异;根据证候轻重选择药量;本品有较强的泻下作用,注意剂量及疗程,久服伤胃。

2. 使用禁忌

(1) 病证禁忌:气虚脾弱者慎用;非痰热内结不化的实证不宜用。

(2) 特殊人群用药禁忌:孕妇禁用;儿童慎用。

(3) 中西药配伍禁忌:不宜与四环素类、异烟肼、利福平、泼尼松龙片、维生素 C 联用。

(4) 饮食禁忌:忌食生冷、辛辣、易致腹泻的食品。

附药:金礞石

金礞石为变质岩类蛭石片岩或水黑云母片岩。其味甘、咸,性平,归肺、心、肝经。功效坠痰下气,平肝镇惊。用于顽痰胶结,咳逆喘急,癫痫发狂,烦躁胸闷,惊风抽搐。多入丸、散服,3~6g;煎汤 10~15g,布包先煎。

天 竺 黄

【品种与品质】

本品为禾本科植物青皮竹或华思劳竹等秆内的分泌液干燥后的块状物,以块大、色灰白、质硬而脆、吸湿性强者为佳。

【处方用名】

天竺黄,天竹黄,竹黄,竹膏。

【临床效用】

天竺黄甘,寒,归心、肝经。功效清热豁痰,凉心定惊。主治痰火扰动心肝,热病神昏,痰热惊风,中风痰迷,痰热惊痫、抽搐、夜啼、痰热咳喘。

【临床药学服务】

1. 用法用量 煎服,3~9g;研末服,每次 0.6~1g。

2. 用药监护 用于热痰诸证,注意观察患者体温、痰量及神志变化的情况;用于清心定惊,注意观察抽搐、夜啼等症状与体征的变化。此外,用药中观察有无光敏反应,若出现皮肤红斑,局部瘙痒、水肿或起水疱,应立即停药,进行对症处理。

3. 用药告知 本品服用时宜顾护脾胃,宜食用熟软之物;与寒凉药同服应注意减量。

【临床用药警戒】

1. 使用注意 根据证候轻重选择药量;本品对肠胃有一定的刺激作用。

2. 使用禁忌

(1) 病证禁忌:寒痰、湿痰不宜用;脾胃虚寒、大便溏薄者不宜大量服用。低血压、心动过缓者忌服。

(2) 特殊人群用药禁忌:孕妇、儿童慎用。

(3) 中西药配伍禁忌:慎与降压药、抗心律失常药合用。

(4) 饮食禁忌:忌食萝卜、寒凉、酸辣食物。

黄 药 子

【品种与品质】

本品来源于薯蓣科植物黄独的干燥块茎,以片大、外皮色棕褐、切面色黄者为佳。

【处方用名】

黄药子,黄独。

【临床效用】

黄药子苦,寒,有毒,归肺、肝。功效清热化痰散结,消瘿,清热解毒。主治痰气壅结之证,症见瘿瘤;疮疡肿毒之证,症见毒蛇咬伤、咽喉肿痛。

临床一般用生品。

【临床药学服务】

1. 用法用量　煎服,4.5~9g。研末服,1~2g。外用适量,捣烂或磨汁敷患处。

2. 用药监护　用于痰气壅结之证,注意观察患者瘿瘤、肿块消散程度的变化。用于解毒消肿,注意观察中毒、肿痛等症状和体征的变化。此外,用药中应观察口腔、舌和咽喉有无烧灼感,以及流涎、恶心、呕吐、腹痛、腹泻等的情况。定期检查肝、肾功能。

3. 用药告知　黄药子有毒,服用时宜顾护肠胃,严格控制用量。

【临床用药警戒】

1. 使用注意　根据证候轻重选择药量;本品不宜过量使用,宜饭后服;有刺激肠胃、损害肝脏等不良反应;用法、用量及疗程均应遵医嘱,不可自行用药。

2. 使用禁忌

(1) 病证禁忌:脾胃虚弱者慎用;慢性肺病、慢性肾病患者慎用。

(2) 特殊人群用药禁忌:孕妇、哺乳期妇女、儿童忌用;肝、肾功能不全者慎用。

(3) 中西药配伍禁忌:不可与利福平、四环素、红霉素、氯丙嗪等具有肝毒性的西药联用。

(4) 饮食禁忌:忌酒,忌生冷、油腻、辛辣刺激性食物。

第三节　止咳平喘药

苦　杏　仁

【品种与品质】

本品来源于蔷薇科植物山杏、西伯利亚杏、东北杏或杏的干燥成熟种子,以颗粒均匀、饱满、完整、味苦者为佳。

【处方用名】

杏仁,北杏仁,炒杏仁,炒苦杏仁,苦杏仁霜。

【临床效用】

苦杏仁苦,微温,有小毒,归肺、大肠经。功效降气止咳平喘,润肠通便。主治多种咳嗽气喘病证,症见风寒外束、咳喘痰多、风热咳嗽、肺热咳喘、寒痰咳喘、燥热咳嗽。又可用于津虚肠燥之证,症见大肠燥结或津液亏虚之便秘。

生品降气止咳平喘、润肠通便,用于咳嗽气喘、胸满痰多、肠燥便秘,有毒而少用;炒制品功效同生品,但苦泄之性缓和,可用于体虚脾弱之咳喘、便秘;制霜滑肠之性减,可用于体弱咳嗽伴便溏患者。

【临床药学服务】

1. 用法用量　研碎煎煮,5~10g,生品入煎剂后下。

2. 用药监护　用于咳嗽气喘病证,注意观察患者的咳嗽频次、咳痰情况是否好转;用于润肠通便,注意观察患者的排便情况。此外,用药中观察有无眩晕、心悸、头痛、恶心呕吐等情况,及时停药,对症处理。

3. 用药告知　本品有毒,应严格控制药量。注意中病即止,不可过服久服。

【临床用药警戒】

1. 使用注意　根据证候轻重选择药量。苦杏仁能滑肠通便,多服易致腹泻。宜食用清淡易消化食物。

2. 使用禁忌

(1) 病证禁忌:慢性肠炎、慢性腹泻者忌大量久服;脱肛、子宫脱垂等气虚气陷者忌用;阴虚、血虚、实热证者不宜单味药长期内服;肺结核、支气管炎、支气管扩张等症见干咳无痰、咯血等不宜单味药内服。

(2) 特殊人群用药禁忌:儿童、孕妇慎用。

(3) 中西药配伍禁忌:不宜与酸性药物合用,有增加氰化物中毒的风险。

(4) 饮食禁忌:传统认为忌大蒜、狗肉、粟米。

> ### 知识链接
>
> #### 苦杏仁的不良反应及其发生机制
>
> 苦杏仁中的苦杏仁苷既是有效成分也是毒性成分,其中毒原因是苦杏仁中所含的苦杏仁苷在体内酶解产生氢氰酸,与细胞线粒体内的细胞色素氧化酶三价铁起反应,抑制酶的活性,从而引起组织细胞呼吸抑制,导致死亡。临床中毒表现为眩晕、头痛、呕吐、呼吸急促、心悸、发绀等,重者出现昏迷、惊厥、血压下降,最后呼吸或循环衰竭而死亡。

百　　部

【品种与品质】

本品来源于百部科植物直立百部、蔓生百部或对叶百部的干燥块根,以质坚实、断面角质样者为佳。

【处方用名】

百部,百部根,百条根,蜜百部。

【临床效用】

百部甘、苦,微温,归肺经。功效润肺下气止咳,杀虫灭虱。主治多种新久咳嗽病证,如肺痨咳嗽、久咳虚嗽、风寒咳嗽、风热咳嗽、气阴两虚之久咳。外治用于虫虱寄生,症见蛲虫病、阴道滴虫病、头虱病、体虱病、疥癣。

生用长于止咳化痰,灭虱杀虫;蜜制可增强润肺止咳的功效。

【临床药学服务】

1. 用法用量　煎服,3~9g。外用适量,浸酒或煎水外洗。

2. 用药监护　用于各种咳嗽病证,注意观察患者的咳嗽情况是否好转;用于杀虫灭虱,注意检查虫卵及患者瘙痒程度是否缓解。此外,用药中应观察有无胸闷、灼热感、口鼻咽发干、头晕、气急等情况。外用注意有无皮肤异常反应。

3. 用药告知　本品服用时宜顾护脾胃,与健运脾胃药物同用。

【临床用药警戒】

1. 使用注意　区分生品与制品的药效差异;根据证候轻重选择药量。饮食宜清淡,注意顾护脾胃。大量内服容易损伤胃气,滑肠致泻。

2. 使用禁忌

(1) 病证禁忌:热嗽、水亏火炎症见面赤咽干、气逆作咳、呛咳、慢性胃炎等忌单味药大量久服;脾胃虚寒、大便滑泄者不宜服用。

(2) 中西药配伍禁忌:不宜与碘离子制剂、酶制剂、重金属制剂、碳酸氢钠、阿托品、氨茶碱、地高辛、咖啡因、苯丙胺等合用。

(3) 饮食禁忌:用药后不宜饮茶。

紫 苏 子

【品种与品质】

本品来源于唇形科植物紫苏的干燥成熟果实,以粒饱满、色灰棕、油性足者为佳。

【处方用名】

苏子,紫苏子,炙苏子,炒苏子,蜜苏子,苏子霜。

【临床效用】

紫苏子辛,温,归肺、大肠经。功效止咳平喘、降气化痰、润肠通便。主治痰壅咳喘气逆之证,症见咳喘痰多、胸闷食少、久咳痰喘、下肢肿胀、热痰哮喘、痰黄胸闷。又可治疗咳喘而兼便秘者。

生品润肠力专;炒紫苏子长于温肺降气;蜜苏子长于降气平喘,润肺化痰;紫苏子霜有降气平喘之功,无滑肠之虑。

【临床药学服务】

1. 用法用量　煎服,3~10g。捣碎入煎剂。

2. 用药监护　紫苏子用于痰壅咳喘气逆证,注意观察患者咳喘的程度及痰量的变化;用于润肠通便,注意观察排便的情况。

3. 用药告知　本品用药中宜顾护脾胃,多食熟软易消化之物。

【临床用药警戒】

1. 使用注意　区分生品与制品的药效差异;根据证候轻重选择药量。

2. 使用禁忌

(1) 病证禁忌:脾胃虚弱、消化不良、长期腹泻者忌用;气虚、阴虚、肾虚咳喘者不宜单味药大量服用;胃溃疡、十二指肠溃疡等消化性溃疡患者忌用;糖尿病患者慎用。

(2) 特殊人群用药禁忌:孕妇、儿童慎用。

(3) 饮食禁忌:传统认为忌食鲤鱼。忌生冷、油腻、刺激性食物。

桑 白 皮

【品种与品质】

本品来源于桑科植物桑的干燥根皮,以色白、皮厚、质柔韧、粉性足者为佳。

【处方用名】

桑白皮,桑根皮,桑皮,白桑皮,桑根白皮,蜜桑根白皮,炙桑皮。

【临床效用】

桑白皮甘,寒,归肺经。功效泻肺平喘,利水消肿。主治肺热咳喘之证,症见热邪壅肺、咳喘发热;水饮停肺证,症见咳逆上气、喘息不得平卧;水肿实证,症见全身面目水肿、小便不利等。

生品长于泻肺行水,用于水肿尿少、肺热痰多的咳嗽、气喘;蜜桑白皮长于润肺止咳,用于肺虚喘咳。

【临床药学服务】

1. 用法用量 煎服,6~12g。外用适量,鲜品捣汁涂或煎水洗。

2. 用药监护 用于肺热咳喘证,注意观察患者咳嗽频率、痰色、痰质、痰量及体温变化的情况;用于利水消肿,注意观察尿量及水肿的变化。此外,用药中应观察有无呼吸急迫、运动失调等情况。

3. 用药告知 与利水渗湿药同用时注意减量。

【临床用药警戒】

1. 使用注意 区分生品与制品的药效差异;根据证候轻重选择药量;桑白皮有利尿作用,可使尿量及钾、钠离子和氯化物排出量均增加,不宜长期或大量使用。

2. 使用禁忌

(1)病证禁忌:本品性质寒凉,清肺泄热。外感风寒、肺虚无热或寒嗽者不宜服用;久病体虚、咳喘气短、咳嗽痰白者禁大量或单味药长期服用。低血压患者忌大量久服;电解质紊乱者忌用;遗尿症、小便频数者慎用。

(2)特殊人群用药禁忌:孕妇慎用。

(3)中西药配伍禁忌:不宜与泻下药合用;不宜与阿托品合用;与排钾利尿药合用时应注意防止低钾血症。

(4)饮食禁忌:忌生冷、油腻、刺激性食物。

葶 苈 子

【品种与品质】

本品来源于十字花科植物播娘蒿或独行菜的干燥成熟种子,以粒充实、色棕者为佳。

【处方用名】

葶苈子,炒葶苈子。

【临床效用】

葶苈子苦、辛,大寒,归肺、膀胱经。功效泻肺平喘,利水消肿。主治痰涎壅盛咳喘之证,症见咳喘痰多、胸胁胀满、咳喘不得平卧;水饮停聚证,症见水肿胀满、小便不利、胸腹积水。

生用长于泻肺气,利水消肿,多用于水肿实证;炒葶苈子药性缓和,泻肺平喘,治疗痰喘咳嗽、胸闷不得平卧,较为常用。

【临床药学服务】

1. 用法用量 煎服,3~10g,包煎。宜饭后服。亦可入丸、散剂。

2. 用药监护 葶苈子用于痰涎壅盛咳喘证,应注意观察患者的咳痰、咳喘情况是否缓解。用于水肿实证,注意观察尿量的情况及水肿的程度。此外,用药中观察有无恶心呕吐、食欲缺乏、腹泻等情况。

3. 用药告知 用药中宜顾护脾胃,可与相应补虚药同用。

【临床用药警戒】

1. 使用注意 区分生品与制品的药效差异;根据证候轻重选择药量。不宜久服,大量服用,恐伤胃气。

2. 使用禁忌

（1）病证禁忌：久病体虚、气短喘促者禁大量或单味药久服；水肿胀满因脾肾虚弱者禁用。

（2）特殊人群用药禁忌：孕妇禁服。

（3）中西药配伍禁忌：与降压药、利尿药、强心苷类药物联合时用量不宜过大。

（4）饮食禁忌：忌生冷食物；忌烟、酒。

<h2 style="text-align:center">紫 菀</h2>

【品种与品质】

本品来源于菊科植物紫菀的干燥根和根茎，以根长、色紫、质柔韧、去茎苗者为佳。

【处方用名】

紫菀，辫紫菀。

【临床效用】

紫菀辛、苦，温，归肺经。功效润肺下气，消痰止咳。主治多种咳喘病证，无论寒热虚实，还是内伤外感均可应用，症见外感风寒、咳嗽咽痒、痰黄而稠、痰中带血。尤宜肺虚久咳、痰多咯血者。

生品长于散寒、降气化痰；蜜炙长于润肺止咳。

【临床药学服务】

1. 用法用量　煎服，5~10g。或入丸、散。外感新咳可生用，肺虚久咳宜制用。

2. 用药监护　用于咳喘病证，注意观察患者咳喘、痰质、痰色及痰量的变化。观察有无过敏反应。

3. 用药告知　饮食宜清淡，不可自行加大用量。

【临床用药警戒】

1. 使用注意　区分生品与制品的药效差异；根据证候轻重选择药量。本品久用易伤津耗液，或与生津药同用。

2. 使用禁忌

（1）病证禁忌：阴虚肺燥、阴虚火旺、肺中实热者不宜单味药大量服用；肺脓疡患者不宜单味药大量服用。

（2）中西药配伍禁忌：传统认为紫菀不宜与天雄、瞿麦、雷丸、远志、藁本、茵陈蒿合用。

（3）饮食禁忌：忌食生冷、油腻、辛辣食物。

<h2 style="text-align:center">款 冬 花</h2>

【品种与品质】

本品来源于菊科植物款冬的干燥花蕾，以朵大、色紫红、无花梗者为佳。

【处方用名】

款冬花，冬花，炙冬花，蜜冬花，蜜款冬花，炙款冬花。

【临床效用】

款冬花辛，温，归肺经；功效润肺降气，止咳化痰。主治多种咳喘病证，不论新久、寒热虚实所致的咳喘。

生品长于散寒止咳；蜜炙后药性温润，长于润肺止咳，用于肺虚久咳、肺燥咳嗽。

【临床药学服务】

1. 用法用量　煎服,5~10g。宜饭后服。

2. 用药监护　用于各种咳喘病证,注意观察患者的咳嗽情况是否缓解。此外,用药中应观察有无恶心、呕吐、心烦、失眠等情况。

3. 用药告知　与其他辛温止咳药同用,注意减量。

【临床用药警戒】

1. 使用注意　区分生品与制品的药效差异;根据证候轻重选择药量。如发生恶心、呕吐、失眠、心悸等症状,应停药并予以对症治疗。

2. 使用禁忌

(1) 病证禁忌:肺痈咯脓血或肺有实热者不宜用。

(2) 特殊人群用药禁忌:孕妇及肝功能不全者慎用。

(3) 中西药配伍禁忌:传统认为款冬花不宜与皂荚、芒硝、贝母、辛夷、麻黄、黄芩、黄芪、青葙子合用。

(4) 饮食禁忌:忌食辛辣、油腻食物。

洋　金　花

【品种与品质】

本品来源于茄科植物白花曼陀罗的干燥花,以朵大、色黄棕、不破碎者为佳。

【处方用名】

洋金花,曼陀罗花,羊惊花,山茄花。

【临床效用】

洋金花辛,温,有毒,归肺、肝经。功效平喘止咳,解痉定痛。主治咳喘无痰或痰少,症见咳嗽哮喘。广泛用于脘腹冷痛、风湿痹痛等各种痛证以及小儿慢惊风。此外,本品还可作麻醉剂,用于外科麻醉。

临床一般用生品。姜酒制可降低毒性,长于治疗风湿关节痛。

【临床药学服务】

1. 用法用量　0.3~0.6g,宜入丸、散。亦可作卷烟分次燃吸(一日量不超过 1.5g)。外用适量,煎水或研末外敷。

2. 用药监护　用于咳喘无痰,注意观察患者哮喘、咳嗽等症状和体征的变化;用于解痉定痛,注意观察患者身体疼痛的程度是否缓解。此外,用药中应观察有无皮肤潮红、躁动不安、脉搏加快、头晕、幻觉、幻听、口干、呕吐、昏迷、大小便失禁等。

3. 用药告知　本品有毒,应严格控制疗程及用量,时刻注意相关症状和体征的变化。发现不良反应,应及时停药就医。用药过程中宜食用清淡饮食。

【临床用药警戒】

1. 使用注意　根据证候轻重选择药量,超量或久服可导致中毒,不可连续服用;出现不良反应及时停药,予以对症处理。

2. 使用禁忌

(1) 病证禁忌:身体虚弱者、外感及痰热喘咳者、青光眼及眼压增高者、心动过速患者及严重高血压、高热患者禁用。

(2) 特殊人群用药禁忌:孕妇、哺乳期妇女、儿童忌用;肝肾功能不全者慎用。

(3) 中西药配伍禁忌:不宜与去甲肾上腺素合用;不宜与麻黄碱、氨茶碱合用。与镇静药合用需减量。

（4）饮食禁忌:忌寒凉、油腻食物。

满 山 红

【品种与品质】

本品来源于杜鹃花科植物兴安杜鹃的干燥叶,以完整、色暗绿、香气浓者为佳。

【处方用名】

满山红,迎山红,映山红,红杜鹃。

【临床效用】

满山红辛、苦,寒,归肺、脾经。功效止咳祛痰。主治咳喘痰多之证,症见咳嗽、气喘、痰多。

生品多用于治疗肠炎,痢疾;酒制长于止咳祛痰,用于慢性支气管炎。

【临床药学服务】

1. 用法用量　煎服,25～50g;6～12g,用40%乙醇浸服。宜饭后服。

2. 用药监护　用于咳喘痰多之证,注意观察患者咳嗽、痰量等症状和体征的变化。此外,用药中应观察有无轻度头晕、头痛、胃痛、恶心、胃肠道不适等情况。定期监测肝功能。

3. 用药告知　与其他寒凉药同用,注意减量。顾护脾胃,如出现胃肠道不适、头痛等,应及时停药并予以对症处理。

【临床用药警戒】

1. 使用注意　区分生品与制品的药效差异;根据证候轻重选择药量。长期服用,须定期检查肝功能。

2. 使用禁忌

（1）病证禁忌:肝病患者禁用;脾胃虚寒者慎用。

（2）特殊人群用药禁忌:孕妇、哺乳期妇女忌服;儿童慎用;肝、肾功能不全者忌用。

（3）中西药配伍禁忌:不宜与郁金同用。

（4）饮食禁忌:忌生冷、黏腻食物。

白 果

【品种与品质】

本品来源于银杏科植物银杏的干燥成熟种子,以粒大、种仁饱满、断面色淡黄者为佳。

【处方用名】

白果,银杏,银杏核,公孙树子,炒白果,白果肉,白果仁。

【临床效用】

白果甘、苦、涩,平,有毒,归肺、肾经。功效敛肺定喘,止带缩尿。主治咳嗽、哮喘之证,症见咳嗽痰多,肺热燥咳;肺肾两虚之虚喘;滑脱证,症见带脉失约、带下清稀量多,湿热带下、色黄腥臭;小便频数、遗尿。

生品有毒,具有敛肺定喘、止带浊、缩小便的功效;炒用可降低毒性,增强收敛作用,临床长于治疗咳喘气逆、带下、遗尿等。

【临床药学服务】

1. 用法用量　煎服,5～10g;用时捣碎。入药时须去其外层种皮及内层的薄皮及心芽。

2. 用药监护 用于咳喘、哮喘之证,注意观察患者咳嗽、痰量、痰色等症状和体征的变化;用于滑脱证,注意观察相关症状的变化。此外,用药中应观察有无发热、呕吐、腹痛、腹泻、惊厥、抽搐等,以便及时停药,进行对症处理。

3. 用药告知 本品不宜生食。注意对用量的严格控制,不可自行加大药量。饮食宜清淡。

【临床用药警戒】

1. 使用注意 根据证候轻重选择药量;本品生食有毒,熟食过量也可引起中毒反应。

2. 使用禁忌

（1）病证禁忌:实邪壅滞所致咳喘痰稠、咳吐不爽者忌用或慎用;凡喘咳、气逆、带下、小便频数属实证者忌用;外感初期或外邪未除者忌用;脑出血患者忌用。

（2）特殊人群用药禁忌:孕妇、儿童慎用。

（3）中西药配伍禁忌:不宜与可待因、吗啡、哌替啶、苯巴比妥等镇咳和麻醉药同用。

（4）饮食禁忌:不可与鱼同食。

其他化痰止咳药

其他化痰止咳药的药学服务内容见表 15-1。

表 15-1 其他化痰止咳药的药学服务

药名	临床性效特征	炮制品种	临床药学服务		不良反应与用药警戒
			用法用量	用药监护与告知	
罗汉果	甘,凉;清热润肺、利咽开音、滑肠通便	临床一般用生品	煎服,9~15g	注意观察咳嗽、咽痛、失声、排便等症状与体征的变化	对本品过敏者禁用
海浮石	咸,寒;清肺化痰、软坚散结、利尿通淋	生品清肺化痰;煅后质地酥脆,易于煎出有效成分	煎服,10~15g;先煎	注意观察痰量、尿量、血淋、瘿瘤等症状与体征的变化	不可用量过大,以防引起恶心、呕吐、胃脘不适等消化道不良反应,宜饭后服用
瓦楞子	咸,平;消痰化瘀、软坚散结、制酸止痛	生品用于散瘀消痰;煅瓦楞子用于制酸止痛	煎服,9~15g,先煎	注意观察痰结、瘿瘤、胃痛反酸等症状与体征的变化	忌辛辣油腻食物
海蛤壳	咸,寒;清热化痰、软坚散结、制酸止痛,外用收湿敛疮	临床一般用生品;煅制、醋炙、酒炙等制品主要将药品质地变脆,便于入药	煎服,6~15g,先煎;蛤粉包煎。外用适量,研细粉撒布或油调后敷患处	注意观察痰结、反酸、烧心等症状的变化	罕见腹部绞痛、肌肉痛、疲乏等情况。注意及时停药,予以对症治疗;对本品过敏者禁用
胖大海	甘,寒;清热润肺、利咽开音、润肠通便	临床一般用生品	2~3枚,沸水泡服或煎服	注意观察肺燥、咽痛、排便等症状和体征的变化	过敏体质者慎用;对本品过敏者禁用

续表

药名	临床性效特征	炮制品种	临床药学服务		不良反应与用药警戒
			用法用量	用药监护与告知	
竹沥	甘，寒；清热豁痰、定惊利窍	临床一般用生品	冲服，30~50g	注意观察痰结、惊痫等症状和体征的变化；注意观察有无胃脘不适、腹泻等消化道症状，及时停药	消化道出血患者慎用；孕妇慎用；脾胃虚弱者不宜单用；不宜久用；不宜与泻下药同用；忌海鲜、辛辣食物
枇杷叶	苦，微寒；清肺止咳、降逆止呕	止咳宜炙用；止呕宜生用	煎服，6~10g	注意观察咳嗽、呕吐等症状和体征的变化	有头晕、视物旋转、站立不稳、动作不协调等共济失调反应的个案报道

学习小结

应用化痰止咳平喘药时需根据临床辨证，分别选用燥湿化痰药、清化热痰药和止咳平喘药，并进行相应的配伍。且本类药物有性偏寒凉和性温燥的不同，应用时应注意区别。依据燥湿化痰药、清化热痰药和止咳平喘药的作用特点，进行药学服务。

燥湿化痰药中，半夏、天南星、白附子、旋覆花、芥子、白前等药性温燥，常用于寒痰、湿痰证。临床应用中需注意不可过量，以免损伤阴分，或造成动血。对燥热之痰、阴血亏虚、有出血倾向者皆应慎用或忌用。孕妇慎用或忌用。其中，半夏、天南星、白附子为有毒之品，内服需选用炮制品，注意用量及疗程，并告知患者不可自行延长用药时间或加大用药剂量，以免中毒。内服用药中应注意痰液、神志或其他相关症状的改善情况，定期检查血尿常规、肝肾功能；外用应注意观察皮肤、黏膜的变化。芥子辛温燥烈，易耗气伤津动血及刺激黏膜，应控制剂量，且宜饭后服用，以减轻对胃黏膜的刺激，并注意观察口腔黏膜、食欲、呼吸、心率等的变化；外用注意观察皮肤、黏膜的变化。

清化热痰药中，川贝母、浙贝母、瓜蒌均不宜与川乌、制川乌、草乌、制草乌、附子、制附子等同用，且性均偏寒凉。在药学服务中，应多注意顾护脾胃，防止脾胃受损，并告知患者药物使用禁忌等。竹茹用于治疗反胃、呕吐时，常与紫苏、砂仁等同用。竹沥性寒滑利，在药学服务中，应注意寒痰及脾虚者的服药剂量。桔梗、前胡均可宣肺化痰，寒热之咳痰证均可应用。桔梗中皂苷成分有局部刺激和较强的溶血作用，在药学服务中，应避免服用过量，并注意观察患者血压的波动情况。海藻、昆布均有消痰软坚、利水消肿的功效，治疗水肿、脚气常与茯苓、泽泻等利水消肿药同用。

止咳平喘药中，苦杏仁、紫苏子均有止咳平喘、润肠通便的功效，其中苦杏仁有小毒，应用中要及时调整用量，防止中毒。百部、紫菀、款冬花均有润肺化痰的功效，其中款冬花中有效成分具有升血压作用，在药学服务中应注意观察患者的血压波动情况。桑白皮、葶苈子均有泻肺平喘、利水消肿的功效，且性均偏寒凉。其中葶苈子入汤剂宜包煎，且不宜过量，过量可引起心律不齐等中毒症状。在药学服务中既要注意观察患者血压的波动情况，也要多注意顾护脾胃，防止脾胃阳气受损。马兜铃中含有马兜铃酸，可引起肾损害等不良反应，在药学服务中，应注意监测患者的肾功能及尿量情况。白果虽为药食两用之品，但其有毒，应用中要及时调整用量，防止中毒。

（吴庆光 王小莹）

复习思考题

1. 根据化痰止咳平喘药的药性特点,阐述其临床应用的药学服务措施。

2. 根据化痰止咳平喘药的药性特点和临床病因、病机,阐述其配伍应用。

3. 阐述燥湿化痰药、清化热痰药、止咳平喘药的药学服务侧重点。

4. 患者,男,36 岁。主诉咳嗽有痰 3 天,就诊时症见咳嗽咳痰,痰色黄质黏,难以咳出,口干咽痛,大便干燥,苔黄,脉滑数。医师给予蛇胆川贝液治疗,每次 10ml,每天 2 次,连续服用 3 天。请论述作为药师应如何开展药学服务。

第十六章

安 神 药

学习目标

1. 知识目标 通过学习安神药的性效理论,掌握安神药的药学服务基本内容;能够辨析重镇安神药与养心安神药的用药告知与使用注意。

2. 能力目标 学生具备开展安神药药学服务的能力,能够针对具体案例制定安神药临床药学监护、安全警戒措施及用药告知方案。

3. 思政目标 通过对朱砂毒性发展的认识,帮助学生明确在继承中医药文化时,要有选择性,取其精华,去其糟粕,从而更好地发扬中医药文化;临证时将预防疾病、祛除病痛、关爱患者作为自己的职业担当,热爱中华优秀传统文化,增强职业认同感,培养学生的传承精神。

【概念与分类】

凡以安定神志、治疗心神不宁病证为主的药物,称为安神药。安神药主要为矿石或种仁类药。此类药物药性多甘,归心、肝经,能镇惊安神或养心安神。根据药性功效的不同,将其分为重镇安神药和养心安神药。

重镇安神药:凡以镇心安神定惊为主要功效,主治惊悸不安等心神不宁实证的药物,称为重镇安神药。其药性质重沉降,寒温各异,主入心、肝经,功效镇心安神。此类药物适用于心火炽盛、痰浊蒙窍或痰火扰心、肝郁化火及惊吓所致的心悸、失眠、多梦等心神不宁实证,亦适用于惊风、癫痫、癫狂、肝阳上亢等证。

养心安神药:凡以养心安神为主要功效,主治心神不宁虚证的药物,称为养心安神药。其性味多为甘平,功效养心安神。此类药物适用于阴血不足、心脾两虚、心失所养之心悸怔忡、虚烦不眠、健忘多梦等心神不宁虚证。

有些安神药还兼有清热解毒、平肝潜阳、纳气平喘、敛汗、润肠、祛痰等功效,可用于治疗热毒疮痈、肝阳眩晕、自汗盗汗、肠燥便秘、痰多咳喘等。

【使用宜忌】

1. 用法 矿石类安神药及有毒药物,只宜暂用,不可久服,中病即止;有毒药物不宜过量,以防中毒;矿石类安神药入汤剂,应打碎先煎、久煎;如入丸、散剂服时,须配伍养胃健脾之品,以免耗伤胃气。本类药物治疗失眠时,宜睡前服用。

2. 病证禁忌 脾胃虚弱者慎用。

3. 配伍禁忌 部分药物与巴比妥类药物及苯二氮䓬类镇静安眠药物同用需减量或咨询医师;部分药物不宜与碘化物、四环素类、强心苷、异烟肼等西药合用,不宜与酶制剂同用。

4. 特殊人群用药禁忌　部分矿物类药重镇潜降、有毒,故孕妇慎用或禁用;老年人、幼儿、肝肾功能不全者慎用。

5. 饮食禁忌　忌服浓茶、咖啡、酒等醒神饮品;忌食辛辣、生冷、油腻不易消化食物。

第一节　重镇安神药

朱　砂

【品种与品质】

本品来源于硫化物类矿物辰砂族辰砂,主要成分为硫化汞(HgS),以色鲜红,有光泽、质脆、无杂质者为佳。

【处方用名】

朱砂,丹砂,辰砂。

【临床效用】

朱砂甘,微寒,有毒,归心经。功效清心镇惊,安神,明目,解毒。主治心火亢盛之心神不宁证,症见惊悸怔忡、烦躁不眠;惊风、癫痫,症见高热烦躁、神昏谵语、惊厥抽搐,癫痫昏仆、不省人事、手脚抽搐等;还可治疗热毒疮痈。

朱砂入药只可生用,忌火煅。

【药学服务】

1. 用法用量　内服,0.1~0.5g。多入丸、散服,不宜入煎剂。外用适量,撒敷患处。

2. 用药监护　用于镇心安神,应观察患者失眠、惊风、癫痫的改善情况,还应观察患者神志、尿量等的情况;用于热毒疮痈,应观察皮肤、黏膜的局部情况。此外,用药中应观察患者有无恶心、呕吐,腹痛、腹泻、口腔金属味,口腔黏膜溃疡,视物模糊,精神紊乱等中毒反应。定期测肝、肾功能。

3. 用药告知　避免高脂饮食或饮酒;中病即止。用药中顾护脾胃,宜食用熟软易消化食物。外用时需遵医嘱,注意不能自行扩大使用面积。

【临床用药警戒】

1. 使用注意　根据证候轻重选择药量;本品只宜生用,忌火煅;本品有毒,不宜大量服用,也不宜少量久服。

2. 使用禁忌

(1) 病证禁忌:非实热者不宜单用。

(2) 特殊人群用药禁忌:孕妇及哺乳期妇女禁用;老年人、儿童慎用;肝、肾功能异常者禁用。

(3) 中西药配伍禁忌:传统认为不宜与磁石、海藻、昆布等同用。禁与碘化钾、碘酊等各种碘剂合用;不宜与溴化钠、硫酸亚铁、亚硝酸盐等还原性药物合用;不宜与阿托品、四环素类抗生素、维生素 B_1、胃蛋白酶等药物合用。

(4) 饮食禁忌:避免高脂饮食或饮酒。传统认为不宜与鲤鱼、血制品、海带等含碘丰富的食物同用。忌食辛辣、生冷油腻不易消化食物。

🔍 **知识链接**

朱砂的不良反应

朱砂用量过大或过久会造成急性或慢性中毒。急性中毒表现为尿少、水肿、昏迷抽搐、血压下降,甚至肾衰竭。慢性中毒表现为口中金属味、流涎增多,口腔黏膜损伤,牙龈肿痛、出血,恶心、呕吐、腹痛腹泻,手指或全身肌肉震颤,肾损害表现为血尿、蛋白尿、管型尿等。

磁 石

【品种与品质】

本品来源于氧化物类矿物尖晶石族磁铁矿,主要成分为四氧化三铁(Fe_3O_4),以色黑、断面致密有光泽、吸铁能力强者为佳。

【处方用名】

磁石,灵磁石,活铁石,醋磁石,煅磁石。

【临床效用】

磁石咸,寒,归心、肝、肾经。功效镇惊安神,平肝潜阳,聪耳明目,纳气平喘。主治心神不宁证,症见惊悸怔忡、烦躁失眠、头痛头晕;肝阳上亢证,症见头晕目眩、烦躁易怒。又可用于耳鸣耳聋,视物昏花,肾虚喘促。

生品长于平肝潜阳、镇惊安神,用于失眠、惊悸,肝阳上亢证。煅磁石寒凉之性减弱,并且质地酥脆,易于粉碎及煎出有效成分,缓和了重镇安神功效;长于聪耳明目、补肾纳气,用于耳鸣耳聋、视物昏花、虚喘等症。

【临床药学服务】

1. 用法用量 煎服 9~30g,入汤剂宜打碎先煎。镇惊安神、平肝潜阳宜睡前服;纳气平喘宜饭后服。外用可作磁疗。

2. 用药监护 用于失眠、肝阳上亢证,应注意观察患者睡眠、眩晕等症状与体征的改善情况;用于耳鸣耳聋、喘促,应注意观察听力、视力、呼吸节律等的改善情况。此外,用药中应注意观察尿量的变化及有无恶心、眩晕等不良反应。定期监测血压及肝、肾功能。

3. 用药告知 因内服后不易消化,故而入丸、散剂,不可多服、久服;用药中顾护脾胃,宜食用熟软易消化食物。

【临床用药警戒】

1. 使用注意 区别生品与制品的药效差异,根据证候轻重选择药量。不可长期服用。

2. 使用禁忌

(1)病证禁忌:脾胃虚弱者慎用;气虚及脱肛、子宫脱垂等元气下陷者忌用。

(2)特殊人群用药禁忌:孕妇慎用;肝肾疾病者慎用。

(3)中西药配伍禁忌:传统认为恶牡丹、莽草,畏黄石脂。不宜与四环素、左旋多巴、别嘌醇、阿托品、氯霉素、异烟肼同用。

(4)饮食禁忌:传统认为不宜与鲤鱼同用;忌食辛辣、生冷、油腻等不易消化食物。

龙 骨

【品种与品质】

本品来源于古代哺乳动物如三趾马类、犀类、牛类、鹿类、象类等的骨骼化石,以质硬、色白、吸湿力强者为佳。

【处方用名】

龙骨、生龙骨、煅龙骨。

【临床效用】

龙骨甘、涩,平,归心、肝、肾经。功效镇惊安神,平肝潜阳,收敛固涩,收湿敛疮。主治心神不宁证,症见失眠、多梦、惊痫、癫狂;肝阳上亢证,症见头晕目眩、烦躁易怒;正虚滑脱病证,症见自汗、盗汗、遗精、崩漏、带下。又可用于湿疮湿疹,疮疡溃后不敛。

生品长于镇惊安神、平肝潜阳,用于心神不宁、惊痫、癫狂及肝阳上亢证;煅龙骨长于收敛固涩、生肌敛疮,用于湿疮流水、湿疹瘙痒、疮溃难收诸证。

【临床药学服务】

1. 用法用量　煎服,15~30g。内服生品或煅品,入汤剂或丸、散,入煎剂宜打碎先煎。外用适量,煅后研细末敷患处。镇惊安神宜睡前服,平肝潜阳、收敛固涩宜饭后服。

2. 用药监护　用于心神不宁证,惊痫、癫狂,肝阳上亢,应注意观察睡眠、癫痫发作频次、精神状态、头痛、眩晕等的改善情况;用于收敛固涩,应注意遗精、遗尿、崩漏、自汗的改善情况。此外,用药中应观察血压、小便的情况,观察有无心悸、胸闷及过敏反应等。

3. 用药告知　不易消化,不可多服;用药中顾护脾胃,宜食用熟软易消化食物。

【临床用药警戒】

1. 使用注意　区分生品与制品的药效差异;根据证候选择药量;本品收敛作用较强,有敛邪之弊;龙骨粉直接接触皮肤有可能产生瘙痒、皮疹等过敏反应。

2. 使用禁忌

（1）病证禁忌:血热积滞、内有实邪者,湿热积滞者慎用;心动过缓及频发期前收缩患者忌用。

（2）特殊人群用药禁忌:肾功能不全者及孕妇慎用。

（3）中西药配伍禁忌:不宜与四环素、阿托品、左旋多巴、异烟肼合用;不宜与硫酸庆大霉素、洋地黄类、强心苷类药物同用。

（4）饮食禁忌:传统认为不宜与鱼同用。忌食辛辣、生冷、油腻不易消化食物。

附药：龙齿

龙齿为古代多种大型哺乳动物的牙齿骨骼化石。采挖龙骨时即收集龙齿,刷净泥土,敲去牙床,研碎生用或煅用。其味甘、涩,性凉。功效镇惊安神,用于惊痫癫狂、心悸怔忡、失眠多梦等。用法、用量与龙骨相同。生龙齿功专镇惊安神;煅龙齿则略兼收涩之性。

琥　珀

【品种与品质】

本品来源于古代松科植物,如枫树、松树的树脂埋藏地下经年久转化而成的化石样物质,以色红、明亮、块整齐、质松脆、易碎者为佳。

【处方用名】

琥珀,血琥珀,红琥珀,琥珀屑。

【临床效用】

琥珀甘、平,归心、肝、膀胱经。功效安神定惊、活血散瘀、利尿通淋,外用生肌敛疮。主治心神不宁证,症见心血亏虚,惊悸怔忡,夜寐不安;惊风;癫痫;瘀血证,症见血滞经闭、癥瘕等。又可用于小便不利、淋证,外用治疗疮痈肿毒。

【临床药学服务】

1. 用法用量 内服 1.5~3g。内服研末冲服或蜂蜜调服,或入丸、散,不入煎剂。外用适量,研末外敷患处。

2. 用药监护 用于心神不宁证、惊风、癫狂,应注意观察患者睡眠、神志、心悸等情况改善与否;用于治疗血瘀证、淋证,应注意观察月经、小便等的情况;用于疮疡肿毒,应注意观察皮肤局部的改善情况。

3. 用药告知 与其他活血、利尿药同用时,注意减量;冲服后不易消化,不可多服;用药中顾护脾胃,宜食用熟软易消化食物。

【临床用药警戒】

1. 使用注意 本品甘淡渗利伤阴,根据证候轻重选择药量。

2. 使用禁忌

(1)病证禁忌:阴虚内热及无瘀滞者慎用;小便频数者、凝血功能障碍者不宜大量、长期服用。

(2)特殊人群用药禁忌:孕妇、女性月经期慎用。

(3)中西药配伍禁忌:不宜与大环内酯类、四环素类及异烟肼、利福平、巴比妥类药物合用。

(4)饮食禁忌:忌食辛辣、生冷油腻不易消化食物。

珍　　珠

【品种与品质】

本品来源于珍珠贝科动物马氏珍珠贝、蚌科动物三角帆蚌或褶纹冠蚌等双壳类动物受刺激形成的珍珠,以粒大个圆、色白光亮、破开面有层纹、无硬核者为佳。

【处方用名】

珍珠,真珠,珍珠粉。

【临床效用】

珍珠甘、咸,寒,归心、肝经。功效安神定惊,明目消翳,解毒生肌,润肤祛斑。主治热扰心神不宁证,症见心烦不眠,多梦健忘;惊风、癫痫,症见高热神昏、痉挛抽搐;目赤涩痛,目生翳膜。又可用于溃疡不敛、皮肤色斑等。

珍珠粉为珍珠经水飞成极细粉末,功效同珍珠。

【临床药学服务】

1. 用法用量 内服,0.1~0.3g。或研极细粉,宜入丸、散用。外用适量,用干撒或吹喉。

2. 用药监护 用于治疗惊悸失眠、惊风癫痫,应注意观察患者睡眠、神志、癫痫发作频次与抽搐等的改善情况;用于目赤翳障,应注意观察眼睑、结膜等的情况;用于解毒敛疮、润肤祛斑,应注意观察皮肤的局部情况。此外,用药中应观察有无胃肠道不良反应。长期用药应定期监测肝、肾功能。

3. 用药告知 与其他寒凉药同用时注意减量;用药中顾护脾胃,宜食用熟软易消化食物。

【临床用药警戒】

1. 使用注意 根据证候轻重选择药量与疗程,不可长期、大量久服。一般不入煎剂。

2. 使用禁忌

(1)病证禁忌:阳虚、气虚、外感风寒或内伤生冷等非实热证忌用。疮毒内陷、邪毒未净时忌用。

（2）特殊人群用药禁忌：孕妇、老年人、婴幼儿及肝、肾功能不全者慎用。

（3）中西药配伍禁忌：不宜与洋地黄类等含强心苷成分的药物、四环素类抗生素、异烟肼、磷酸盐药物、硫酸盐药物、小檗碱、钙通道阻滞剂合用。

（4）饮食禁忌：忌食辛辣、生冷、油腻不易消化食物。

第二节　养心安神药

酸　枣　仁

ER-16-3

酸枣仁临床
药学服务
微课

【品种与品质】

本品来源于鼠李科植物酸枣的干燥成熟种子，以粒大、饱满、外皮色紫红、无核者为佳。

【处方用名】

酸枣仁，枣仁，炒枣仁，炒酸枣仁。

【临床效用】

酸枣仁甘、酸，平，归心、肝、胆经。功效养心补肝，宁心安神，敛汗，生津。主治阴血不足心神不宁证，症见心悸怔忡、失眠多梦、健忘、体倦、梦遗等。又可治疗自汗、盗汗等。

炒酸枣仁作用与生品相近，长于养心安神、补益肝血；炒制后易于粉碎和有效成分煎出，还能起到杀酶保苷的作用。

【临床药学服务】

1. 用法用量　煎服，10～15g。研末吞服，每次1.5～2g。内服用生品或炒品，入汤剂或入丸、散。安神宜睡前服。

2. 用药监护　用于心神不宁证，应注意观察患者的睡眠时间及质量，心慌、心悸发生的频次有无改善；用于自汗、盗汗，应注意观察患者的汗出情况。此外，用药中应观察患者精神状态、尿量、血压、皮肤的变化，有无荨麻疹、口唇麻木、舌僵流涎、胸闷头晕、恶心等过敏反应。

3. 用药告知　用药中注意顾护脾胃，宜食用熟软易消化食物。

【临床用药警戒】

1. 使用注意　根据证候轻重选择药量；偶可见荨麻疹、口唇麻木、胸闷等过敏反应；超剂量内服可引起昏睡、嗜睡等不良反应。

2. 使用禁忌

（1）病证禁忌：实邪郁火者、邪热、湿痰等所致的心神不宁忌用；慢性阻塞性肺疾病及呼吸抑制性疾病患者慎用。

（2）特殊人群用药禁忌：孕妇不宜单味大剂量服用；幼儿不宜大剂量长期服用。

（3）中西药配伍禁忌：传统认为恶防己。不宜与中枢兴奋药、利福平同用；慎与镇静药、麻醉药同用。

（4）饮食禁忌：忌食辛辣、生冷、油腻不易消化食物。

远　志

【品种与品质】

本品来源于远志科植物远志或卵叶远志的干燥根，以条粗、皮厚、去净木心者为佳。

笔记栏

【处方用名】

远志,远志筒,制远志,蜜远志。

【临床效用】

远志苦、辛、温,归心、肾、肺经。功效安神益智,交通心肾,祛痰开窍,消散痈肿。主治心肾不交引起的心神不宁证,症见健忘、失眠、心悸怔忡等;痰阻心窍之癫痫发狂,神志恍惚。又可治疗咳嗽痰多,痈疽疮毒。

生品多外用涂敷,用于痈疽肿毒、乳房肿痛。制远志燥性缓和,麻味消除,可防止刺喉,长于安神益智,用于心神不宁证。蜜远志长于化痰止咳,多用于咳嗽,痰多难咯出者。

【临床药学服务】

1. 用法用量　内服,3~10g。内服可用生品或炮制品,入汤剂或入丸、散。用于失眠宜睡前服;化痰止咳宜饭后服。外用适量,调敷。

2. 用药监护　用于心神不宁、癫痫发狂,应注意观察患者精神、神志、睡眠时间与质量的改善情况;用于咳嗽痰多,应观察患者咳嗽、咳痰的改善情况;用于疮疡肿毒,应注意观察患者局部皮肤的改善情况。此外,用药中应观察尿量、血压的变化,有无恶心、呕吐、心悸等不良反应。

3. 用药告知　用药中注意顾护脾胃,宜食用熟软易消化食物。

【临床用药警戒】

1. 使用注意　区分生品、制品的功效区别;根据证候轻重选择药量;远志量大可引起胃肠刺激及咽部不适等症状。

2. 使用禁忌

（1）病证禁忌:实热或痰火内盛者,阴虚火旺、脾胃虚弱者慎用;胃炎及胃、十二指肠溃疡患者慎用;有出血倾向者用量不宜过大。

（2）特殊人群用药禁忌:孕妇慎用。

（3）中西药配伍禁忌:传统认为不宜与拳参、珍珠、藜芦同用;不宜与维生素 C 同用。

（4）饮食禁忌:传统认为不宜与蛤蜊同食;忌食辛辣、生冷、油腻不易消化食物。

> 🔍 **知识链接**
>
> 远志的不良反应
>
> 传统认为生远志有"戟人咽喉"的作用,内服可引起咽部刺激不适、恶心、呕吐等不良反应。因对胃肠道黏膜可能有损伤,故还可能加重胃炎、胃溃疡、十二指肠炎、十二指肠溃疡等上消化道疾病的病情。故生品常外用,而内服多用炮制品。过敏反应表现为全身燥热发痒、皮肤出现红色丘疹、鼻塞、心悸等。

合 欢 皮

【品种与品质】

本品来源于豆科植物合欢的干燥树皮,以皮细嫩、皮孔明显者为佳。

【处方用名】

合欢皮、夜合皮。

【临床效用】

合欢皮甘,平,归心、肝、肺经。功效解郁安神,活血消肿。主治愤怒抑郁,烦躁失眠;疮痛,肺痈;跌仆伤痛,跌打骨折。

临床一般用生品。

【临床药学服务】

1. 用法用量　煎服,6~12g。内服用生品,入汤剂或入丸、散。外用适量,研末调敷或煎膏。安神宜睡前服。

2. 用药监护　用于愤怒抑郁,应注意观察患者精神、睡眠、情志等的变化情况;用于疮疡、肺痈,应注意观察患者局部皮肤、咳嗽、咳痰、咳血等的改善情况。此外,用药中应注意体温、血压、食欲、二便的变化。

3. 用药告知　与其他活血药同用,注意减量;用药中注意顾护脾胃,宜食用熟软易消化食物。

【临床用药警戒】

1. 使用注意　根据证候轻重选择药量。本品有终止妊娠、抗早孕作用,并含有杀伤精子成分,孕妇及有生育要求的人群不宜大剂量长期服用。

2. 使用禁忌

(1) 病证禁忌:实邪郁火、湿痰、邪热、外感所致的心神不安者忌用。低血压患者不宜大量服用。

(2) 特殊人群用药禁忌:孕妇、月经期妇女慎用。

(3) 中西药配伍禁忌:慎与抗凝药物合用。

(4) 饮食禁忌:忌食辛辣、生冷、油腻不易消化食物。

附药:合欢花

合欢花为合欢树的花或花蕾。其性味甘平,归心、肝经。功效解郁安神,适用于虚烦不眠、抑郁不舒、健忘多梦等。煎服,5~10g。

柏 子 仁

【品种与品质】

本品来源于柏科植物侧柏的干燥成熟种仁,以粒饱满、色黄白、油性大而不泛油者为佳。

【处方用名】

柏子仁,柏子仁霜,炒柏子仁。

【临床效用】

柏子仁甘,平,归心、肾、大肠经。功效养心安神,润肠通便,止汗。主治阴血不足、心神失养证,症见心悸怔忡、虚烦不眠;心肾不交证,症见心悸少寐、梦遗健忘。又可治疗肠燥便秘、阴虚盗汗等。

生品长于润肠通便,用于肠燥便秘;炒柏子仁药性缓和,致泻作用减弱,多用于虚烦失眠、心悸怔忡、阴虚盗汗等;制霜之品可消除呕吐和致泻的副作用,多用于心神不安、虚烦失眠的脾虚便溏者。

【临床药学服务】

1. 用法用量　煎服,3~10g。内服可用生品或炒品,入汤剂或丸、散。便溏者宜用柏子仁霜。

2. 用药监护　用于虚烦失眠,应注意观察患者精神、睡眠、神志等症状与体征的改善情

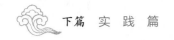 笔记栏

况;用于肠燥便秘、盗汗,应注意观察患者大便及汗出的改善情况。此外,用药中应观察食欲、血压变化,有无呕吐及皮肤变化。

3. 用药告知　与其他润肠药合用,注意减量。

【临床用药警戒】

1. 使用注意　根据证候轻重选择药量,量大有滑肠之弊。区别生、制品的药效差异,生品有异味及致人恶心呕吐的副作用。

2. 使用禁忌

(1) 病证禁忌:便溏及痰多者慎用;脾胃虚弱者不宜单用。

(2) 中西药配伍禁忌:传统认为不宜与菊花、羊蹄合用。

(3) 饮食禁忌:传统认为不宜与诸石及面曲合用。忌食辛辣、生冷、油腻不易消化食物。

首 乌 藤

【品种品质】

本品来源于蓼科植物何首乌的干燥藤茎,以体重、质坚实、外皮紫褐色者为佳。

【处方常用】

首乌藤,夜交藤。

【临床效用】

首乌藤甘,平,归心、肝经。功效养血安神,祛风通络。主治虚烦失眠多梦,心悸怔忡;血虚身痛肢麻,风湿痹证。又可治疗皮肤痒疹。

临床一般用生品。

【临床药学服务】

1. 用法用量　煎服,9~15g。内服入汤剂或入丸、散。外用适量,煎水洗患处。养心安神宜睡前服;治疗风湿痹证宜饭后服。

2. 用药监护　用于失眠多梦,应观察患者精神、睡眠质量的改善情况;用于风湿痹痛,应观察疼痛变化的情况;用于祛风止痒,应注意观察患者肢体皮疹、瘙痒的改善情况。此外,用药中应注意观察患者体温、食欲、二便、血压及有无皮疹、瘙痒等过敏反应;定期监测肝、肾功能。

3. 用药告知　用药中注意顾护脾胃,宜食用熟软易消化食物。

【临床用药警戒】

1. 使用注意　根据证候轻重选择药量;偶可致全身皮疹、皮肤痒痛等过敏反应。

2. 使用禁忌

(1) 病证禁忌:实邪郁火、湿痰、邪热导致的心神不安者忌用;脾胃虚弱者慎用;既往肝病史者慎用。

(2) 特殊人群用药禁忌:肝、肾功能不全者慎用。

(3) 中西药配伍禁忌:不宜与碱性西药联用;不宜与胃蛋白酶、胰蛋白酶等合用。

(4) 饮食禁忌:忌食辛辣、生冷、油腻不易消化食物;用药期间不宜饮酒。

灵 芝

【品种品质】

本品来源于多孔菌科真菌赤芝或紫芝的干燥子实体,以子实体粗壮、肥厚、皮壳具光泽者为佳。

【处方用名】

灵芝,灵芝粉,紫芝,赤芝,木灵芝,菌灵芝。

【临床效用】

灵芝甘,平,归心、肺、肝、肾经。功效补气安神,止咳平喘。主治气血不足之心神不宁证,症见失眠、惊悸、多梦、健忘、体倦神疲、食欲缺乏;肺虚咳喘。又可用于虚劳短气,不思饮食。

临床一般用生品。

【临床药学服务】

1. 用法用量　煎服,6~12g。研末吞服,1.5~3g。内服入汤剂或入丸、散,或其他制剂。

2. 用药监护　用于心神不宁证,应注意观察患者精神、神志、睡眠时间及质量的改善情况;用于咳喘、虚劳,应注意观察患者精神、体力、咳嗽、气喘、食欲等的改善情况。监测血压、血糖。使用注射剂时,应注意观察有无心悸、胸闷、皮疹等过敏反应。

3. 用药告知　与其他温热药同用时,注意减量;低血压、低血糖者应减量;有出血倾向者慎用;用药中注意顾护脾胃,宜食用熟软易消化食物。

【临床用药警戒】

1. 使用注意　根据证候轻重选择药量;灵芝注射液有过敏反应,可见荨麻疹、心慌气短、胸闷、腹痛、呕吐,重者出现过敏性休克。

2. 使用禁忌

(1) 病证禁忌:肝炎及胃肠道溃疡病患者慎用。

(2) 中西药配伍禁忌:不宜与毛果芸香碱、钙通道阻滞剂同用。传统认为恶茵陈蒿。

(3) 饮食禁忌:忌食辛辣、生冷、油腻不易消化食物。

附药：云芝

云芝为多孔菌科真菌彩绒革盖菌的干燥子实体。其味甘性平,归心、脾、肝、肾经。功效健脾利湿、清热解毒,用于湿热黄疸、胁痛、食欲缺乏、倦怠乏力。煎服9~27g。

学习小结

安神药应根据心神不宁所属实证或虚证的不同,分别选择重镇安神或养心安神的药物,根据患者不同的证候可配伍清热药、化痰药、活血药、补虚药等。

朱砂、磁石、龙骨、琥珀等重镇安神药,常用于心神不宁实证。入煎剂时须先煎久煎,或入丸、散服。矿物类安神药在使用时不可久服,当中病即止,并酌情配伍养胃健脾药物。朱砂有毒,不入煎剂,忌火煅,不宜与含碘的药物、四环素等同用,不宜久服、多服;磁石脾胃虚弱者慎用,气虚及脱肛、子宫脱垂等元气下陷者忌用;龙骨或者龙齿心律不齐者慎用,不宜与四环素类、异烟肼、强心苷类药物同用。

酸枣仁、远志、合欢皮、柏子仁、首乌藤、灵芝等养心安神药,常用于心神不宁虚证。酸枣仁超剂量服用可引起昏睡、知觉丧失;远志大剂量服用有胃肠不良反应,应注意顾护脾胃;合欢皮药理学实验显示有终止妊娠、抗早孕、杀精作用,故孕妇及有生育要求的人群不宜大剂量长期服用;柏子仁生品量大有滑肠之弊,便溏者用柏子仁霜;灵芝注射剂有过敏反应。

(王小莹)

复习思考题

1. 阐述朱砂的临床用药警戒。

2. 阐述远志的临床效用与临床药学服务。

3. 女,39 岁。患者自诉失眠多年,性情急躁,动辄易怒,口淡乏味,不欲饮食,喜太息,寐差梦多,甚则彻夜难眠,白带量多,舌红苔薄,脉细弱。医师给予枣仁安神颗粒治疗,每次 1 袋,每天 1 次,临睡前服,连续服用 3 天。请论述作为药师应如何开展药学服务。

第十七章

平肝息风药

ER-17-1

第十七章
PPT

学习目标

1. 知识目标　通过学习平肝息风药的性效理论,掌握平肝息风药的临床服务基本内容,能够辨析平抑肝阳药和息风止痉药的用药告知与使用注意。

2. 能力目标　学生具备开展平肝息风药药学服务的能力,能够针对具体案例制定平肝息风药临床药学监护、安全警戒措施及用药告知方案。

3. 思政目标　因羚羊角、牛黄等属于贵重药物,在学习这些药物的效用特点与使用注意时,既要理解贵重药物对危重病证的"珍贵"之处,传承中药经典理论;同时根据临床病证"辨证用药",避免"大材小用",还要重视进一步开发贵重药材资源,树立保护资源、可持续发展的观念。

【概念与分类】

凡以平肝潜阳或息风止痉为主要作用,治疗肝阳上亢或肝风内动病证的药物,称为平肝息风药。本类药物多为介类、昆虫等动物药及矿石类药物,药味多咸、甘,药性有偏寒凉或偏温燥之不同,皆入肝经。平肝息风药可分为平抑肝阳药和息风止痉药二类。

平抑肝阳药:凡以平抑或潜镇肝阳为主要功效,主治肝阳上亢病证的药物,称为平抑肝阳药,又称平肝潜阳药。本类药物多为质重之贝壳或矿石类药物,具有平抑肝阳或平肝潜阳之功效,其中贝壳或矿石类药物质重沉降,长于镇潜肝阳,也常称为重镇潜阳药。该类药适用于肝阳上亢之头晕目眩、头痛、耳鸣,肝火上攻之面红、口苦、目赤肿痛、烦躁易怒、头痛头晕等症;亦用于治疗肝阳化风、痉挛抽搐者及肝阳上扰、烦躁不眠者,并应分别配伍息风止痉药与安神药。

息风止痉药:凡以平息肝风为主要功效,主治肝风内动惊厥抽搐病证的药物,称为息风止痉药。本类药物部分为虫类药,主入肝经,以息肝风、止痉搐为主要功效。该类药适用于温热病热极动风、肝阳化风、血虚生风等所致之眩晕欲仆、项强肢颤、痉挛抽搐等症,以及风阳夹痰、痰热上扰之癫痫、惊风抽搐,或风毒侵袭引动内风之破伤风痉挛抽搐、角弓反张等症。部分兼有平肝潜阳、清泻肝火作用的息风止痉药,亦可用于治疗肝阳眩晕和肝火上攻之目赤、头痛等。

有些息风止痉药尚兼祛外风之功,还可用于治疗风邪中经络之口眼㖞斜、肢麻痉挛、头痛、痹证等。

【使用宜忌】

1. 用法　平肝息风中矿石类、贝壳类质坚沉重,用量相对较大,入药时宜打碎先煎,使用虫类药物应注意过敏体质者慎用。

2. 病证禁忌　药性偏于寒凉者,脾虚慢惊患者则不宜使用;性偏温燥者,血虚伤阴患者应慎用。

3. 特殊人群用药禁忌　部分药物重镇下潜,孕妇及习惯性流产者忌用或慎用。

4. 饮食禁忌　饮食宜清淡,少食油腻食物。

第一节　平抑肝阳药

石　决　明

【品种与品质】

本品来源于鲍科动物杂色鲍、皱纹盘鲍、羊鲍、澳洲鲍、耳鲍或白鲍的贝壳,以壳厚、内面彩光鲜艳、无杂质者为佳。

【处方用名】

石决明,生石决明,煅石决明,九孔石决明。

【临床效用】

石决明咸,寒,归肝经。功效平肝潜阳,清肝明目。主治肝阳上亢,症见头痛眩晕等;肝火上炎,症见目赤翳障等;肝虚血少,症见视物昏花、青盲雀目等。

生石决明长于平肝潜阳、清肝明目,用于肝阳上亢之头晕目眩、肝火上攻之目赤翳障;煅石决明有收敛、制酸、止血等作用,用于胃酸分泌过多之胃脘痛及外伤出血等。

【临床药学服务】

1. 用法用量　煎服,6~20g,打碎先煎。平肝、清肝宜生用。外用适量,点眼宜煅用、水飞。

2. 用药监护　用药中应注意观察患者与治疗相关症状与体征的改善情况,还应注意观察血压变化、胃肠道反应。

3. 用药告知　与其他寒凉药合用时注意减量;用药时宜顾护脾胃,饮食宜熟软易消化;治疗反酸烧心可于两餐之间服。

【临床用药警戒】

1. 使用注意　区分生品与制品的药效差异;根据证候轻重选择药量;石决明咸寒易伤脾胃,应注意剂量,并配伍健脾和胃药物。

2. 使用禁忌

(1)病证禁忌:脾胃虚寒、食少便溏者慎服;消化不良、胃酸缺乏者禁服;胃炎患者不宜大剂量使用。

(2)特殊人群用药禁忌:肾炎、肾功能不全者不宜大量或长期服用;孕妇慎用。

(3)中西药配伍禁忌:传统认为石决明畏旋覆花,反云母。不宜与四环素类、维生素C、泼尼松龙片、利福平、强心苷、洋地黄类药物等合用。

(4)饮食禁忌:饮食宜清淡,少食油腻食物。

知识链接

石决明的药理作用及不良反应

现代药理学研究认为,石决明可补充人体中缺乏的多种微量元素,提高晶状体内酶系活性,增强抗氧化作用,增加透明质酸、硫酸软骨素等的合成,从而保护眼晶状体、玻璃体、角膜。临床大剂量使用会出现消化道不良反应,如胃脘不适、食欲缺乏等。含有石决明的制剂有开光复明丸、天麻钩藤颗粒、复方珍珠散等。

牡　蛎

【品种与品质】

本品来源于牡蛎科动物长牡蛎、大连湾牡蛎或近江牡蛎的贝壳,均以个大、整齐、质坚、内面光洁、色白者为佳。

【处方用名】

牡蛎,牡蛎壳,生牡蛎,煅牡蛎。

【临床效用】

牡蛎咸,微寒,归肝、胆、肾经。功效潜阳补阴,重镇安神,软坚散结,收敛固涩,制酸止痛。主治肝阳上亢、阴虚阳亢证,症见头晕目眩、烦躁不安、耳鸣等;心神不安证,症见惊悸失眠等;痰火郁结证,症见瘰疬痰核、癥瘕痞块等;滑脱诸证,症见自汗盗汗、遗精滑精、尿频、崩漏带下以及胃痛吞酸等。

生品内服长于平肝潜阳,重镇安神,软坚散结。煅制后内服长于收敛固涩、制酸止痛,用于治疗遗精、遗尿、带下崩漏、自汗盗汗等滑脱证及胃痛反酸;外用收湿敛疮。

【临床药学服务】

1. 用法用量　煎服,9~30g。宜打碎先煎。或入丸、散剂。外用适量,研粉末外扑撒,或调敷。

2. 用药监护　观察血压、胃肠功能、肝肾功能、心率等。

3. 用药告知　与其他寒凉药物合用,注意减量;该品不宜多服久服,避免引起便秘、消化不良。用药时宜顾护脾胃,饮食宜熟软易消化。

【临床用药警戒】

1. 使用注意　区分生品与制品的药效差异;根据证候轻重选择药量。不宜长期大剂量用药。

2. 使用禁忌

(1) 病证禁忌:脾胃虚寒或食少便溏者慎用;体虚多寒者、肾阳虚者、外感表证者忌用。

(2) 特殊人群用药禁忌:孕妇慎用;肾炎、肾功能不全者不宜大量或长期服用。

(3) 中西药配伍禁忌:传统认为恶麻黄、吴茱萸、辛夷。不宜与四环素类抗生素、强心苷、维生素 C、异烟肼、洋地黄类等药物联用。

(4) 饮食禁忌:不宜食高纤维、生冷及油腻食物。

🔍 **知识链接**

牡蛎的药理作用及不良反应

临床报道牡蛎具有调节血脂、抑制血小板聚集、改善高血糖症状、提高人体免疫力、促进新陈代谢等功能,也有一定的抗癌效果。部分患者用药后出现呕吐、腹泻等胃肠道不良反应,停药后可自行消失。含有牡蛎的制剂有牡蛎碳酸钙颗粒、牡蛎碳酸钙咀嚼片等。

赭　石

【品种与品质】

本品来源于氧化物类矿物刚玉族赤铁矿,主含三氧化二铁(Fe_2O_3),以色棕红、断面层次明显、有"钉头"、无杂石者为佳。

【处方用名】

赭石,生赭石,代赭石,煅赭石。

【临床效用】

赭石苦、寒,归肝、心、肺、胃经。功效平肝潜阳,重镇降逆,凉血止血。主治肝阳上亢证,症见头目眩晕、目胀耳鸣、头晕头痛、心烦难寐等;胃气上逆,症见呕吐、呃逆、噫气不止等;肺气上逆,症见哮喘有声、卧睡不得、虚喘、肺热咳喘等;血热出血,症见吐血、衄血、崩漏下血等。

生品内服长于平肝潜阳,重镇降逆,治疗肝阳上亢之头痛眩晕、胃气上逆、喘息;煅后长于凉血止血,用于血热吐衄、崩漏。

【临床药学服务】

1. 用法用量　煎服,9~30g。宜打碎先煎。亦可入丸、散,每次1~3g。外用适量。降逆、平肝宜生用,止血宜煅用。

2. 用药监护　注意观察患者与治疗相关症状、体征(如精神状态、出血及血压情况)的改善情况,还要注意患者肝、肾功能及大便次数与质地的改变等。

3. 用药告知　与其他寒凉药物合用时注意减量;用药时宜顾护脾胃,宜食用熟软易消化食物。

【临床用药警戒】

1. 使用注意　本品苦寒且含有微量砷,不宜长期服用。

2. 使用禁忌

(1) 病证禁忌:外感风寒、内伤生冷、脾胃虚寒、肾阳虚衰者不宜单味用;肠炎、腹泻者忌长期服用;脱肛、子宫脱垂等中气下陷者忌用。

(2) 特殊人群用药禁忌:孕妇慎用;老年人、婴幼儿及肝肾功能不全者不宜长期服用。

(3) 中西药配伍禁忌:传统认为赭石畏天雄、附子。不宜与四环素族、泼尼松龙片、异烟肼、维生素C合用。

(4) 饮食禁忌:饮食宜清淡,少食油腻食物。

知识链接

赭石的不良反应

小鼠急性毒性实验显示,赭石可导致小鼠动作迟钝,肌肉无力及间发性痉挛,最后共济失调或瘫痪,呼吸缓慢衰竭而死亡。死后解剖见肺及肠黏膜充血,肝表面部分有坏死,这与赭石中含有一定量的砷有关。据报道,赭石超剂量服用可出现头晕、头痛、恶心呕吐、腹痛腹泻,呕吐物和大便带血、心悸、眩晕、呼吸困难、血压降低、尿闭、抽搐、黄疸、肝损害等症状。

珍　珠　母

【品种与品质】

本品来源于蚌科动物三角帆蚌、褶纹冠蚌或珍珠贝科动物马氏珍珠贝的贝壳,以个大、色白、疏松而不脆、有"珠光"者为佳。

【处方用名】

珍珠母,珠母,明珠母,煅珍珠母。

【临床效用】

珍珠母咸,寒,归肝、心经。功效平肝潜阳,安神定惊,明目退翳。主治肝阴不足、肝阳上亢证,症见头痛眩晕、惊悸失眠等;心神不宁、癫痫、惊风抽搐等;肝热目赤,肝虚目暗,症见目赤肿痛、畏光、目生翳障、视物昏花等。外用能燥湿收敛,用于治疗湿疮瘙痒、溃疡久不收口、口疮等症。

生品内服长于平肝潜阳、清肝明目、镇惊安神,治疗肝阳上亢之头晕目眩、肝火上炎、目翳,心悸不宁;煅制品长于制酸止痛,用于治疗反酸、呃逆、烧心、胃酸过多。外用燥湿敛疮。

【临床药学服务】

1. 用法用量　煎服,10~25g。宜打碎先煎。或入丸、散剂。外用适量。

2. 用药监护　注意观察与治疗相关症状、体征(如精神状态、头晕头痛、失眠、心悸及血压)的改善情况,还要注意患者肝肾功能、胃肠功能、心率等。

3. 用药告知　与其他寒凉药物合用时注意减量;用药时宜顾护脾胃,宜食用熟软易消化食物。

【临床用药警戒】

1. 使用注意　脾胃虚寒者不宜单味久服,并控制剂量。

2. 使用禁忌

(1) 病证禁忌:阳虚、气虚、外感风寒或内伤生冷者忌用;脾胃虚寒、食少便溏、气虚下陷者慎用。

(2) 特殊人群用药禁忌:孕妇慎用;习惯性流产者不宜使用;老年人、婴幼儿及肝、肾功能障碍者慎用。

(3) 中西药配伍禁忌:不宜与四环素类抗生素、磷酸盐、硫酸盐、异烟肼、洋地黄等同用。

(4) 饮食禁忌:饮食宜清淡,少食寒凉性食物。

蒺　藜

【品种与品质】

本品来源于蒺藜科植物蒺藜的干燥成熟果实,以颗粒均匀、饱满坚实、色黄绿者为佳。

【处方用名】

蒺藜,白蒺藜,刺蒺藜,炒蒺藜,盐蒺藜,生蒺藜。

【临床效用】

蒺藜辛、苦,微温,有小毒,归肝经。功效平肝解郁,活血祛风,明目,止痒。主治肝阳上亢,症见头痛眩晕等;肝郁气滞,症见胸胁胀痛、乳房胀痛、乳闭乳痈等;风热上攻,症见目赤肿痛、多泪多眵或翳膜遮睛等;血虚风热,症见风疹瘙痒、白癜风等。

生品长于祛风、明目、止痒,用于治疗风热目赤、翳障、风疹瘙痒;炒制品长于平肝潜阳、疏肝解郁,用于肝阳上亢之头晕目眩及肝气郁滞之胸胁、乳房胀痛。

【临床药学服务】

1. 用法用量　煎服,6~10g。或入丸、散剂。外用适量,煎水洗、捣烂敷或熬膏涂。

2. 用药监护　注意观察患者病证相关症状与体征的改善情况。此外,需观察患者皮肤、精神状态、胃肠功能、肺功能、血常规及有无过敏反应等。

3. 用药告知　不宜自行增减用量;饮食宜清淡;出现过敏反应及时停药。

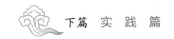

【临床用药警戒】

1. 使用注意　用量不宜过大。

2. 使用禁忌

（1）病证禁忌：血虚气弱者慎用；阴虚不足、精髓血津枯燥者,肝虚者禁用。

（2）特殊人群用药禁忌：孕妇慎用。

（3）中西药配伍禁忌：本品不宜与抗胆碱酯酶药合用；不宜与降血糖药、升压药同用。

（4）饮食禁忌：饮食宜清淡,少食辛辣食物。

知识链接

蒺藜的不良反应

据国外报道,蒺藜中含硝酸钾,摄入体内后被酶还原成亚硝酸钾,中毒后可见乏力,嗜睡,头晕,恶心,呕吐,心悸,唇、甲、皮肤黏膜呈青紫色,严重者出现肺水肿、呼吸衰竭,以及引起高铁血红蛋白血症而产生窒息。据国内报道,白癜风患者口服蒺藜6g,可引起猩红热样药疹。应用本品应注意宜忌,把握剂量,不可过量服用。

罗 布 麻 叶

【品种与品质】

本品来源于夹竹桃科植物罗布麻的干燥叶,以叶完整、色绿者为佳。

【处方用名】

罗布麻,罗布麻叶。

【临床效用】

罗布麻叶甘、苦,凉,归肝经。功效平肝安神、清热利水。主治肝阳上亢及肝火上攻,症见头晕目眩、心悸失眠等；浮肿尿少而有热者。

临床多用生品。蒸、炒制后功效与生品相似。

【临床药学服务】

1. 用法用量　煎服,6~12g。

2. 用药监护　用药中应注意观察患者与治疗相关症状及体征的改善情况,还应观察患者的胃肠功能、肾功能、心功能及血压变化等。

3. 用药告知　用药中顾护脾胃；宜食用清淡、易消化食物。

【临床用药警戒】

1. 使用注意　不宜过量或长期服用,以免中毒；与寒凉平肝药同用时应注意减量。

2. 使用禁忌

（1）病证禁忌：脾胃虚寒者忌长期服用。

（2）特殊人群用药禁忌：孕妇、哺乳期妇女及肝、肾功能不全者慎用。

（3）中西药配伍禁忌：不宜与可待因、吗啡、强心苷类等合用；与降压药配伍应用时,应注意减量。

（4）饮食禁忌：饮食宜清淡,少食寒凉性食物。

知识链接

罗布麻及其制剂的不良反应与合理应用

罗布麻叶制剂内服可出现恶心、呕吐、腹泻、上腹不适,也可出现心动过缓和期前收缩等不良反应。吸罗布麻叶纸烟时可出现头晕、呛咳、恶心、失眠等。罗布麻根毒理作用类似于毒毛花苷 K。罗布麻中毒的主要原因:一是使用剂量过大,二是配伍用药不合理。须严格按照规定的用法用量使用,以保证用药安全。含罗布麻的中成药有复方降压片、复方罗布麻片等。

生 铁 落

【品种与品质】

本品来源于生铁煅至红赤,外层氧化时被锤落的铁屑,以无铁锈、粒度细者为佳。

【处方用名】

生铁落,铁落,铁屑,铁花。

【临床效用】

生铁落辛、凉,归肝、心经。功效平肝镇惊。主治肝郁火盛,怒狂阳厥证所致癫狂,热病痰壅发狂,头痛等证。

生铁落生用或煅后醋淬用,功效相似。煅后醋淬品尤长于平肝镇惊。

【临床药学服务】

1. 用法用量 煎服,30~60g。或入丸、散用。外用适量,研末调敷。

2. 用药监护 用于平肝镇惊,应观察患者与治疗相关症状的改善情况,以及患者的胃肠功能、精神状态。

3. 用药告知 用药时应顾护脾胃,宜饭后服;饮食宜熟软易消化。

【临床用药警戒】

1. 使用注意 本品性寒凉,内服不可过量或长期服用。

2. 使用禁忌

(1)病证禁忌:肝阴血虚及中气虚寒者忌服;脾胃虚弱者慎用。

(2)特殊人群用药禁忌:孕妇及习惯性流产者慎用。

(3)中西药配伍禁忌:不宜与含甘油磷酸铁、氧化亚钴、甘油磷酸钙合用。

(4)饮食禁忌:忌食生冷、黏腻难消化、刺激性大的食物。

紫 贝 齿

【品种与品质】

本品来源于宝贝科动物蛇首眼球贝、山猫宝贝或绶贝等的贝壳,以色紫、壳厚、完整、洁净者为佳。

【处方用名】

紫贝齿,紫贝。

【临床效用】

紫贝齿咸,平,归肝经。功效平肝潜阳,镇惊安神,清肝明目。主治肝阳上亢,症见头晕目眩;肝阳上扰,心阳躁动,症见惊悸心烦、失眠多梦、小儿惊风、高热抽搐等;肝火上炎,症见

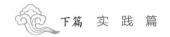

目赤肿痛、目赤翳障、目昏眼花等。

生品及煅制品功效相似。

【临床药学服务】

1. 用法用量 煎服,10~15g。宜打碎先煎。或研末入丸、散剂。

2. 用药监护 用于肝阳上亢,头晕目眩,应注意观察患者与治疗相关症状及体征的改善情况,还应观察患者的食欲、睡眠、血压、心率、精神状态、二便等。

3. 用药告知 用药时宜顾护脾胃;饮食宜熟软易消化。

【临床用药警戒】

1. 使用注意 注意疗程与剂量;注意应先煎,宜饭后服。

2. 使用禁忌

(1) 病证禁忌:脾胃虚寒者慎用。

(2) 特殊人群用药禁忌:孕妇慎用。

(3) 中西药配伍禁忌:不宜与四环素类药、泼尼松龙片、异烟肼、维生素 C、强心苷等合用。

(4) 饮食禁忌:忌食生冷、刺激性食物。

第二节 息风止痉药

羚 羊 角

【品种与品质】

本品来源于牛科动物赛加羚羊的角,以质嫩、色白、有血丝、无裂纹者为佳。

【处方用名】

羚羊角,羚羊角丝,羚羊角片,羚羊角粉。

【临床效用】

羚羊角咸,寒,归肝、心经。功效平肝息风,清肝明目,散血解毒。主治热极生风所致的惊痫抽搐,症见高热神昏、惊厥、癫痫发狂、抽搐等;肝阳上亢,症见头痛眩晕;肝火上炎,症见目赤肿痛、畏光多泪、目生翳障等;温热病,症见壮热神昏、温毒发斑;痈肿疮毒。

羚羊角入药多制成羚羊角片、丝或粉,或磨汁服用。

【临床药学服务】

1. 用法用量 煎服1~3g,镑薄片另煎2小时以上,兑服。磨汁或研粉服0.3~0.6g。

2. 用药监护 用药中注意观察患者的精神、体温等与治疗相关症状的改善情况,还要关注患者有无过敏反应,血压的变化及心功能等。

3. 用药告知 本品寒性大,用药过程中应顾护脾胃;与其他寒凉药同用时,应注意减量。宜进食熟软易消化之品。

【临床用药警戒】

1. 使用注意 注意煎剂与粉剂的用量不同;不宜大剂量使用,煎服用量一般不超过3g。

2. 使用禁忌

(1) 病证禁忌:本品寒性大,脾虚慢惊者及阴虚风动者忌用。

(2) 特殊人群用药禁忌:孕妇慎用;小儿减量。

(3) 中西药配伍禁忌:慎与小檗碱同用;慎与镇静药、麻醉药同用。

（4）饮食禁忌：慎与浓茶、咖啡、烈酒等同时服用；用药期间慎服寒凉性的食物。

附药：山羊角

山羊角来源于牛科动物青羊的角。其味咸，性寒，归肝经，有平肝镇惊的作用，适用于肝阳上亢之头晕目眩、肝火上炎之目赤肿痛以及肝风内动、惊痫抽搐等证。本品虽功似羚羊角，但作用较弱，应用时剂量可酌情增大。用量 10~15g，先煎 2 小时以上；研粉服，1~3g。脾虚慢惊者忌用。

牛黄临床药
学服务微课

牛　黄

【品种与品质】

本品来源于牛科动物牛的干燥胆结石，以完整、表面色泽细腻、质轻松脆、断面层纹清晰、气清香、味先苦而后甘、有清凉感、嚼之易碎、不粘牙者为佳。

【处方用名】

牛黄，西牛黄，京牛黄，天然牛黄，丑宝，胆黄，管黄。

【临床效用】

牛黄甘，凉，归心、肝经。功效清心、豁痰、开窍、凉肝、息风、解毒。主治温热病及小儿急惊风，症见壮热神昏、惊厥抽搐、癫痫发狂等；热病神昏，中风痰迷；火毒壅滞，症见咽喉肿痛、口舌生疮、痈肿疔毒等。

体外培育牛黄以牛科动物牛的新鲜胆汁作母液，加入去氧胆酸、胆酸、复合胆红素钙等制成，其性味效用与天然牛黄相似。人工牛黄由牛胆粉、胆酸、猪去氧胆酸、牛磺酸、胆红素、胆固醇、微量元素等加工制成，性味苦、凉。功效清热解毒，化痰定惊。主治痰热癫狂，神昏不语，小儿急惊风，咽喉肿痛，口舌生疮，痈肿疔疮。

临床一般用生品。

【临床药学服务】

1. 用法用量　内服 0.15~0.35g。多入丸、散，一般不入煎剂。外用适量，研末敷患处。

2. 用药监护　用药中注意观察患者与治疗相关症状和体征（如体温、精神状态等）的改善情况。用于温热病、癫痫、惊风等证，应注意观察患者神志、体温等的情况；用于热毒疮痈，应注意观察痈肿疔疮、大便等的情况。此外，用药中还应观察血压、胃肠功能、心功能、是否出现过敏反应等情况。

3. 用药告知　脾胃虚弱者减量；用药中顾护脾胃；有过敏史或过敏体质者慎用；不宜长期服用，中病即止。

【临床用药警戒】

1. 使用注意　易伤脾胃，注意疗程及用量，与其他寒凉药同用时应注意减量，适当配伍健运脾胃药。一般不入煎剂。

2. 使用禁忌

（1）病证禁忌：非实热证，外感风寒、内伤生冷、脾胃虚寒、寒痰内停证忌用。

（2）特殊人群用药禁忌：孕妇慎用；婴幼儿及老年人慎用；低血压、慢性肠炎、腹泻患者不宜长期服用。

（3）中西药配伍禁忌：传统认为不宜与龙骨、龙胆、地黄、常山同用。不宜与抗酸类药物、肾上腺素、樟脑、咖啡因、苯丙胺、阿托品、中枢神经抑制剂、阿司匹林、强心苷、酶制剂、大环内酯类及氨基糖苷类等药物联合应用。

（4）饮食禁忌：忌寒凉、油腻、易致腹泻的食物。

知识链接

牛黄的不良反应

临床报道牛黄过量内服可引起中毒反应,表现为血压下降、心率减慢、呼吸和循环衰竭。牛黄解毒片(丸)服用不当,可出现皮肤过敏、血小板减少、消化道出血、膀胱炎等,与超剂量长期服用、药证不符及患者体质有关。常见的含牛黄成分的中成药有牛黄抱龙丸、牛黄八宝丸、小儿牛黄清心散等。

ER-17-3

牛黄思政
元素

钩 藤

【品种与品质】

本品来源于茜草科植物钩藤、大叶钩藤、毛钩藤、华钩藤或无柄果钩藤的干燥带钩茎枝,以双钩、茎细、色紫红、无枯枝钩、无臭、味淡者为佳。

【处方用名】

钩藤,双钩藤,双钩。

【临床效用】

钩藤甘、凉,归肝、心包经。功效息风定惊,清热平肝。主治肝风内动、惊痫抽搐,尤宜于热极生风、感冒夹惊及小儿高热惊厥、小儿惊啼、妊娠子痫等;肝火上炎或肝阳上亢,症见头痛眩晕等。此外,本品还能疏风散热,用于治疗风热头痛等。

临床一般用生品。

【临床药学服务】

1. 用法用量 煎服,3~12g。入煎剂宜后下。

2. 用药监护 用药中注意观察患者与治疗相关症状及体征(如精神状态及体温、血压)的变化;观察有无心悸、胃肠不适及过敏反应等。

3. 用药告知 用药过程中注意顾护脾胃;宜食用熟软易消化之品。

【临床用药警戒】

1. 使用注意 本品性凉伤胃,不宜久用;同类药物配伍适当减量。

2. 使用禁忌

(1)病证禁忌:脾胃虚寒、肾阳虚弱等不宜长期服用;外感风寒、内伤生冷者忌用;昏迷、心动过缓、低血压者慎用。

(2)特殊人群用药禁忌:子痫、先兆流产者慎用;老年人和婴幼儿不宜久服。

(3)中西药配伍禁忌:不宜与肾上腺素及去甲肾上腺素同用。

(4)饮食禁忌:忌生冷、油腻食物。

天 麻

【品种与品质】

本品来源于兰科植物天麻的干燥块茎,以质地坚实沉重、有鹦鹉嘴、半透明、无空心、气特异、味甘者为佳。

【处方用名】

天麻,明天麻。

笔记栏

【临床效用】

天麻甘,平,归肝经。功效息风止痉,平抑肝阳,祛风通络。主治肝风内动,小儿惊风,癫痫抽搐,破伤风;肝阳上亢,眩晕头痛;手足不遂,肢体麻木,风湿痹痛等。

临床一般用生品;蒸制后黏腻之性减,便于服用,功效同生品;酒制可增强祛风作用;煨制药性缓和,治疗风证兼虚者。

【临床药学服务】

1. 用法用量　煎服,3~10g;研末冲服,1~1.5g。

2. 用药监护　用药中注意观察患者的精神状态及与治疗相关症状的变化,还需关注肾功能、心率及血压变化,有无过敏反应等。

3. 用药告知　宜进食熟软易消化之品。

【临床用药警戒】

1. 使用注意　本品与麻醉药、镇静药同用时,用量宜减;用药过程中注意治疗内风、外风病证中的不同配伍用药。

2. 使用禁忌

(1) 病证禁忌:实热内炽、阴虚火旺或血虚血燥而致肝阳上亢或肝风内动者不宜单用。低血压、心动过缓患者不宜大量久服。

(2) 特殊人群用药禁忌:孕妇慎用;老年人和婴幼儿不宜长期服用。

(3) 中西药配伍禁忌:与麻醉药、镇静药、抗心律失常药、降压药等同用时用量不宜过大;慎与免疫抑制剂合用。

(4) 饮食禁忌:慎与浓茶、咖啡、烈酒等同时服用。

🔍 **知识链接**

天麻的不良反应

天麻有效成分天麻素具有较好的镇静、安眠及抗惊厥等多种药理活性。天麻药性较平,部分地区常作药膳食材,自行用药、超量及超疗程用药的现象较为常见。临床报道,天麻及天麻制剂可能导致神经系统、皮肤、消化系统、泌尿系统、循环系统的不良反应。口服天麻可导致:皮肤瘙痒,有红色风团;恶心,呕吐;面部灼热、水肿,全身水肿;乏力、头痛、头晕、全身麻木;心慌、胸闷等。天麻注射液可致过敏性休克。天麻不良反应常与过量、长期服用有关。如有患者自行服用天麻500~600g,可出现头晕、胸闷、全身麻木,反复心室颤动,血压不稳定。临床应用天麻须注意用法用量,发现不良反应及时停药。

地　　龙

【品种与品质】

本品来源于钜蚓科动物参环毛蚓、通俗环毛蚓、威廉环毛蚓或栉盲环毛蚓的干燥体,以条大、肥壮、不碎、无泥、气腥、味微咸者为佳。

【处方用名】

地龙,广地龙,干地龙。

笔记栏

【临床效用】

地龙咸,寒,归肝、脾、膀胱经。功效清热定惊,通络,平喘,利尿,主治热极生风所致的高热神昏谵语、惊痫痉挛抽搐及小儿惊风、癫痫;中风后经络不通、半身不遂、口眼㖞斜;风湿痹证;邪热壅肺、肺失肃降,症见喘息不止,喉中有哮鸣音;热结膀胱,症见小便不利或尿闭不通。

生品长于清热息风、定惊止痉、平喘利水,用于高热之惊痫抽搐、癫狂等症;酒制能去腥味,增强通络止痛之功,用于半身不遂及痹痛等;鲜地龙清热定惊力强。

【临床药学服务】

1. 用法用量 煎服,5~10g,鲜品加量。研末吞服 1~2g。外用适量。

2. 用药监护 用药中注意观察患者与治疗相关症状与体征的改善情况,还应观察有无过敏反应、血压、精神状态、胃肠功能,以及有无皮肤及牙龈、鼻腔出血情况。定期检查凝血功能。

3. 用药告知 因本品寒凉性较大,用药中应顾护脾胃,防止伤阳;出现过敏反应及时停药。

【临床用药警戒】

1. 使用注意 与其他寒凉药配伍应用时,须注意减量。

2. 使用禁忌

(1) 病证禁忌:脾胃虚寒者慎用;过敏体质者及有出血倾向者忌用;心动过缓以及低血压患者,慢性胃炎、肝炎、食少易呕者均不宜大量久服。

(2) 特殊人群用药禁忌:孕妇慎用;老年人和婴幼儿不宜大量或长期服用。

(3) 中西药配伍禁忌:不宜与吲哚美辛、阿司匹林、左旋多巴等合用。

(4) 饮食禁忌:忌食生冷、寒凉性食物。

全 蝎

【品种与品质】

本品来源于钳蝎科动物东亚钳蝎的干燥体,以完整、干净、褐绿、腹中少杂物者为佳。

【处方用名】

全蝎,淡全蝎,盐全蝎。

【临床效用】

全蝎辛,平,有毒,归肝经。功效息风镇痉,通络止痛,攻毒散结。主治肝风内动、惊痫抽搐、小儿惊风及破伤风痉挛等;中风后经络不通、半身不遂、口眼㖞斜;风湿顽痹、偏正头痛;疮疡肿毒、瘰疬痰核等。

沸水或沸盐水煮制,功效息风、通络、止痉,用于治疗肝风内动、半身不遂、瘰疬肿毒等。

【临床药学服务】

1. 用法用量 煎服,3~6g;研末服,0.6~1g。外用适量。

2. 用药监护 用药中注意观察患者的神志及肢体运动等与治疗相关症状的变化。长期用药应定期检查肝功能、凝血机制、血压变化、血糖的情况。另外,应监测有无过敏反应等。

3. 用药告知 用药过程中宜顾护脾胃、肝肾功能;出现过敏反应及时停药。

【临床用药警戒】

1. 使用注意 本品为有毒之品,应注意用量,选择配伍健脾药;中病即止,不可久服。

2. 使用禁忌

（1）病证禁忌：血虚生风者慎用；昏迷患者禁用；过敏体质者慎用；血压过低者、糖尿病患者不宜大量久用；肝病患者慎用。

（2）特殊人群用药禁忌：孕妇忌用；老年人和儿童不宜大剂量服用；肝、肾功能不全者慎用。

（3）中西药配伍禁忌：不宜与类固醇、降压药等合用。

（4）饮食禁忌：饮食宜清淡，忌辛辣、刺激性食物。

蜈 蚣

【品种与品质】

本品来源于蜈蚣科动物少棘巨蜈蚣的干燥体，以头足完整、身干、条长、头红、足红棕色、身黑绿、腹干瘪、有特殊刺鼻臭气、味辛微咸者为佳。

【处方用名】

蜈蚣，酒蜈蚣，焙蜈蚣。

【临床效用】

蜈蚣辛，温，有毒，归肝经。功效息风镇痉，通络止痛，攻毒散结。主治肝风内动、惊痫抽搐、小儿惊风及破伤风痉挛等；中风后经络不通、半身不遂、口眼㖞斜；风湿顽痹、偏正头痛；疮疡肿毒、瘰疬痰核等。外用治毒蛇咬伤、无名肿毒。

生品与焙制品功效相似；焙制后毒性降低，用于急慢惊风、风湿顽痹、顽固性头痛。

【临床药学服务】

1. 用法用量　煎服，3~5g；研末服 0.6~1g。外用适量，研末调敷。

2. 用药监护　注意观察患者与治疗相关症状与体征的改善情况，如肢体疼痛、血压、神志变化情况；观察有无过敏、胃肠道不适等。长期用药者须定期检查。

3. 用药告知　用药过程中顾护脾胃、肝肾；出现过敏反应及时停药。

【临床用药警戒】

1. 使用注意　本品为有毒之品，应注意用量，中病即止，不可久服，宜适当配伍健脾、养肝肾药。

2. 使用禁忌

（1）病证禁忌：血虚生风者慎用；昏迷患者禁用；对本品过敏者禁用；过敏体质者慎用。

（2）特殊人群用药禁忌：孕妇忌用；老年人和儿童不宜大剂量服用；肝肾功能不全者忌用。

（3）中西药配伍禁忌：本品与抗惊厥药同用时应减量。

（4）饮食禁忌：饮食宜清淡，忌辛辣、刺激性食物。

僵 蚕

【品种与品质】

本品来源于蚕蛾科昆虫家蚕 4~5 龄的幼虫感染（或人工接种）白僵菌而致死的干燥体，以条粗、质硬、色白、断面光亮、气微腥、味微咸者为佳。

【处方用名】

僵蚕，白僵蚕，炒僵蚕。

【临床效用】

僵蚕咸、辛，平，归肝、肺、胃经。功效息风止痉，祛风止痛，化痰散结。主治惊痫抽搐，尤宜于惊风、癫痫夹有痰者;中风口眼㖞斜,痉挛抽搐;肝经风热上攻,症见头痛、目赤肿痛、咽喉肿痛及风疹瘙痒等;瘰疬痰核,发颐疔腮。

生品内服长于祛风止痛,多用于肝经风热头痛、目赤肿痛、咽喉肿痛及风疹瘙痒等;炒制后内服长于息风止痉、化痰散结,多用于痰热惊痫抽搐及痰火郁结、瘰疬痰核等。

【临床药学服务】

1. 用法用量　煎服,5~10g;研末服 1~1.5g。外用适量,研末调敷。

2. 用药监护　用药中注意观察患者与治疗相关症状,以及体征的改善情况,如神志、瘙痒、头痛等,还应注意观察患者的胃肠功能、凝血功能及有无过敏反应等。

3. 用药告知　用药中注意顾护脾胃;出现过敏反应及时停药。

【临床用药警戒】

1. 使用注意　注意生用与制用的功效区别而选择应用,可适当配伍健脾养胃药。

2. 使用禁忌

(1) 病证禁忌:无风邪者禁用;血虚生风者慎用;血小板减少;凝血机制障碍及有出血倾向者慎用;过敏体质者忌用。

(2) 特殊人群用药禁忌:孕妇慎服;老年人和婴幼儿不宜大量久服。

(3) 中西药配伍禁忌:与抗惊厥药、镇静药、降血糖药同用时应减量。

(4) 饮食禁忌:忌辛辣、刺激性食物。

📖 学习小结

应用平肝息风药时需根据肝阳上亢证或肝风内动证的不同,分别选用平抑肝阳药和息风止痉药,并进行相应的配伍。本类药物有性偏寒凉和性温燥的不同,使用时应注意。进行药学服务时,应区分平抑肝阳药和息风止痉药的不同作用。

平抑肝阳药中,石决明、珍珠母、牡蛎、紫贝齿均为介类药,赭石、生铁落质重潜降,均功擅平肝潜阳,且性均偏寒凉,须先煎。在药学服务中,应多注意顾护脾胃,防止脾胃阳气受损,多观察患者的血压波动情况;赭石、生铁落应用时还需配伍消食健胃药。赭石含微量砷,不宜长期服用。蒺藜、罗布麻叶为植物类药,功能平抑肝阳,应用蒺藜时还需多观察患者的情绪变化及有无过敏反应,应用罗布麻叶时多观察患者血压的波动及尿量情况。

息风止痉药中,羚羊角、牛黄、地龙、全蝎、蜈蚣、僵蚕均为动物药,息风止痉力较强。在药学服务中,应多注意观察患者与治疗相关症状及体征(如精神状态,有无抽搐、过敏等)的改善情况。全蝎、蜈蚣为有毒药物,应用中还要及时调整用量,防止中毒。服用珍珠母应多注意顾护脾胃,或需配伍消食健胃药。钩藤、天麻为植物类药,临床较为常用,息风止痉又能平抑肝阳,在药学服务中,既要注意观察患者的精神状态,有无抽搐等,又要观察患者血压的波动情况。钩藤用于疏风及平肝时不宜久煎。

➤ (李　敏)

复习思考题

1. 根据平肝息风药的药性特点,阐述重镇潜阳药的药性特点及药学服务措施。

2. 阐述牛黄的药学服务措施与临床用药警戒的要点。

3. 患者,男,60岁。有高血压病史10余年,现症见头痛眩晕,心烦不寐,口苦,舌红,脉弦数。医师给予牛黄降压胶囊(人工牛黄、羚羊角、黄芩提取物、珍珠、决明子、川芎、冰片、白芍、郁金、甘松、水牛角浓缩粉、黄芪、党参、薄荷)治疗,每次2~4粒,每日1次,连续服用3天。请论述作为药师应如何开展药学服务。

ER-18-1

第十八章
PPT

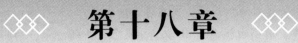

第十八章

开 窍 药

学习目标

1. 知识目标　通过学习开窍药的性效理论,掌握开窍药的临床药学服务和临床用药警戒基本内容,能够辨析温性开窍药与寒性开窍药的用药告知与使用注意。

2. 能力目标　学生具备开展开窍药药学服务的能力,能够针对具体案例制定开窍药临床药学监护、安全警戒措施及用药告知方案。

3. 思政目标　因麝香来源于国家二级保护动物,现药用麝香多为人工麝香。近代研究具有与麝香相似的化学成分及功效的替代品,以弥补药源的不足。因此需增强法治意识,自主创新意识,以及人与自然和谐共生的绿色强国意识。

【概念】

凡具辛香走窜之性,以开窍醒神为主要作用,治疗闭证神昏的药物,称为开窍药。开窍药主要为动物类和树脂类药。开窍药药性辛香走窜,主入心经,有通关开窍、醒神回苏之功效。临床用于治疗窍闭神昏实证,症见神志昏迷、口噤、手握、脉滑有力等。

开窍药多有浓郁的芳香之气,其中温热性开窍药亦称温开药,用于寒闭证,症见神志昏迷、口噤、手握、面青、身凉、苔白、脉实有力等,常与温里祛寒药配伍。寒凉性开窍药亦称凉开药,用于热闭证,常见于温病热入心包,或痰浊蒙蔽清窍,面红、身热、苔黄、脉数之热闭神昏,以及惊风、癫痫、中风等所致的闭证,宜配伍清热解毒药。

有些开窍药还兼有活血、止痛、行气、辟秽等功效,可用于治疗血滞经闭、癥瘕、胸痹心痛、疮疡,以及湿浊中阻、胸脘冷痛满闷等。

【使用宜忌】

1. 用法　开窍药气味辛香,有效成分易于挥发,受热后有效成分易被破坏,或有效成分不易溶于水,内服不宜入煎剂,一般多入丸、散剂服用。开窍药多为救急、治标之品,且易耗伤正气,故只宜暂服,不可久用,应中病即止。少数药物有毒,应注意用法并控制剂量。

2. 病证禁忌　神志昏迷有虚实之别,虚证即脱证。开窍药只适宜于闭证神昏,而禁用于脱证之神昏脱证。脱证治当补虚固脱,不宜单用本章药物。孕妇慎用或忌用。

3. 配伍禁忌　热闭神昏者,慎与温热药相配伍;寒闭神昏者,慎与寒凉药相配伍。

4. 特殊人群用药禁忌　开窍药药性辛香走窜,部分药物能兴奋子宫,故孕妇禁用或慎用。

5. 饮食禁忌　服用开窍药期间不宜食用肥甘厚腻之品。

麝 香

【品种与品质】

本品来源于鹿科动物林麝、马麝或原麝成熟雄体香囊中的干燥分泌物,以当门子多、质

ER-18-2

麝香临床药
学服务微课

柔软、有油性、香气浓烈者为佳。

【处方用名】

麝香,麝香仁,当门子,元寸香。

【临床效用】

麝香辛,温,气味芳香,归心、脾经。功效开窍醒神,活血通经,消肿止痛。主治热病神昏,中风痰厥,气郁暴厥,中恶昏迷,以寒闭为主,配伍后亦可用于痰热闭证;血瘀经闭,癥瘕,难产死胎,胸痹心痛,心腹暴痛,跌仆伤痛,痹痛麻木;痈肿瘰疬,咽喉肿痛等。

【临床药学服务】

1. 用法用量 内服 0.03~0.10g。多入丸、散用,不宜入煎剂;外用适量,吹喉、调涂或入膏药中敷贴。

2. 用药监护 用药过程中注意观察患者与治疗相关症状、体征的改善情况。长期用药需检测尿常规、肾功能、血常规、凝血功能,并观察有无过敏反应等。

3. 用药告知 不可随意自行加大用量或延长用药时间。

【临床用药警戒】

1. 使用注意 用量不宜过大。

2. 使用禁忌

(1) 病证禁忌:本品有抗凝血作用,出血性疾病患者忌用;肾病患者慎用;本品辛散走窜,有耗气伤阴之弊,故气血亏虚患者不宜长期服用;实热内炽、阴虚火旺、血虚血热证忌单用;昏迷属脱证者忌单用。

(2) 特殊人群用药禁忌:老年人不宜过量应用;孕妇及备孕期妇女禁用;哺乳期妇女、儿童及运动员慎用。

(3) 中西药配伍禁忌:不宜与马钱子同用;不宜与普罗帕酮、奎尼丁等西药同用。

(4) 饮食禁忌:服药期间慎饮酒;传统认为忌大蒜。

📖 **知识链接**

麝香的不良反应

动物实验显示麝香具有抗早孕、兴奋子宫平滑肌作用;对中枢神经系统有双向调节作用,小剂量能兴奋中枢神经系统,使昏迷者苏醒。但用量过大反而会使中枢神经系统麻痹,呼吸、心跳抑制,还表现出急性肾衰竭;消化道刺激症状,如口腔黏膜及咽部糜烂,口内异物感,恶心呕吐,腹痛腹泻、便血。麝香膏外用时有致过敏反应的报道。

冰 片

【品种与品质】

本品来源于龙脑香科植物龙脑香的树脂加工品。将龙脑香树的树干、树枝切碎,经蒸馏冷却而得的结晶,称"龙脑冰片",亦称"梅片";或由菊科植物艾纳香(大艾)叶的升华物经加工劈削而成,称"艾片"。现多用松节油、樟脑等,经化学方法合成,称为"机制冰片"。本品以片大而薄、色洁白、表面无光泽、有裂纹、质松脆、气清香纯正者为佳,以龙脑冰片质量为最佳。

【处方用名】

冰片,龙脑,结片,艾片,梅片,机制冰片。

ER-18-3

麝香思政
元素

【临床效用】

冰片辛、苦,微寒,归心、脾、肺经。功效开窍醒神,清热止痛。主治热病神昏、惊厥,中风痰厥,气郁暴厥,中恶昏迷;胸痹心痛;目赤,口疮,咽喉肿痛,耳道流脓;疮疡肿痛,久溃不敛,烧烫伤等。

【临床药学服务】

1. 用法用量　内服天然冰片 0.3~0.9g;机制冰片 0.15~0.3g。内服入丸、散剂,不宜入煎剂。外用研粉点敷患处。

2. 用药监护　用药中注意观察患者与治疗相关症状或体征(如神志、疮疡肿痛、诸痛症等)的改善情况,观察患者有无新发异常、食欲减退、恶心、呕吐及过敏反应等。

3. 用药告知　严格控制剂量,与其他寒凉药物同用时应注意减量;用药中应顾护脾胃,宜食用熟软易消化食物。

【临床用药警戒】

1. 使用注意　不宜大剂量长期使用;大剂量口服可见胃肠道刺激作用,出现恶心呕吐、腹痛,亦可见中枢神经系统兴奋,出现惊厥、痉挛等;外用注意皮肤过敏反应。

2. 使用禁忌

(1) 病证禁忌:凡外感风寒、内伤生冷、脾胃阳虚、肾阳虚衰者慎用;功擅走窜,有耗气劫液之弊,凡气血亏虚所致晕厥者忌用。

(2) 特殊人群用药禁忌:孕妇慎用;婴幼儿及老年人慎用。

(3) 中西药配伍禁忌:与复方丹参片、冠心苏合丸、苏冰滴丸、硫糖铝等药物合用需减量;慎与镇静药、麻醉药等中枢神经抑制药合用。

(4) 饮食禁忌:服药期间不宜食生冷瓜果或饮酒。

🔍 知识链接

冰片的不良反应

据报道,冰片外用可致皮肤潮红、灼热瘙痒,出现水肿性红斑及散在红色丘疹等过敏反应;口服除可致皮疹外,还可出现头晕、心慌等症。有研究发现,合成冰片的毒性明显高于天然冰片,并且能导致胃部不适。

石 菖 蒲

【品种与品质】

本品来源于天南星科植物石菖蒲的干燥根茎,以条粗、纤维性弱、断面类白色、香气浓者为佳。

【处方用名】

石菖蒲,菖蒲,香菖蒲。

【临床效用】

石菖蒲辛、苦,温,归心、胃经。功效开窍豁痰,醒神益智,化湿开胃。主治痰蒙清窍,神昏癫痫;健忘失眠,耳鸣耳聋,心胸烦闷;湿阻中焦,脘痞不饥,噤口下痢等。又可治疗痈疽、肿毒,跌打损伤等。

临床一般用生品。

【临床药学服务】

1. 用法用量　煎服,3~10g。鲜品加倍。外用适量。

2. 用药监护　用药中注意观察患者与治疗相关症状的改善情况,还应监护肠胃功能、舌苔变化、精神状态。

3. 用药告知　注意顾护脾胃,饮食宜清淡、熟软易消化。

【临床用药警戒】

1. 使用注意　不宜超量使用;如服药后感觉不适,应立即停药观察;从事精细工作者不宜大量、长期服用。

2. 使用禁忌

(1) 病证禁忌:外感风热或温热、实热内炽,阴虚火旺及血虚血热证忌单味服用;阴血不足者禁用;胃溃疡患者禁用;腹胀便秘患者不宜单味药服用。

(2) 特殊人群用药禁忌:老年人、婴幼儿不宜长期服用。

(3) 中西药配伍禁忌:不宜与乙酰胆碱合用,不宜与硫酸亚铁等含铁制剂同用。

(4) 饮食禁忌:传统认为服药期间慎食动物肝脏、鱼、禽、蛋黄等及海带、紫菜、黄豆、菠菜、番茄、橘子等。恶地胆、麻黄。忌羊肉、羊血、饴糖、铁器等。

附药:藏菖蒲

藏菖蒲来源于天南星科植物藏菖蒲的干燥根茎,为藏族习用药材。药性苦、辛,温、燥、锐。功效温胃,消炎止痛。本品用于温补胃阳、消化不良、食物积滞、白喉、炭疽等。煎服3~6g。

苏 合 香

【品种与品质】

本品由金缕梅科植物苏合香树的树干渗出的香树脂,经加工精制而成,为半流动性的浓稠液体,以棕黄色或暗棕色、半透明、质黏稠、用针挑油液呈丝状、香气浓郁者为佳。

【处方用名】

苏合香,苏合油。

【临床效用】

苏合香辛,温,归心、脾经。功效开窍,辟秽,止痛,温通经脉。主治中风痰厥,猝然昏倒,惊痫;杀虫除瘴;胸痹心痛,胸腹冷痛等。

【临床药学服务】

1. 用法用量　内服0.3~1g,宜入丸、散服,不入煎剂。用于温通辟秽、开窍醒神适时服。外用适量,可制成软膏;溶于乙醇涂敷局部可治疗冻疮;与橄榄油混合外涂可治疗烫伤、溃疡、疥癣。

2. 用药监护　内服注意观察患者与治疗相关症状及体征的改善情况,并监测胃肠功能、食欲、二便等;外用注意观察患者的皮肤症状及有无接触过敏反应。

3. 用药告知　苏合香用于寒闭证,用药中应注意病情的变化,如由闭证转为脱证,则非本药所宜。用药中应注意顾护脾胃,宜食用熟软易消化食物。

【临床用药警戒】

1. 使用注意　根据证候轻重选择用量;本品辛香走窜,不宜久服,注意疗程,中病即止。

2. 使用禁忌

(1) 病证禁忌:出血性疾病及凝血功能障碍者忌用;胃炎、胃溃疡、食管炎等患者慎用;本品辛香温燥,有伤津耗液之弊,故烦躁汗多、咳嗽、吐血、滑精等阴血不足者,不宜单味药长期服用。外感风热或温热、实热内炽,阴虚火旺及血虚、血热等证禁用;脱证及热闭证禁用。

（2）特殊人群用药禁忌:孕妇禁用;月经过多者慎用;年老体弱者慎用。

（3）中西药配伍禁忌:慎与强心药同用,合用量宜酌减。

（4）饮食禁忌:忌食辛辣刺激性食物。

蟾　　酥

【品种与品质】

本品来源于蟾蜍科动物中华大蟾蜍或黑眶蟾蜍的干燥分泌物,以色红或紫黑、半透明、断面光亮如胶、有光泽者为佳。

【处方用名】

蟾酥,蟾酥粉,酒蟾酥。

【临床效用】

蟾酥辛,温,有毒,归心经。功效解毒,止痛,开窍醒神。主治痈疽疔疮,瘰疬,咽喉肿痛,牙痛,中暑神昏,痧胀腹痛吐泻等。

生品毒性峻烈,刺激性强;酒制后烈性降低,刺激减少,用于痈疽发背、疔疮、痈毒等。

【临床药学服务】

1. 用法用量　内服 0.015~0.030g,多入丸、散用,不入煎剂;外用适量。窍闭神昏者多随时内服;痈疽疔疮、瘰疬、咽喉肿痛、牙痛者外用研末外敷,或点涂患处,或酒调敷患处。

2. 用药监护　用药中注意观察患者与治疗相关症状及体征的改善情况,还应监测心功能、胃肠功能、精神状态等。

3. 用药告知　内服不可过量或久服,尤其是心血管疾病患者;外用不可入目,不宜大面积涂敷。

【临床用药警戒】

1. 使用注意　本品有毒,内服不可过量或长期服用。

2. 使用禁忌

（1）病证禁忌:体弱血虚、脾胃虚寒、非实证者忌用。

（2）特殊人群用药禁忌:孕妇慎用;儿童忌用;过敏体质者慎用。

（3）中西药配伍禁忌:不宜与地高辛等洋地黄类药物同用;使用强心苷类药物时,不宜同时服用含蟾酥的中成药,如六神丸等;不宜与氟尿嘧啶、^{60}Co 放疗联用;止吐药与蟾酥制剂不宜联用。

（4）饮食禁忌:忌食辛辣刺激性食物,腌渍、烟熏类食品及烈性酒等。

知识链接

剂型对蟾酥毒效转换的影响

研究显示,蟾酥抗癌有效成分多为脂溶性化合物,其中蟾毒灵、华蟾酥毒基、脂蟾毒配基含量较多,活性较强。蟾酥静脉给药后在生物体内分布广泛,静脉注射后容易引起过敏反应,对血管具有刺激性,同时会引起室性期前收缩等心脏不良反应。有研究发现,靶向治疗作用的新剂型蟾酥脂质微球注射液可剂量依赖性地延长小鼠的痛阈时间;体外抑制肿瘤细胞增殖试验显示,其对不同肿瘤细胞具有良好的细胞毒作用,且对正常人外周血单核细胞没有细胞毒作用;具有抑制小鼠 S_{180}、H_{22} 移植性肿瘤生长的作用;在抗癌剂量下还具有镇痛作用。这对改善癌症患者的生存质量具有积极意义。

安 息 香

【品种与品质】

本品来源于安息香科植物白花树的干燥树脂,按其来源分为国产和进口两种,以油性大、夹有黄白色颗粒、味香、无杂质者为佳。

【处方用名】

安息香,息香。

【临床效用】

安息香辛、苦,平,归心、脾经。功效开窍醒神,行气活血,止痛,用于中风痰厥、气郁暴厥、中恶昏迷、心腹疼痛、产后血晕、小儿惊风等。

【临床药学服务】

1. 用法用量　内服 0.6~1.5g,多入丸、散用,不入煎剂。外用适量涂敷。

2. 用药监护　用药期间注意观察患者与治疗相关症状的改善状况及胃肠反应、神志情况等;注意观察有无过敏反应。

3. 用药告知　安息香酊剂蒸汽吸入,浓度过高时可刺激眼、鼻、喉等黏膜,引起疼痛、流泪流涕、咳嗽等,故内吸需严格控制剂量。

【临床用药警戒】

1. 使用注意　本品芳香伤气,不宜久服。

2. 使用禁忌

(1) 病证禁忌:凡气虚少食、阴虚火旺者慎用。

(2) 特殊人群用药禁忌:孕妇禁用;年老体弱者慎长期服用。

(3) 中西药配伍禁忌:与强心苷类药、抗心律失常药同用时用量宜酌减。

(4) 饮食禁忌:忌食辛辣、刺激性食物。

> **知识链接**
>
> 安息香的栽培引种
>
> 目前,在我国云南思茅和广西壮族自治区亦有越南安息香的分布。另外,我国科技工作者,又开发出新的树木品种,亦能生产安息香。例如:安息香科植物白花树(粉背安息香树 *S. hypoglaucaPerk.*、白叶安息香树、滇桂安息香树 *S. subnivea Merr,etChun*),分布于云南、贵州、广西、广东、湖南、福建森林中;安息香科植物青山安息香树(禄春安息香 *S. macrothyrsus,Perk.*),分布于广东、广西、云南等地。从 20 世纪 70 年代初开始试种,获得成功,并进行推广。其树脂所含成分及化学鉴别反应等指标,均符合《中国药典》规定,可代替进口安息香,从而改变了我国安息香完全依赖进口的局面。人工栽培安息香既能保持水土,又能解决木材和药用需要;同时安息香开花量大,还是蜜源植物,具有显著的经济效益、社会效益和生态效益。非常有必要在条件成熟的地区,进一步大力推广人工栽培技术,扩大药源。

学习小结

开窍药辛香走窜,为救急、治标之品,其开窍醒神,用于闭证神昏,只宜暂用,不可久用。因其有效成分易于挥发,故内服多入丸、散剂,除石菖蒲外均不宜入煎剂。

麝香、冰片均能开窍醒神,常配伍应用治疗闭证神昏。但麝香辛散温通、开窍通闭作用强,为醒神回苏之要药,以寒闭为主,适当配伍亦可用于热闭;外敷防过敏,并注意用量,孕妇不宜应用。冰片开窍醒神之力不及麝香,且味苦、性微寒,宜用于治疗热闭神昏,但应注意防止伤及脾胃阳气。苏合香长于温通、辟秽而开窍醒神,多用治寒闭神昏,多在急救中成药中应用。石菖蒲以祛湿浊、开心窍、醒神志为特长,但应防止伤气耗阴。蟾酥善能开窍醒神、辟秽,但有毒性,用量宜慎,不可久用;外用不可入目,不宜大面积涂敷。安息香兼能行气活血、祛痰辟秽,药性平和,寒闭、热闭神昏均可应用,但吸入浓度过高时可刺激眼、鼻、咽喉等黏膜,应予以注意。

(黄晓巍)

复习思考题

1. 根据开窍药的药性特点,阐述其临床使用宜忌。
2. 阐述麝香、冰片、蟾酥的临床特点及用药监护点。

第十九章

补 虚 药

学习目标

1. 知识目标　通过学习补虚药的性效理论,掌握补虚药的临床药学服务基本内容。

2. 能力目标　学生具备开展补虚药药学服务的能力,能够针对具体案例制定补虚药临床药学监护、安全警戒措施及用药告知方案。

3. 思政目标　补虚药在日常养生保健中应用广泛,临床用药应基于中医药思维谨守病机,合理辨证选药。通过对何首乌古今安全性认识的差异,学生应具备批判性思维以及终身学习的意识,坚持守正与创新的统一。

【概念与分类】

凡以补虚扶弱为主要作用,治疗虚证的药物,称为补虚药。补虚药多为植物类药,亦有部分血肉有情之品,大多具有甘味,药性各具寒温。其具体药性和归经特点各类药物虽互有差异,但均善于扶助正气,补益气血阴阳,增强体质。根据其功效及主治证候的不同,一般将其分为补气药、补阳药、补血药、补阴药四大类。

补气药:凡以补气为主要功效,主治气虚证的药物,称为补气药。其性多温或平,味多甘,主归脾、肺经,部分药物又归心、肾经,以补气为主要功效,能补益脏气以纠正脏气的虚衰。补气包括补脾气、补肺气、补心气、补肾气、补元气等,分别主治脾气虚证、肺气虚证、心气虚证、肾气虚证以及元气虚证等。

补阳药:凡以补阳为主要功效,主治阳虚证的药物,称为补阳药。其性多温,味多甘、辛、咸,主归脾、肾经,以补肾阳为主要作用,适用于脾、肾阳虚证,症见脘腹冷痛、腰膝酸软或冷痛、畏寒肢冷、性欲减退或久泻不止、完谷不化、五更泄泻,或小便清长、夜尿频多等。

补血药:凡以补血为主要功效,主治血虚证的药物,称为补血药。其性多温或平,味多甘,主归心、肝经,以补血为主要作用,适用于心肝血虚证,症见面色淡白或萎黄、唇爪苍白、眩晕耳鸣、心悸怔忡、失眠健忘、手足麻木,或妇女月经愆期、量少色淡,甚则闭经等。

补阴药:凡以补阴为主要功效,主治阴虚证的药物,为称补阴药。其性多寒凉,味多甘,主归肺、胃、肝、肾经,以补阴为主要功效,能滋补阴液,生津润燥,兼可清热,适用于阴虚津亏证。补阴具体包括补肺阴、补胃(脾)阴、补肝阴、补肾阴、补心阴等,分别主治肺阴虚证、胃(脾)阴虚证、肝阴虚证、肾阴虚证及心阴虚证等。

【使用宜忌】

1. 用法　补虚药如作汤剂,一般宜适当久煎,使药味尽出。虚证一般病程较长,故补虚药多作丸剂、膏剂、片剂等中成药制剂,便于服用。用药期间应按时休息、避免劳累、保持心情舒畅,饮食宜清淡。夏季天气炎热,应用补气药和补阳药时用量宜减。补气药味甘壅中,碍气助湿,应辅以理气除湿之品;补阳药性多燥热,易助火伤阴,宜适当配伍养阴清热之品;补血药和补阴药多滋腻黏滞,有碍消化,须与行气开胃药同用。

2. 病证禁忌　补虚药乃为虚证而设,无虚证者不宜滥用,以免导致阴阳气血失调,"误补益疾"。对于邪实而正不虚者,误用补虚药有"闭门留寇"之弊。

3. 配伍禁忌　根据具体药物确定。应注意部分药物有"十八反""十九畏"的配伍禁忌。

4. 特殊人群用药禁忌　个别药物孕妇、儿童慎用。部分药物器官移植患者慎用。

5. 饮食禁忌　服用补虚药期间不宜食用肥甘厚味、油炸黏腻、辛辣燥热、寒冷固硬等食物。

第一节　补 气 药

人 参

【品种与品质】

本品来源于五加科植物人参的干燥根和根茎,以切面色淡黄白、点状树脂道多、味微苦及甘者为佳。

【处方用名】

生晒参,红参,白参,野山参,移山参,朝鲜红参,林下参。

【临床效用】

人参甘、微苦,微温,归脾、肺、心、肾经。功效大补元气,复脉固脱,补脾益肺,生津养血,安神益智。主治气虚欲脱,症见气息微弱、汗出不止、脉微欲绝;脾气虚弱,症见倦怠乏力、食少便溏、脏器脱垂、失血;肺气虚弱,症见咳嗽无力、气短喘促、声低懒言、咳痰清稀、自汗脉弱;肾不纳气,症见短气虚喘或喘促日久;肾阳虚衰、肾精亏虚,症见阳痿宫冷;气虚津伤,症见口渴、内热消渴;气血亏虚,久病羸瘦;心神不宁,症见惊悸、失眠多梦、健忘等。

生晒参性较平和,长于补气生津,用于肺虚喘咳、脾虚食少、气津耗伤、津伤口渴、消渴等;红参味甘而厚,其性转温,长于温补,用于气血亏虚的脉微肢冷、气不摄血的崩漏下血,命门火衰的阳痿宫冷以及心力衰竭之心源性休克等;白参功同生晒参而力逊。

【临床药学服务】

1. 用法用量　煎服,3~9g;挽救虚脱15~30g;文火另煎兑服。亦可研末吞服。补益应从小剂量开始,煎汤服用,缓慢增加剂量。慢性病久服可熬膏,或入丸、散。其所含的皂苷对胃黏膜有一定的刺激作用,敏感者不宜空腹服。救急可频服。

2. 用药监护　用于治疗气虚欲脱之证,应注意观察患者与治疗相关的体征及症状,如血压、心率、脉搏、精神状态和神志等的改善情况;用于肺、脾、心、肾气虚者,应注意询问和观察患者食欲、体力、心悸、睡眠、语声、咳喘、汗出等症状的改善情况;用于津伤,应注意询问患者口干渴、饮水量等的情况。此外,还应注意观测患者体温、血压、情绪、腹泻、性功能以及皮肤症状等的情况。

3. 用药告知　人参虽为补虚扶弱之佳品,但必须辨证属于气虚、气血两虚者方可使用。凡身体健康,无虚弱表现者不宜滥用。服用后若出现头痛、心悸、失眠、血压升高、烦躁、鼻腔出血、便秘、食欲减退、恶心、呕吐等症状者及时停药就医。

【临床用药警戒】

1. 使用注意　区分不同炮制品的药效差异而选择使用;根据证候轻重选择药量。本品有助火、滞气、敛邪之弊,为防其助火,可配伍生地黄、麦冬等凉润之品;为防其碍气作胀,可配伍砂仁、陈皮等理气除胀之品。本品宜清晨或上午服,不宜睡前服用,避免因兴奋而影响睡眠。夏季使用注意减量。

2. 使用禁忌

(1)病证禁忌:实证、热证而正气未虚者及阴虚火旺者忌服;体质壮实、面色红润,肝阳上亢,湿浊中阻以及饮食积滞等实证者慎服。高血压、心律失常、失眠及精神病和神经衰弱而未见气虚者慎用;肝胆疾病、肥胖症、急性脑血管病、肺气肿早期、泌尿系统感染急性期、痤疮患者、流感初起、水痘、乳腺癌、更年期综合征、甲亢、自身免疫疾病患者无气虚证不宜使用。

(2)特殊人群用药禁忌:14岁以下儿童不宜服用;孕妇及哺乳期妇女不宜自行使用;运动员慎用;器官移植患者慎用。

(3)中西药配伍禁忌:“十八反”禁忌认为不宜与藜芦配伍;“十九畏”禁忌认为不宜与五灵脂配伍,传统认为不宜与莱菔子同用。不宜与酸性药物(如维生素C、烟酸、谷氨酸)、中枢神经系统药物(如咖啡因、苯巴比妥)、麻醉镇痛类(如可待因、吗啡、哌替啶)、强心苷类(如地高辛、洋地黄类)、降血糖药(如甲苯磺丁脲、格列本脲)、含有金属的盐类药物(如硫酸亚铁等)、降压药(如硝苯地平)、利尿药(如氢氯噻嗪、螺内酯)、阿托品、林可霉素等同用。

(4)饮食禁忌:忌食生冷、黏腻、刺激性食物。传统认为忌食萝卜、绿豆、螃蟹;忌食碱性食物,如葡萄、茶叶、葡萄酒、海带等。

知识链接

滥用人参综合征

据报道,人参或人参制剂长期或大量服用可产生“滥用人参综合征”等不良反应,出现腹泻、皮疹、兴奋、激动、烦躁、失眠、体温升高、血压升高、性欲亢进(或性功能减退)、头痛、眩晕、心悸等不良反应。过大剂量使用,可引起中毒,出现恶心、呕吐、抽搐、神志昏迷、二便失禁、发热、血压升高、双侧瞳孔不等大、呼吸急促、烦躁不安、玫瑰疹、眼底出血、惊厥,甚至死亡,还可出现过敏反应,表现为皮肤散在丘疹、瘙痒难忍、灼热等,严重者可出现全身水肿。亦有低血钾、男子女性型乳房、乳腺痛等不良反应。此外,临床有应用参芪扶正注射液导致低热、人参蛤蚧精口服液导致剥脱性皮炎、人参蜂王浆导致急性肾炎血尿加重的报道。

党　　参

【品种与品质】

本品来源于桔梗科植物党参、素花党参或川党参的干燥根,以质柔润、味甜、嚼之无渣者为佳。

【处方用名】

党参,潞党参,西党参,上党参,台党参,米炒党参。

【临床效用】

党参甘,平,归脾、肺经。功效健脾益肺、养血生津。主治脾气虚弱,症见倦怠乏力、食少便溏;肺气亏虚,症见咳嗽气短、声低懒言;气血不足,症见面色苍白或萎黄、头晕乏力、心悸

笔记栏

气短;气津两伤,气短口渴以及内热消渴。

生品擅长益气生津,多用于脾肺气虚、气血两亏、气津两伤;米炒后具有焦香气,长于补气健脾止泻,多用于脾胃虚弱、便溏或泄泻;蜜炙后以补中益气、润燥养阴见长,多用于中气下陷、气阴两虚等。

【临床药学服务】

1. 用法用量　煎服,9~30g。内服入汤剂,亦可熬膏或入丸、散剂。常规煎煮,宜饭前服。

2. 用药监护　用于脾肺气虚证,应注意观察患者与治疗相关的症状及体征,如食欲、体力、咳喘等的改善情况;用于气血不足和气津两伤证,应注意观察患者面色、头晕、心悸、口渴、饮水量等症状和体征的变化。此外,还应注意询问和观察患者咽部感觉、步态、精神状态、心率、血压等的情况。

3. 用药告知　宜清淡、易消化饮食。

【临床用药警戒】

1. 使用注意　剂量不宜过大;正虚邪实者不宜单独使用;区分不同炮制品的药效差异。

2. 使用禁忌

(1) 病证禁忌:体质壮实、肝阳上亢、气滞血瘀、食积气滞者忌用;外感风热或温热、火热内炽、阴虚火旺等证慎服;高血压、心律失常、失眠及神经衰弱无气虚证者慎用。

(2) 特殊人群用药禁忌:孕妇慎用。

(3) 中西药配伍禁忌:"十八反"禁忌认为不宜与藜芦配伍。不宜与维生素 C、烟酸、谷氨酸、胃酶合剂、可待因、吗啡、哌替啶、苯巴比妥、地高辛、地塞米松等同用。

(4) 饮食禁忌:忌食萝卜、绿豆和强碱性食物,如葡萄、茶叶、葡萄酒、海带等。

知识链接

党参的不良反应

据报道,服用党参偶可引起咽痛、头晕、视物模糊,甚者两腿肌肉抽搐、步态不稳,继而出现精神失常、意识不清、失声失语等不良反应。过量内服会出现胸闷、心律不齐、腹胀、口干、心烦、食欲减退、咽干,甚至血压下降等反应。

西　洋　参

【品种与品质】

本品来源于五加科植物西洋参的干燥根,以表面横纹紧密、气清香、味浓者为佳。

【处方用名】

西洋参,洋参,西洋人参,花旗参。

【临床效用】

西洋参甘、微苦,凉,归心、肺、肾经。功效补气养阴,清热生津。主治气阴两脱,症见神疲乏力、气短息促、汗出热黏、心烦口渴、大便干结、舌燥、脉细数无力;气阴两亏、阴虚火旺,症见短气喘促、咳嗽痰少或痰中带血、心悸心烦、失眠多梦以及纳呆食滞、口渴思饮;气虚津伤,症见口燥咽干、内热消渴。

临床一般用生品。

【临床药学服务】

1. 用法用量　煎服,3~6g。另煎兑服。内服入汤剂,或入丸、散,或制成含片、口服液、胶囊、颗粒等。

2. 用药监护　用于气阴两脱证,应注意观察患者体力、精神状态、气息、大便、口渴、饮水量、脉搏等的变化情况;用于气阴虚衰、阴虚火旺者,应注意观察患者咳嗽、痰色痰量、心悸、睡眠、口干渴等有无改善。此外,临床用药还应尽量避开经期,并注意观察患者是否有头痛、腹痛腹泻、皮肤过敏等情况。

3. 用药告知　不宜自行加大用量。用本品进补应在医师指导下进行并确定剂量。

【临床用药警戒】

1. 使用注意　选用本品保健滋补要考虑体质情况,切忌盲目选用;器官移植患者及自身免疫疾病患者需遵医嘱,不可自行用药。

2. 使用禁忌

(1) 病证禁忌:中阳衰微,胃有寒湿者忌用;红斑狼疮等自身免疫性疾病患者慎用。

(2) 特殊人群用药禁忌:产后不宜服用;儿童慎用。

(3) 中西药配伍禁忌:"十八反"禁忌认为不宜与藜芦配伍。不宜与维生素 C、烟酸、胃酶合剂等酸性强的药物以及可待因、吗啡、哌替啶、苯巴比妥等同用。

(4) 饮食禁忌:忌食萝卜、绿豆及强碱性食物,如葡萄、茶叶、海带等。

🔍 **知识链接**

西洋参的不良反应

西洋参大剂量长期服用可引起头痛、畏寒、体温下降、腹痛腹泻、精神萎靡等;女性可致经期延迟等。亦可引起皮肤瘙痒,出现粟粒样皮疹、荨麻疹、红斑或水疱等。偶可引起过敏性哮喘。

黄　芪

【品种与品质】

本品来源于豆科植物蒙古黄芪或膜荚黄芪的干燥根,以切面色淡黄、粉性足、味甜者为佳。

【处方用名】

黄芪,炒黄芪,蜜炙黄芪,炙黄芪,北芪,黄耆,箭芪,绵芪。

【临床效用】

黄芪甘,微温,归肺、脾经。功效补气升阳,固表止汗,利水消肿,生津养血,行滞通痹,托毒排脓,敛疮生肌。主治脾气虚弱,症见倦怠乏力、食少便溏及中气下陷、久泻脱肛、内脏下垂或气虚水肿、小便不利;肺气虚弱,症见咳嗽无力、气短喘促、咳痰清稀、声低懒言;血虚及气血两虚,症见面色萎黄、神倦脉虚;气虚血滞,症见半身不遂、痹痛麻木;气血亏虚,症见痈疽难溃、久溃不敛;表虚或气虚自汗等。

生品擅长固表止汗、利水消肿、托疮排脓,多用于表虚自汗、气虚水肿、疮疡不溃或久溃不敛;蜜炙后以补中益气见长,多用于气虚乏力、中气下陷、气虚失血、肺虚喘促等。

【临床药学服务】

1. 用法用量　煎服,9~30g。内服入汤剂或熬膏,亦入丸、散剂。常规煎煮。宜饭前服。

2. 用药监护　用于脾肺气虚者,应注意观察患者与治疗相关的症状及体征,如食欲、体力、咳喘、语声、二便、水肿、汗出等的改善情况;用于血虚及气血不足者,应注意观察患者面色、精神状态、心悸、睡眠、经期等的情况;用于半身不遂、痹痛麻木,应注意观察患者肢体功能、肢体感觉等的情况。此外,还应注意观察患者有无胸闷、脘腹胀满、头晕、睡眠障碍、黄疸、血压变化、皮肤异常改变等症状及体征。

3. 用药告知　若用药后出现失眠、黄疸、过敏、胸腹胀满、血压升高等不适,应停药就医。

【临床用药警戒】

1. 使用注意　本品能助湿生热,不可滥用;应用时宜从小剂量开始,缓缓增加,不可骤用大量;自身免疫性疾病及器官移植患者需遵医嘱;区分不同炮制品的药效差异及用药目的而选择药量。

2. 使用禁忌

(1) 病证禁忌:外感风热或温热、实热内炽、阴虚火旺等证慎用;肝气不和、肝旺多怒、表实邪盛、疮疡阳证实证、中满气滞、食积停滞、痰壅气滞之中风忌用。低血糖、自身免疫性疾病、出血性疾病患者慎用;痘疮血分热盛者忌用;甲亢、桥本甲状腺炎患者不伴气虚证者慎用。

(2) 特殊人群用药禁忌:孕妇慎用;器官移植患者慎用。

(3) 中西药配伍禁忌:传统认为不宜与鳖甲、龟甲、白鲜皮、藜芦、五灵脂、防风等同用。不宜与降压药、肝素、华法林、阿司匹林、免疫抑制剂等药合用。

(4) 饮食禁忌:传统认为忌食萝卜、绿豆;不宜与碱性食物(如葡萄、茶叶、葡萄酒、海带芽、海带等)同食。

🔍 知识链接

黄芪的不良反应

据报道,黄芪可引起皮肤瘙痒、红色斑丘疹、使原有咳嗽或水肿加重等过敏反应,重者可出现过敏性休克,亦可见头晕、胸闷、便秘、失眠、潮热、血压上升、肢体水肿、四肢震颤等不良反应。

白 术

【品种与品质】

本品来源于菊科植物白术的干燥根茎,以切面黄白色、香味浓者为佳。

【处方用名】

白术,麸炒白术,土炒白术,于术。

【临床效用】

白术甘、苦,温,归脾、胃经。功效健脾益气,燥湿利水,止汗,安胎。主治脾气虚弱,症见食少倦怠、便溏或泄泻、痰饮、水肿、带下;气虚自汗及脾虚胎动不安。

生品以健脾燥湿、利水消肿为主,多用于痰饮、水肿及风湿痹痛;土炒后补脾止泻力胜,多用于脾虚食少、便溏或泄泻、胎动不安;麸炒后其燥性缓和,健脾、消胀作用增强,多用于脾胃不和之运化失常、食少胀满、倦怠乏力、表虚自汗等。

【临床药学服务】

1. 用法用量　煎服,6～12g。内服入汤剂或熬膏,亦入丸、散剂。宜饭前服。

2. 用药监护　用于脾虚湿盛诸证,应注意观察患者食欲、体力、大便、水肿、汗出、带下等症状与体征的改善情况;用于胎动不安,应注意观察患者下腹坠胀、腹痛、阴道出血等症状和体征的变化。

3. 用药告知　饮食宜清淡、易消化。

【临床用药警戒】

1. 使用注意　本品药性偏燥,长期服用有伤阴耗液之弊,注意顾护津液;区分不同炮制品的药效,有针对性地选择使用。

2. 使用禁忌

(1) 病证禁忌:阴虚内热、津液亏耗者忌用;气滞胀满者慎用。

(2) 特殊人群用药禁忌:妊娠胎动不安属热证者不宜单用。

(3) 中西药配伍禁忌:不宜与降血糖药(甲苯磺丁脲、氯磺丙脲)、抗菌药物(青霉素、链霉素、新霉素、磺胺类、灰黄霉素)以及汞剂、碘剂、砷剂、肾上腺素、利尿药等同用。

(4) 饮食禁忌:传统认为不宜与桃、李、雀肉、芫荽、蒜、青鱼等同用。

山　药

【品种与品质】

本品来源于薯蓣科植物薯蓣的干燥根茎,以粉性足、色白者为佳。

【处方用名】

山药,怀山药,淮山药,炒山药,土炒山药。

【临床效用】

山药甘,平,归脾、肺、肾经。功效补脾养胃、生津益肺、补肾涩精。主治脾虚食少,消瘦乏力,大便溏泄,白带过多;肺虚喘咳;肾虚遗精,带下,尿频;气阴不足之消渴。

生品以补肾益精气、健脾益肺阴为主,补阴之力较强,多用于肾虚遗精、尿频、肺虚咳喘、阴虚消渴等;土炒后以补脾止泻为主,多用于脾虚久泻;麸炒后以补脾健胃为主,多用于脾虚食少、便溏泄泻、白带过多等。

【临床药学服务】

1. 用法用量　煎服,15～30g,内服入汤剂,或研末吞服,亦入丸、散剂。常规煎煮,宜饭前服。外用适量。

2. 用药监护　应注意观察患者与治疗相关的症状及体征改变,如食欲、体力、喘咳、二便、口渴、饮水量、血糖、脘腹胀满等有无改善。注意观察皮肤异常改变或不适症状等的情况。

3. 用药告知　本品药性平和,为药、食两用之品。若出现皮肤红肿瘙痒,应立即停用。

【临床用药警戒】

1. 使用注意　外用可致皮肤过敏。区分不同炮制品的药效,恰当地选用。

2. 使用禁忌

(1) 病证禁忌:湿盛中满或有积滞者忌用。低血糖患者不宜大量长期服用;肾炎患者忌用;有该药过敏史者禁用。

(2) 中西药配伍禁忌:传统认为不宜与大戟、甘遂、海螵蛸、龙骨、牡蛎、瓦楞子等同用。不宜与维生素 C、烟酸、谷氨酸、胃酶合剂等同用;慎与降血糖药同用。

（3）饮食禁忌：传统认为不宜与面同食。

🔍 **知识链接**

山药的不良反应

山药含有黏多糖、皂角素等成分，少数人接触会引起过敏而皮肤发痒，处理山药时应避免直接接触。山药内服偶尔出现荨麻疹、片状疱疹、瘙痒以及咽喉痒、胸闷发热等不良反应；外敷亦可见皮肤瘙痒、心烦不安。

甘 草

【品种与品质】

本品来源于豆科植物甘草、胀果甘草或光果甘草的干燥根及根茎，呈长圆柱形，以皮细而紧、外皮色红棕、质坚实、断面黄白色、粉性足、味甜者为佳。

【处方用名】

甘草、炙甘草、蜜甘草、粉甘草、国老。

【临床效用】

甘草甘，平，归心、肺、脾、胃经。功效补脾益气，祛痰止咳，缓急止痛，清热解毒，调和诸药。主治脾胃虚弱之体倦乏力、食少便溏；心气不足之心动悸、脉结代；咳喘痰多或无痰；脘腹、四肢挛急疼痛；痈肿疮毒，咽喉肿痛。此外，还可缓解药物毒性、烈性。

生品味甘偏凉，长于清热解毒、祛痰止咳，多用于痰热咳嗽、咽喉肿痛、痈疽疮毒、食物中毒、药物中毒等；炙用味甘偏温，以补脾和胃、益气复脉力胜，多用于脾胃虚弱之倦怠乏力、心气不足、心悸怔忡、脉结代、脘腹疼痛、筋脉挛急等。

【临床药学服务】

1. 用法用量　煎服，2~10g。内服，煎汤服或制成中成药制剂服用。常规煎煮。

2. 用药监护　用于心脾气虚者，应注意观察患者食欲、体力、心悸、睡眠、大便、心电图等的情况；用于咳喘，应注意观察患者咳喘症状和程度、痰量等的情况；用于脘腹、四肢疼痛，应注意患者观察腹部感觉、肢体疼痛的改善情况；用于痈疮，应注意观察患者皮肤肿痛、破溃等的情况。此外，还应注意观察患者有无水肿以及神经系统症状，如头痛、头晕、四肢无力麻木等的情况，注意监测血压、电解质变化。

3. 用药告知　宜低盐饮食；不宜长期、大剂量服用。

【临床用药警戒】

1. 使用注意　用药期间出现水肿、高血压等不良反应，应立即减少用量或递减停用；若出现低钾血症，应对症治疗，可给予口服补钾治疗；区分不同炮制品的药效，有针对性地选择使用。

2. 使用禁忌

（1）病证禁忌：本品有助湿壅气之弊，令人中满，对于湿盛而胸腹胀满及呕吐者忌用。水肿、肾病、高血压、低血钾、充血性心力衰竭、阳痿、急性肾炎等无明显气虚证的患者忌服。

（2）特殊人群用药禁忌：孕妇、老年人、婴幼儿不宜长期或大量服用。

（3）中西药配伍禁忌："十八反"禁忌认为不宜与海藻、京大戟、芫花、甘遂同用；传统认为不宜与远志、鹿茸同用。不宜与含多元环的生物碱类药（如奎宁、阿托品、盐酸麻黄碱、小蘖碱、利血平)、排钾利尿药(如氢氯噻嗪、呋塞米)、肾上腺皮质激素类药(如泼尼松龙)、含金属离子的药物(如碳酸氢钠、硫酸亚铁)、非甾体抗炎药(如阿司匹林、水杨酸钠)、通过肝脏代谢的药物(如安替比林)、抗菌药(如四环素、氯霉素、红霉素)、强心苷、降血糖药物、水合氯醛、毒扁豆碱等同用。

(4)饮食禁忌:忌食猪肉、菘菜、海带等,不宜与河豚同用。

🔍 知识链接

甘草的不良反应

据报道,甘草含甘草酸、甘草皂苷等成分,化学结构与醛固酮类似,长期较大剂量服用可引起假性醛固酮增多症,出现水肿、血压升高、血钾降低等不良反应;亦可引起四肢无力、痉挛麻木、头晕头痛等神经系统表现。本品有性激素样作用,可致女性乳房肿大或泌乳,男子阳痿,睾丸、阴茎萎缩。甘草亦可引起恶心、呕吐、腹泻等胃肠道反应;可导致荨麻疹型药疹,哮喘等过敏反应;长期、大量应用亦可引起内分泌紊乱等。

第二节 补 阳 药

鹿 茸

【品种与品质】

本品来源于鹿科动物梅花鹿或马鹿的雄鹿未骨化密生茸毛的幼角,前者习称"花鹿茸",后者习称"马鹿茸",以质嫩、油润者为佳。

【处方用名】

鹿茸,鹿茸血片,鹿茸粉,鹿茸片,花鹿茸,马鹿茸。

【临床效用】

鹿茸甘、咸,温,归肾、肝经。功效壮肾阳,益精血,强筋骨,调冲任,托疮毒。主治肾阳不足,精血亏虚,阳痿滑精,宫冷不孕,畏寒肢冷,神疲羸瘦;肾虚腰脊冷痛,筋骨痿软,小儿五迟五软;肝肾亏虚,冲任虚寒,带脉不固,崩漏不止,带下量多清稀;阴疽疮肿,内陷不起或疮疡久溃不敛,脓水清稀者。

鹿茸温补力强,多用于肝肾不足之阳痿滑精、宫冷不孕和筋骨痿软重症,又能固冲任,摄带脉,温补托疮,还常用于冲任虚寒之崩漏带下、阴疽久溃不敛等;鹿角可作为鹿茸替代品,但温补力弱,生用偏于行血散瘀消肿,用于疮疡肿痛,熟用偏于温补肾阳,用于肾阳亏虚之阳痿、腰膝酸软;鹿角胶味甘黏腻,温补力次之,但长于止血,临床多用于虚寒性出血、虚劳羸弱、阴疽内陷等;鹿角霜温补力弱,但不滋腻,性偏收敛,多用于崩漏、便溏等肾阳不足轻证及兼脾胃虚寒者。

【临床药学服务】

1. 用法用量 1~2g,研末冲服。从小剂量开始服起,逐渐加至常量。缓解疲劳宜用小剂量;肾阳虚衰较重者可用稍大剂量。研末冲服,或入丸、散;亦可浸酒服用。鹿角胶宜烊化兑服。用于补肾阳、益精血宜饭前服。

2. 用药监护 用于阳痿滑精,宫冷不孕,应注意观察患者的性功能变化,适时进行精液分析、卵泡监测;用于崩漏带下,注意观察患者阴道出血、白带的变化;用于肾虚骨弱,注意询问或观察患者体力和肢体功能的情况。此外,还应注意观察患者胃肠道症状、月经周期、皮肤症状、心悸、饮水量、舌象、脉象等的情况。

3. 用药告知　服用本品宜从小剂量开始,缓缓加量,不可骤用大量;用药中顾护脾胃,宜食用熟软易消化食物;不宜自行用药。

【临床用药警戒】

1. 使用注意　根据证候轻重选择药量;与其他温热药或食物同用时,注意减量;宜从小剂量开始服用,严密观察,缓缓增加至常量,切不可骤用大量,以免阳升风动,导致头晕、目赤、晕厥,或助火动血,导致吐衄出血。

2. 使用禁忌

(1) 病证禁忌:本品药性温热,外感热病、诸实热证、阴虚有热、阴虚阳亢、痰火内盛及血热出血者皆忌服。

(2) 特殊人群用药禁忌:孕妇慎服;儿童忌用;运动员禁用。

(3) 中西药配伍禁忌:鹿茸不宜与降血糖药(胰岛素、甲苯磺丁脲、格列本脲、苯乙双胍等)合用。

(4) 饮食禁忌:忌食生冷、黏腻、辛辣刺激性大的食物。

知识链接

鹿茸的不良反应

据报道,服用鹿茸后偶有上腹部疼痛不适、恶心、呕吐,甚至消化道出血等不良反应,个别患者可出现皮肤潮红、瘙痒、月经周期延长、一过性心动过速。另有报道,鹿茸可导致儿童性早熟。常见的含鹿茸的中成药有强肾颗粒、心宝丸、龟龄集、健脑补肾丸、益血生胶囊、益气养血口服液、血宝胶囊、参茸固本片、定坤丹、安坤赞育丸、参茸白凤丸、养血调经膏、鹿胎胶囊、调经促孕丸、参茸保胎丸等。

肉 苁 蓉

【品种与品质】

本品来源于列当科植物肉苁蓉或管花肉苁蓉的干燥带鳞叶的肉质茎,以条粗壮、密被鳞片、色棕褐、质柔润者为佳。

【处方用名】

肉苁蓉,淡苁蓉,甜苁蓉,咸苁蓉,盐大芸,大芸,淡大芸,酒苁蓉。

【临床效用】

肉苁蓉甘、咸,温,归肾、大肠经。功效补肾阳,益精血,润肠通便。主治肾阳不足,精血亏虚,阳痿不育,宫寒不孕,腰膝酸软,筋骨无力,肠燥便秘。

生品长于补肾止浊、润肠通便,多用于肾气不足之肠燥便秘、尿浊;酒苁蓉补肾助阳功效增强,适用于肾阳亏虚之阳痿、不孕、腰膝酸痛;盐苁蓉既能补肾阳、益精血,又能润肠通便,多用于肾阳虚衰的阳痿遗精、宫寒不孕、腰膝酸软及肠燥便秘;淡苁蓉在漂洗过程中水溶性成分部分流失,药效有所下降。

【临床药学服务】

1. 用法用量　煎服,6~10g。多入汤剂,常规煎煮。或入丸、散,亦可浸酒服用。补肾通便宜饭前服用。

2. 用药监护　用于阳痿遗精、不育不孕等应注意观察患者的性功能变化,监测精液质量、卵泡的发育情况;用于夜尿频多、肠燥便秘应注意观察患者二便的变化。此外,还应注意观察患者饮水量等的情况。

3. 用药告知　用药中顾护脾胃,宜食用熟软易消化食物。

【临床用药警戒】

1. 使用注意　区分生品与制品的药效差异;根据证候轻重选择药量;与其他温热药合用,注意减量;肉苁蓉用量过大有助火及滑肠之虑。

2. 使用禁忌

(1) 病证禁忌:阴虚火旺、大便溏泄者忌服;实热便秘者不宜用。

(2) 特殊人群用药禁忌:孕妇慎用。

(3) 饮食禁忌:忌食生冷、黏腻、辛辣刺激性食物。

续　　断

【品种与品质】

本品来源于川续断科植物川续断的干燥根,以条粗、质软、内呈黑绿色者为佳。

【处方用名】

续断,川续断,川断,炒川断,炒续断,酒续断,盐续断。

【临床效用】

续断苦、辛,微温,归肝、肾经。功效补肝肾,强筋骨,续折伤,止崩漏。主治肝肾不足,筋骨不健,腰膝酸软;风湿痹痛而见肝肾亏虚者;跌仆损伤,筋伤骨折;肝肾不足,崩漏下血、月经过多,胎动不安、胎漏下血。

生品长于强壮筋骨,多用于肝肾亏虚,腰膝疼痛、四肢筋挛疼痛及下肢无力;酒炙长于行血脉、强筋骨,多用于风湿痹痛、跌打损伤;盐炙补肾力强,多用于肝肾亏虚、腰膝酸软等。

【临床药学服务】

1. 用法用量　煎服,9~15g。多入汤剂,常规煎煮,亦入丸、散剂。用于祛风湿,可浸酒服。用于补肝肾、强筋骨宜饭前服。外用适量,捣敷。

2. 用药监护　用于风湿痹证、跌打损伤,应注意观察患者肢体功能的变化;用于崩漏下血、胎动不安,应注意观察患者阴道出血的情况,并监测胎儿的变化情况。此外,还应注意观察患者的体温、食欲、二便情况及有无皮肤过敏等。

3. 用药告知　对乙醇过敏者,不可浸酒服用;用药中顾护脾胃,饮食宜熟软易消化。

【临床用药警戒】

1. 使用注意　区分生品与制品的药效差异;根据证候轻重选择药量。与其他温热药合用,注意减量;用量过大有助火伤阴之虑。

2. 使用禁忌

(1) 病证禁忌:阴虚火旺者忌用;风湿热痹者慎用。

(2) 特殊人群用药禁忌:月经期妇女及孕妇需在医师指导下用药。

(3) 中西药配伍禁忌:传统认为恶雷丸。续断不宜与环磷酰胺、催产素合用。

(4) 饮食禁忌:忌食生冷、油腻、辛辣刺激性食物。

🔍 知识链接

续断的不良反应

据报道,续断内服偶见过敏反应,表现为皮肤出现红色斑丘疹,奇痒难忍,伴有局部灼热感。常见的含续断的中成药有祛风止痛片、舒筋丸、天和追风膏、舒筋活络酒、尪痹颗粒、腰痛片、龟鹿补肾丸、全鹿丸、参茸卫生丸、阳和解凝膏等。

补 骨 脂

【品种与品质】

本品来源于豆科植物补骨脂的干燥成熟果实,以粒大、色黑、饱满、坚实、无杂质者为佳。

【处方用名】

补骨脂,破故纸,黑故子,盐补骨脂,盐骨脂。

【临床效用】

补骨脂辛、苦,温,归肾、脾经。功效温肾壮阳、纳气平喘、温脾止泻,外用消风祛斑。主治肾阳不足,阳痿不育,腰膝冷痛;肾虚不固,遗精滑精,遗尿尿频;脾肾阳虚之五更泄泻;肾阳亏虚、肾不纳气之虚喘。又可外用治疗白癜风、斑秃、银屑病等。

生品辛热而燥,长于温肾壮阳、温脾止泻,多用于脾肾阳虚之五更泄泻,外用治白癜风、斑秃;盐炙后辛燥之性缓和,并可引药入肾,增强补肾纳气作用,主治虚寒喘咳、阳痿遗精等;酒炙品燥烈之性缓和,有通行血脉倾向,多用于肾虚腰痛。

【临床药学服务】

1. 用法用量　煎服,6~10g。入汤剂宜久煎,或入丸、散剂。用于脾肾阳虚诸证宜饭前服用。外用适量。外用取生品制成20%~30%的酊剂,涂患处治疗白癜风,涂抹处适当增加日晒。

2. 用药监护　用于五更泄泻,应注意观察患者大便、饮水量等情况;用于虚喘,应注意观察患者咳嗽、喘促和呼吸的情况;用于阳痿、遗精,应注意观察患者性功能的情况。定期监测肝、肾功能。外用应注意观察患者皮肤色泽等的变化。

3. 用药告知　不可久服,中病即止;对乙醇过敏者,不可酒浸用;出现过敏反应及时停药;用药中注意顾护脾胃,宜食用熟软易消化食物。

【临床用药警戒】

1. 使用注意　区分生品与制品的药效差异,根据证候轻重选择药量。与其他温热药合用,注意减量。补骨脂内服用量过大有助火伤阴之虑。外用治疗白癜风,在局部用药后应照射日光5~10分钟,弱光可照20分钟后洗去药液,以防起疱。

2. 使用禁忌

(1) 病证禁忌:阴虚火旺及诸实热证忌用;内热口渴、梦遗、尿血、大便燥结、湿热成痿而筋骨无力者皆不宜服用。

(2) 特殊人群用药禁忌:孕妇慎服;肝、肾功能不全者慎用。

(3) 中西药配伍禁忌:恶甘草。补骨脂不宜与含金属离子的西药(如复方氢氧化铝、鼠李铋镁片、氢氧化铝凝胶等)合用。

(4) 饮食禁忌:忌食生冷、黏腻、辛辣刺激性食物;传统认为忌芸苔及诸血。

知识链接

补骨脂及其相关制剂的不良反应

据报道,补骨脂及其口服制剂的不良反应主要累及消化系统,临床表现为恶心、厌油、食欲缺乏、乏力、转氨酶升高、胆红素升高、皮肤及巩膜黄染、陶土样便等,提示可能存在药物性肝损伤。补骨脂所含的补骨脂素、异构补骨脂素等呋喃香豆素类物质,能增强皮肤对紫外线的敏感性,部分患者可出现光敏性皮炎。动物实验显示,大剂量补骨脂素具有一定的毒副作用,主要有食欲减退、贫血、白细胞减少及中毒性肝损害;加紫外线照射可引起小鼠轻微的肝脏、生殖、肾上腺皮质脂肪样变,睾丸萎缩,体重减轻。临床应用时应注意剂量,定期监测肝、肾功能,出现不良反应,及时停药就医。常见的含补骨脂的中成药有强身片、荷丹片、冯了性风湿跌打药酒、健步强身丸、固本咳喘片、温胃舒胶囊、青娥丸、腰痛片、四神丸、肠胃宁片、肾宝合剂等。

菟　丝　子

【品种与品质】

本品来源于旋花科植物南方菟丝子或菟丝子的干燥成熟种子,以色灰黄、粒饱满、质坚实者为佳。

【处方用名】

菟丝子,炒菟丝子,盐菟丝子。

【临床效用】

菟丝子辛、甘、平,归肝、肾、脾经。功效补益肝肾,固精缩尿,安胎,明目,止泻,外用消斑祛风。主治肝肾不足,下元不固,腰膝酸软、阳痿遗精、遗尿尿频;肾虚胎漏,胎动不安;肝肾亏虚,目暗不明;脾肾阳虚之泄泻。此外,本品外用可治疗白癜风、面部色斑。

生品长于养肝明目,多用于肝肾亏虚,目暗不明;盐炙可平补肝肾,并能增强补肾固涩作用,多用于阳痿早泄、遗精滑精、胎元不固等;炒菟丝子功用类似于生品,但可提高有效成分的煎出率。

【临床药学服务】

1. 用法用量　煎服,6~12g。入汤剂常规煎煮;或入丸、散剂,亦可泡酒服用。补肝肾宜饭前服用。外用适量。治疗白癜风、面部色斑,以煎液或水浸液外用涂搽患处。

2. 用药监护　菟丝子用于阳痿遗精、尿频遗尿、泄泻等要注意观察患者二便、性功能的情况;用于安胎要注意观察孕妇腰酸、腹痛、阴道出血等的情况。此外,还要注意观察患者食欲、饮水量的情况,检测血糖变化。

3. 用药告知　对乙醇过敏者,不可服用酒浸剂;用药中顾护脾胃,宜食用熟软易消化食物。

【临床用药警戒】

1. 使用注意　区分生品与制品的药效差异;根据证候轻重选择药量。

2. 使用禁忌

(1)病证禁忌:本品平补之中偏于补阳,凡阴虚火旺、大便燥结、小便短赤者忌用;阳强者禁用。

(2)特殊人群用药禁忌:孕妇无肾虚者慎服。

（3）饮食禁忌:忌食生冷、致泻的食物。传统认为恶蘘菌。

骨 碎 补

【品种与品质】

本品来源于水龙骨科植物槲蕨的干燥根茎,以粗壮扁平、色棕者为佳。

【处方用名】

骨碎补,猴姜,申姜,毛姜,炒骨碎补,烫骨碎补,盐骨碎补,酒骨碎补。

【临床效用】

骨碎补苦,温,归肝、肾经。功效疗伤止痛,补肾强骨,外用消斑祛风。主治肾虚腰痛,筋骨痿软,耳鸣耳聋,牙齿松动,久泻;跌仆损伤,筋骨折伤。外用治疗白癜风、斑秃等。

生品较少内服,多外用治疗白癜风、斑秃;炒后苦燥之性减缓,可活血疗伤,用于瘀滞肿痛;砂烫后质地酥脆,易煎出有效成分,增强温补作用;酒制品长于疗伤接骨止痛,用于跌仆损伤、筋骨折伤;盐制品补肾健骨之力增强,用于肾虚骨弱。

【临床药学服务】

1. 用法用量　煎服,3~9g。内服入汤剂,常规煎煮;亦可浸酒或入丸、散剂。治疗肾虚久泻及五更泄泻宜临睡前温服。外用适量。治疗白癜风、斑秃宜研末外用调敷或鲜品捣敷,或作酒浸剂外搽。

2. 用药监护　用于骨折筋伤或肾虚骨弱,应注意观察患者的肢体活动情况;用于耳鸣、耳聋应观察患者听力的改善情况;用于肾虚牙痛应观察口腔症状的变化。此外,还应注意观察有无皮疹、口干、心悸、胸闷及神志变化,定期监测血常规、尿常规、凝血功能。

3. 用药告知　对乙醇过敏者,不宜用酒浸剂外搽或服用酒剂;用药中顾护脾胃,宜食用熟软易消化食物。

【临床用药警戒】

1. 使用注意　区分生品与制品的药效差异;根据证候轻重选择药量;与其他温热药合用时注意减量;内服时间过长或用量过大有助火伤津之虑。

2. 使用禁忌

（1）病证禁忌:阴虚火旺、实证牙痛、虚阳上攻之耳鸣及血虚风燥者忌用;又因其活血,故无血瘀者亦当慎用。

（2）特殊人群用药禁忌:孕妇、月经期妇女慎用。

（3）饮食禁忌:不宜食肥甘油腻及生冷、辛辣刺激性食物。传统认为忌羊肉、羊血、芸薹菜。

知识链接

骨碎补的不良反应

临床有骨碎补煎服100g治疗腰腿痛可引起中毒的报道,出现口干、多语、恐惧感、心悸、胸闷,继而出现神志恍惚、语言错乱等精神失常现象。本品的皮肤损伤表现为皮疹、瘙痒;严重的不良反应有过敏性休克、喉头水肿和呼吸困难等。常见的含骨碎补的中成药有补肾固齿丸、再造丸、大活络丸、活络丸、祛风舒筋丸、伤湿止痛膏、尪痹颗粒、大七厘散、接骨七厘片、跌打丸、舒筋定痛酒、抗骨增生胶囊等。

冬 虫 夏 草

【品种与品质】

本品来源于麦角菌科真菌冬虫夏草菌寄生在蝙蝠蛾科昆虫幼虫上的子座和幼虫尸体的干燥复合体,以虫体完整、肥壮、坚实、色黄、子座短者为佳。

【处方用名】

冬虫夏草,冬虫草,虫草。

【临床效用】

冬虫夏草甘,平,归肺、肾经。功效补肾益肺,止血化痰。主治肾阳不足,肾精亏虚,阳痿遗精,腰膝酸痛;肺肾两虚、肾不纳气之久咳虚喘、劳嗽痰血。此外,还可用于病后体虚不复或自汗畏寒者。

【临床药学服务】

1. 用法用量 煎服或炖服,3~9g。内服宜另炖;多入丸、散剂;亦可装入胶囊服用。补肾宜饭前服,治疗咳喘宜饭后服。

2. 用药监护 用于阳痿遗精,应注意观察患者性功能等的改善情况;用于咳喘,注意观察患者咳嗽、喘促、呼吸、痰液等的情况。此外,还应注意观察患者的食欲、二便情况及有无过敏反应,检测血常规、肝肾功能变化。

3. 用药告知 用药中顾护脾胃,宜食用熟软易消化食物。

【临床用药警戒】

1. 使用注意 根据证候轻重选择药量;注意有无过敏反应;不宜长期、大剂量服用。

2. 使用禁忌

(1)病证禁忌:有表邪者慎用;因偏于补阳,阴虚火旺者慎用。

(2)特殊人群用药禁忌:孕妇慎用;儿童慎用。

(3)饮食禁忌:忌食生冷、黏腻、辛辣刺激性食物。

知识链接

虫草品种真伪及不良反应

虫草种类繁多,常见的有冬虫夏草、亚香棒虫草、凉山虫草、新疆虫草等。而冬虫夏草只有一种,特指冬虫夏草菌寄生于蝙蝠蛾幼虫感染后形成的虫菌结合体。有些虫草对人不仅无益反而有害,如亚香棒虫草有毒。临床应区别品种真伪,正确使用。有报道冬虫夏草内服,使用不当可导致便秘、腹胀等消化系统不良反应,甚或慢性肾功能不全恶化、心包炎等。长期服用可见月经紊乱等症状。

紫 河 车

【品种与品质】

本品来源于健康人的干燥胎盘,以胎盘完整、色黄、洁净、内无残血者为佳。

【处方用名】

紫河车,紫河车粉,胎盘粉。

【临床效用】

紫河车甘、咸,温,归肺、肝、肾经。功效温肾补精,益气养血。主治肾阳不足,精血亏虚,

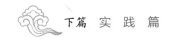

阳痿遗精,宫冷不孕,腰膝酸软,头晕耳鸣;肺肾两虚,久咳虚喘,骨蒸劳嗽;气血亏虚,产后乳少,面色萎黄,食少气短。

酒制后功用同生品,但可去腥气,减少恶心、呕吐等胃肠道不适反应。

【临床药学服务】

1. 用法用量 内服,2~3g。重症用量加倍。一般不入煎剂,内服研末装胶囊吞服,也可入丸、散剂。如用鲜品,每次半个至一个,水煮分食。宜饭前服用。

2. 用药监护 紫河车用药过程中,应注意观察患者体力、消化功能及舌象等的变化。注意有无过敏反应。

3. 用药告知 用药中顾护脾胃,宜食用熟软易消化食物。

【临床用药警戒】

1. 使用注意 根据证候轻重选择药量;与其他温热药合用,注意减量;注意气味腥臊可引起不适。

2. 使用禁忌

(1) 病证禁忌:阴虚火旺、胃气虚弱者不宜单独应用。

(2) 特殊人群用药禁忌:孕妇慎用;儿童不宜服用;运动员禁用。

(3) 饮食禁忌:忌食生冷、黏腻、辛辣刺激性食物。

仙　茅

【品种与品质】

本品来源于石蒜科植物仙茅的干燥根茎,以身干、条粗长、质坚、外色灰黑者为佳。

【处方用名】

仙茅,制仙茅。

【临床效用】

仙茅辛,热,有毒,归肾、肝、脾经。功效补肾阳,强筋骨,祛寒湿。主治肾阳不足、命门火衰之阳痿精冷、遗尿尿频;脾肾阳虚之脘腹冷痛、食少腹泻便溏;肾阳不足、寒湿内侵之腰膝冷痛、筋骨痿软。

生仙茅以散寒祛湿为主,多用于寒湿痹痛之腰膝冷痛,又有消散痈肿的功能,用于痈疽肿痛、毒蛇咬伤;制仙茅可降低毒性,增强补肾阳、强筋骨、祛寒湿作用,常用于治疗阳痿精冷、尿频遗尿。

【临床药学服务】

1. 用法用量 煎服,3~10g。入汤剂常规煎煮,亦可浸酒或入丸、散。用于补肾助阳宜饭前服。外用适量。

2. 用药监护 用于脾肾阳虚证,应注意观察患者性功能、口干渴、饮水量、二便和精液质量等的情况;用于祛寒湿,应注意观察患者关节疼痛、肢体功能的情况。此外,还应注意观察患者心悸、精神状态的情况,监测心电图改变。

3. 用药告知 本品辛热有毒,不宜长期服用;用药中注意顾护脾胃,宜食用熟软易消化食物;乙醇过敏者不可浸酒服。

【临床用药警戒】

1. 使用注意 本品有毒,不宜久服。区别生、制品药效差异;根据证候轻重确定药量。与其他温热药同用时注意减量。

2. 使用禁忌

(1) 病证禁忌:阴虚火旺者忌服;阴虚发热、咳嗽、吐血、衄血、血淋、遗精白浊、梦交,肾虚之虚火上炎、口干咽痛,血虚之偏枯痿痹,胃家邪热,胃家虚火之嘈杂易饥及真热假寒证等皆忌用。

（2）特殊人群用药禁忌:孕妇忌服;儿童及肝、肾功能不全者忌用。

（3）饮食禁忌:忌食辛辣燥热食物。传统认为勿犯铁器及牛乳。

📖 知识链接

仙茅的不良反应及影响因素

据报道,仙茅服用过量会引起全身冷汗、四肢厥逆、麻木、舌肿胀、烦躁,继而昏迷等毒性反应。仙茅的心血管系统不良反应,可表现为心悸、心肌受损、心律失常、心电图改变等。有研究显示,生品仙茅和酒炙品仙茅的最大耐受量分别是生药 208.8g/kg 和生药 245.7g/kg,急性毒性实验未出现动物死亡,而长期毒性实验发现仙茅可引起动物心脏和胸腺指数的改变,且血液生化指标也有一定的变化,故推测仙茅的毒性反应可能主要表现为蓄积毒性,从而引起脏器的生理病理改变。仙茅的化学成分比较复杂,其中主要的毒性物质可能为仙茅苷及其所含黄酮类成分。仙茅导致的不良反应常与大剂量、超疗程用药有关。

阳 起 石

【品种与品质】

本品来源于硅酸盐类矿物阳起石或阳起石石棉的矿石,以色淡绿、有光泽、质柔软者为佳。

【处方用名】

阳起石,煅阳起石,酒阳起石。

【临床效用】

阳起石咸,温,归肾经。功效温肾壮阳。主治肾阳亏虚,男子阳痿遗精,女子宫冷不孕、崩中漏下,腰膝冷痛。

本品临床宜煅用。煅后质地酥脆,易于粉碎,便于煎出有效成分,功能补肾壮阳,长于治疗下焦虚寒、腰膝酸软、阳痿遗精;酒制后可进一步使其质地酥脆,利于加工成细粉,并可加强壮阳作用。

【临床药学服务】

1. 用法用量　煎服,3~6g。多做汤剂,或入丸、散。打碎久煎。加强补肾之功宜饭前服。外用适量。

2. 用药监护　阳起石内服应注意观察患者性欲、体力、食欲、二便等的情况。外用本品,应注意观察其对皮肤、黏膜的刺激情况。

3. 用药告知　用药中顾护脾胃,宜食用熟软易消化食物。

【临床用药警戒】

1. 使用注意　根据证候轻重选择药量;与其他温热药同用时注意减量;注意疗程,不宜久用。

2. 使用禁忌

（1）病证禁忌:阴虚火旺者忌服。阳痿、崩中、带下属火盛者忌用。

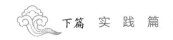

（2）特殊人群用药禁忌:孕妇忌服。

（3）中西药配伍禁忌:传统认为畏菟丝子;恶泽泻、菌桂、雷丸、石葵、蛇蜕。

（4）饮食禁忌:慎食生冷之品。传统认为忌羊血。

哈 蟆 油

【品种与品质】

本品来源于蛙科动物中国林蛙雌蛙的输卵管,经采制干燥而得,以色黄白、有光泽、片大肥厚、表面无皮膜者为佳。

【处方用名】

蛤蟆油,哈蚂油,田鸡油,蛤士蟆油。

【临床效用】

哈蟆油甘、咸,平,归肺、肾经。功效补肾益精,养阴润肺。主治病后、产后伤血耗气,虚弱羸瘦,心悸失眠,体虚盗汗;肺肾阴伤,劳嗽咯血。

临床一般用生品。

【临床药学服务】

1. 用法用量　煎服,5~15g。用水浸泡,炖服,或作丸剂服。蒸食、炖食或常规煎煮。适宜饭前服,以加强补益下焦之功。

2. 用药监护　用药过程中应注意观察患者食欲、性欲、体力、尿量等的情况。老年妇女应用时应注意有无阴道出血、乳房结节等。

3. 用药告知　用药中顾护脾胃,宜食用熟软易消化食物。

【临床用药警戒】

1. 使用注意　根据证候轻重选择药量;不宜长期、大剂量服用。

2. 使用禁忌

（1）病证禁忌:外感初起、痰湿咳嗽及便溏者忌用;对本品过敏者禁用;过敏体质者慎用。

（2）特殊人群用药禁忌:孕妇、儿童、老年妇女慎用;育龄期妇女不宜长期、大量服用;运动员禁用。

（3）饮食禁忌:不宜食生冷、油腻食物。

第三节 补 血 药

当 归

【品种与品质】

本品来源于伞形科植物当归的干燥根,以质柔、切面黄白色、气香浓郁者为佳。

【处方用名】

当归,秦当归,酒当归,全云归,西当归。

【临床效用】

当归甘、辛,温,归肝、心、脾经。功效补血活血,调经止痛,润肠通便。主治心肝血虚之面色萎黄、眩晕心悸;血虚、血瘀之月经不调、经闭痛经;血虚、血瘀、寒凝所致的虚寒腹痛、风湿痹痛、跌仆损伤、痈疽疮疡;年老体弱、妇女产后血虚津枯之肠燥便秘。

生品质润,长于补血调经,润肠通便,多用于血虚便秘、血虚体亏、痈疽疮疡等;酒当归功擅活血调经、祛瘀止痛,用于血瘀之经闭痛经、风湿痹痛、跌打损伤、瘀血肿痛。当归炭活血止血。

当归可分为头、身、尾三个部位,既可分别入药(当归头、当归身、当归尾),又可合而用之(全当归)。

【临床药学服务】

1. 用法用量 煎服,6~12g。亦可入丸、散剂服用。常规煎煮,适宜饭前服用。

2. 用药监护 用于血虚、血瘀诸证,应注意观察患者唇面色泽、眩晕、心悸、疼痛、月经量、皮肤等症状和体征的情况。定时检测血常规。当归有促进肠蠕动、通便作用,服用后需观察患者大便的情况。

3. 用药告知 服用本品可出现轻微腹痛、大便溏软,停药后可自行缓解。

【临床用药警戒】

1. 使用注意 区分生、制品药效差异;根据证候轻重选择药量;根据病证特点选择合适配伍。

2. 使用禁忌

(1) 病证禁忌:湿热中阻、肺热痰火、阴虚阳亢等忌用;大便泄泻者慎服;心功能不全、低血压患者、出血性疾病患者不宜大量长期服用;妇女崩漏经多者慎用。

(2) 特殊人群用药禁忌:孕妇及月经过多者慎服。

(3) 中西药配伍禁忌:传统认为畏菖蒲、海藻、紫参、生姜;不宜与抗凝剂(如肝素、华法林、阿司匹林)、抗结核药、抗血小板聚集药、硝苯地平、青霉素等药物合用。

(4) 饮食禁忌:忌食生冷、黏腻食物。

熟 地 黄

【品种与品质】

本品来源于玄参科植物地黄的干燥块根,为生地黄的炮制加工品,以块肥大、断面乌黑色、有光泽、质柔软油润、味甜者为佳。

【处方用名】

熟地黄,熟地,怀熟地。

【临床效用】

熟地黄甘,微温,归肝、肾经。功效补血滋阴,益精填髓。主治心肝血虚之面色萎黄、心悸怔忡、月经不调、崩漏下血;肝肾阴虚之腰膝酸软、骨蒸潮热、盗汗遗精、内热消渴;肝肾精血亏虚之须发早白、眩晕耳鸣、五迟五软。

清蒸熟地黄滋阴补血,益精填髓,有滋腻碍胃之弊;加酒蒸制后,其性转温,主补阴血,通血脉,并使之补而不腻。熟地黄炭补血止血,善治崩漏等血虚出血证。

【临床药学服务】

1. 用法用量 煎服,9~15g。也可入丸、散剂,或煎膏、浸酒服用。煎服宜充分浸泡,常规煎煮。以饭前服用为佳。外用适量。

2. 用药监护 用于血虚证,应注意观察患者食欲、面色、心悸、二便、月经量等的情况,定时监测血常规;用于肝肾阴虚、精血不足者,应注意观察患者潮热、汗出、口渴、听力、眩晕等的改善情况。

3. 用药告知 久服或大量服用易导致脘腹胀满、食欲减退等。

【临床用药警戒】

1. 使用注意 根据证候轻重选择药量及确定疗程长短;根据病证特点选择合适配伍。

ER-19-3

熟地黄临床
药学服务
微课

ER-19-4

熟地黄思政
元素

ER-19-5

何首乌临床
药学服务
微课

重用或久服宜与健脾开胃药陈皮、砂仁等同用,以免滋腻碍胃。

2. 使用禁忌

(1)病证禁忌:气滞痰多、脘腹胀痛、食少便溏者忌服。

(2)特殊人群用药禁忌:糖尿病患者、单纯性肥胖患者忌单味大量长期服用。

(3)中西药配伍禁忌:传统认为恶贝母,畏芜荑。不宜与洋地黄类西药、可引起荨麻疹的常见药物(如青霉素、水杨酸盐、可待因等)、阿司匹林、含有碘离子的药物、强心苷类药物、地塞米松、吗啡等合用。

(4)饮食禁忌:传统认为忌食萝卜、葱、蒜、诸血。

何 首 乌

【品种与品质】

本品来源于蓼科植物何首乌的干燥块根。生何首乌以切面有云锦花纹、粉性足者为佳;制何首乌以质坚硬、断面角质样、色棕褐或黑者为佳。

【处方用名】

何首乌,首乌,制何首乌,制首乌,生首乌。

【临床效用】

何首乌苦、甘、涩,微温,归肝、心、肾经。制何首乌功效补肝肾,益精血,乌须发,强筋骨,化浊降脂,主治肝肾不足、精血亏虚之血虚萎黄、眩晕耳鸣、须发早白、腰膝酸软、肢体麻木、崩漏带下,亦可治疗高脂血症。生何首乌功效解毒、消痈、截疟、润肠通便,主治痈疽疮疡、瘰疬痰核、风疹瘙痒及久疟体虚,又可用于年老体弱、久病、产后、血虚津亏之肠燥便秘。

生何首乌苦泄性平兼发散,具有解毒、消痈、截疟、润肠通便之功,主治瘰疬疮痈、风湿瘙痒、肠燥便秘、久疟不止及高脂血症。制何首乌味转甘厚而药性转温,增强了补肝肾、益精血、乌须发、强筋骨的作用,用于血虚之面色萎黄、眩晕耳鸣、须发早白、腰膝酸软、肢体麻木、崩漏带下等。

【临床药学服务】

1. 用法用量　煎服,生何首乌 3~6g,制何首乌 6~12g。内服多入汤剂,也可入丸、散;或熬膏、浸酒服用。外用适量。外用煎水洗、研末撒或调涂治疗皮肤瘙痒等。

2. 用药监护　用于肝肾精血亏虚者,应注意观察患者唇舌颜色、体力、食欲、二便、精神状态等的改善情况;用于疮痈、瘰疬、风疹,应注意观察患者皮肤症状和感觉等的情况。定期监测血常规及肝、肾功能。

3. 用药告知　使用生、制何首乌需遵医嘱,不可自行加大剂量或延长用药时间。若有食少、乏力、皮肤黄染等现象,及时停药就医。

【临床用药警戒】

1. 使用注意　区分生、制品药效差异;根据证候轻重选择药量;注意根据病证适当配伍。

2. 使用禁忌

(1)病证禁忌:外感热病患者以及外感病邪未解者忌用;大便溏泄及湿痰较重者忌用。低血糖患者不宜大量长期服用;既往肝病史者禁用。

(2)特殊人群用药禁忌:孕妇及肝肾功能不全者慎用,生品忌用。

(3)中西药配伍禁忌:传统认为不宜与天雄、乌头、附子、仙茅、姜、桂等燥热药同用。不宜与碱性药物、肾上腺皮质激素药、肾上腺素、去甲肾上腺素、异丙肾上腺素、醛固酮、阿司匹林及降血糖药等同用。

(4)饮食禁忌:传统认为忌诸血、无鳞鱼、萝卜、蒜、葱、铁器。

> **知识链接**
>
> 何首乌的不良反应
>
> 　　原国家食品药品监督管理总局(CFDA)通报口服何首乌及其成方制剂可能有引起肝损伤的风险,但总体来看所致肝损伤病例一般属轻、中度,多呈可逆性。停药、对症治疗后,预后多较好,但也有严重肝损伤的个案病例报道。其不良反应临床表现主要有全身乏力、消化道症状(食欲缺乏、厌油等)、黄疸表现(尿黄、目黄、皮肤黄染等)、实验室检查异常(胆红素及转氨酶升高等)。常见的含何首乌的中成药有人参首乌胶囊、人参再造丸、白蚀丸、天麻首乌片、滋补生发片、七宝美髯颗粒等。

白　芍

【品种与品质】

本品来源于毛茛科植物芍药的干燥根,以质坚实、类白色、粉性足者为佳。

【处方用名】

白芍,白芍药,炒白芍,酒白芍,杭白芍。

【临床效用】

白芍苦、酸,微寒,归肝、脾经。功效养血调经,敛阴止汗,柔肝止痛,平抑肝阳。主治血虚面色萎黄、眩晕心悸,或月经不调、崩中漏下、经行腹痛;阴虚盗汗、气虚自汗或外感风寒、营卫不和所致的汗出恶风;血虚肝郁之胁肋疼痛,脾虚肝旺之腹痛泄泻,阴血亏虚、筋脉失养之手足挛急疼痛;肝阳上亢之头痛眩晕、目赤肿痛。

生品长于养血敛阴、平抑肝阳,多用于血虚之月经不调、痛经、崩漏,肝阳上亢之头痛、眩晕、耳鸣、烦躁易怒;炒制后寒性缓和,以养血和营、敛阴止汗为主,用于血虚萎黄、腹痛泄泻、自汗盗汗;酒制后酸寒之性降低,入血分,善于柔肝缓急止痛,多用于胁肋疼痛、腹痛、四肢挛痛;醋制用主入肝经而敛血养血、疏肝解郁作用增强。

【临床药学服务】

1. 用法用量　煎服,6~15g。也可入丸、散。常规煎煮,宜饭前服。外用适量。

2. 用药监护　注意观察患者食欲、面色、心悸、眩晕、月经量、汗出、二便的情况。定期监测血糖、血脂变化。

3. 用药告知　用药中顾护脾胃,宜清淡饮食。

【临床用药警戒】

1. 使用注意　区分生、制品药效差异;根据证候轻重选择药量;根据病证特点选择合适配伍。

2. 使用禁忌

(1) 病证禁忌:阳衰虚寒之证忌用;外感风寒、内伤生冷、脾胃虚寒、肾阳虚衰等证忌用;月经不调属虚寒者不宜单味药大量服用;气虚自汗、阳虚汗出者忌用;伤寒病在上焦之阳结、疹子忌用。

(2) 特殊人群用药禁忌:孕妇慎服;小儿、老年人、妇女产后不宜大量长期服用。

(3) 中西药配伍禁忌:"十八反"禁忌认为不宜与藜芦配伍。传统认为恶芒硝、石斛,畏鳖甲、小蓟。有研究认为,不宜与金属离子制剂、抗菌药、降压药、强心苷类药物、肝素、脑垂体后叶素、华法林、茶碱等合用。

(4) 饮食禁忌:慎食生冷之品。

知识链接

白芍与赤芍的本草考证

芍药作为药物应用的历史悠久,始载于《神农本草经》,但汉代赤、白芍混用,统称为"芍药"。梁代陶弘景《本草经集注》以花色区分赤、白芍。宋代《太平圣惠方》明确了赤、白芍功效与主治的区别,正式将白芍、赤芍作为两味单独的药物沿用。明清以前的诸多本草、方剂著作,如《滇南本草》等,从其花色、根色、炮制法各方面对白芍、赤芍进行了鉴别。

目前认为白芍来源于毛茛科植物芍药的栽培品种,去皮加工,水煮后晒干切片入药;赤芍来源于毛茛科植物芍药或川赤药的野生品种,不去皮加工,干燥生品切片入药。虽然赤、白芍均属毛茛科植物,性皆微寒,同入肝经,常用于肝经诸证,且皆反藜芦,不宜用于阳衰虚寒之证,但其植物品种、性味归经、功效主治、炮制方法等多方面均有较大差异,应用需区别比较,以更好地指导临床选择用药。

阿 胶

【品种与品质】

本品是由马科动物驴的干燥皮或鲜皮经煎煮、浓缩制成的固体胶,以乌黑、断面光亮、质脆、味甘者为佳。

【处方用名】

阿胶,驴皮胶,阿胶丁,阿胶珠。

【临床效用】

阿胶甘、平,归肺、肝、肾经。功效补血滋阴、润燥、止血,为补血之佳品。主治血虚之面色萎黄、眩晕心悸、肌痿无力;吐血,尿血,便血,崩漏,妊娠胎漏;热病伤阴、阴液亏虚、心烦不眠、虚风内动、手足瘛疭;肺燥咳嗽,劳嗽咯血。

阿胶丁擅长滋阴补血,用于血虚之面色萎黄、眩晕心悸、心烦失眠、血虚生风等。阿胶珠分为蛤粉炒阿胶与蒲黄炒阿胶。蛤粉炒阿胶降低了其滋腻之性,质变酥脆,利于粉碎,同时也矫正了其不良气味,善于益肺润燥,用于阴虚咳嗽、久咳少痰或痰中带血。蒲黄炒阿胶以止血安络力强,多用于阴虚咳血、崩漏、便血。

【临床药学服务】

1. 用法用量 阿胶内服,3~9g,烊化兑服,宜饭前服。阿胶珠内服,3~9g,入煎剂,亦可入丸、散。

2. 用药监护 阿胶用于血虚诸证,应注意观察患者唇舌爪甲及面色、眩晕、心悸、出血、食欲等体征或症状的变化。定期监测血常规、造血功能。用于阴虚及虚风内动诸证,应注意观察患者睡眠、手足搐动、咳嗽、潮热、汗出等的改善情况。

3. 用药告知 本品性质黏腻、有碍消化,用药期间饮食宜清淡易消化,不可自行加大剂量或延长疗程。

【临床用药警戒】

1. 使用注意 区分不同炮制品的药效差异;根据证候轻重选择药量;根据病证特点选择合适配伍。

2. 使用禁忌

（1）病证禁忌：脾胃虚弱者不宜单用；瘀血阻滞者、外感热病及外感病邪未解者慎用；中虚湿邪阻滞者忌用。

（2）特殊人群用药禁忌：肾炎及肾功能不全等肾病患者不宜单味药大剂量长期服用。

（3）中西药配伍禁忌：传统认为畏大黄。

（4）饮食禁忌：传统认为忌与萝卜、浓茶、大蒜、牛奶同服。慎食油腻、黏滑、生冷之品。

知识链接

阿胶的用药告知及不良反应

阿胶为动物制品，保存时应放置在阴凉干燥处。存储不当可出现霉点、异味、恶臭变质等，不可服用。应告知患者服用时要注意观察胶块有无粘连、碎裂、霉变、恶臭等，超过保质期或变质的阿胶禁止服用。阿胶属于血肉有情之品，有轻微的腥味和香气，内服可见恶心、呕吐、厌食、食欲缺乏、腹胀、腹泻等。有报道显示，大量服用可见心血管系统不良反应，如心律不齐、室性期前收缩，一般停药可自行消失。

第四节 补 阴 药

北 沙 参

【品种与品质】

本品来源于伞形科植物珊瑚菜的干燥根，以根条粗细均匀、质地坚实、去净栓皮、色黄白者为佳。

【处方用名】

北沙参，北条参，条参。

【临床效用】

北沙参甘、微苦，微寒，归肺、胃经。功效养阴清肺，益胃生津。主治肺热燥咳，劳嗽咳血；胃阴不足，热病津伤，咽干口渴。

临床一般用生品。

【临床药学服务】

1. 用法用量　煎服，5～12g，鲜品加量。内服煎汤、熬膏，或入丸、散等。外用适量。

2. 用药监护　用于燥咳劳嗽，应注意观察患者咳嗽、咳血或咽干音哑等的改善情况；用于胃阴不足者，应观察患者食欲、口渴、饮水量、发热、乏力等的改善情况；少数患者可引起接触性皮炎，用药时注意监测皮肤瘙痒、水肿、丘疹等症状。此外，还应注意观察患者心悸、皮肤症状等的情况，定期监测心电图。

【临床用药警戒】

1. 使用注意　根据病情轻重选择用药剂量；注意顾护脾胃。

2. 使用禁忌

（1）病证禁忌：外感风寒咳嗽、寒饮咳喘、肾阳虚衰者不宜服用；大便滑泻者慎用；心功能不全等心脏病患者不宜大量长期服用。

（2）中西药配伍禁忌："十八反"禁忌认为不宜与藜芦配伍。传统认为不宜与防己配伍。

（3）饮食禁忌：传统认为忌鲫鱼。忌辛辣、刺激性食物。

麦　　冬

【品种与品质】

本品来源于百合科植物麦冬的干燥块根，以肥大、表面淡黄白色、半透明、嚼之发黏者为佳。

【处方用名】

麦冬，大麦冬，麦门冬，寸麦冬，寸冬。

【临床效用】

麦冬甘、微苦，微寒，归肺、胃、心经。功效养阴生津，润肺清心。主治肺燥干咳，阴虚劳嗽，喉痹咽痛；胃阴不足，津伤口渴，内热消渴，肠燥便秘；心阴虚及温热病热扰心营，心烦失眠。

临床一般用生品。

【临床药学服务】

1. 用法用量　煎服，6~12g。内服煎汤或熬膏，或入丸、散等。常规煎煮，宜饭前服。

2. 用药监护　用于燥咳劳嗽，应注意观察患者咳嗽、痰量、咳血、咽干音哑等的改善情况；用于胃阴不足诸证，应注意观察患者口渴、饮水量、大便等的改善情况；用于心烦失眠，应注意询问患者睡眠质量和心情。此外，还应注意观察患者的食欲、恶心呕吐、神志表现、皮肤症状和体征等的情况。

3. 用药告知　宜清淡易消化饮食，注意顾护脾胃；若出现不适，应停药观察或咨询医师。

【临床用药警戒】

1. 使用注意　根据体质与病情轻重，选择用药剂量和确定疗程。

2. 使用禁忌

（1）病证禁忌：风寒感冒、痰湿咳嗽以及脾胃虚寒、大便溏泄者忌服。肺气肿早期、低血糖等患者不宜大量长期服用。

（2）中西药配伍禁忌：传统认为不宜与款冬花、苦参、青葙子合用。

（3）饮食禁忌：传统认为畏木耳；忌鲫鱼；恶苦瓜。

石　　斛

【品种与品质】

本品来源于兰科植物金钗石斛、霍山石斛、鼓槌石斛或流苏石斛的栽培品及其同属植物近似种的新鲜或干燥茎，以色金黄、有光泽、质柔韧者为佳。

【处方用名】

石斛，枫斗，金钗石斛，铁皮石斛，霍石斛。

【临床效用】

石斛甘、微寒，归胃、肾经。功效益胃生津，滋阴清热，明目。主治热病津伤，口干烦渴，胃阴不足，食少干呕，病后虚热不退；肾阴亏虚，目暗不明，筋骨痿软，阴虚火旺、骨蒸劳热。

临床一般用生品。

【临床药学服务】

1. 用法用量　煎服，6~12g，鲜品 15~30g。内服煎汤或熬膏，或入丸、散等。亦可泡水代茶饮。

2. 用药监护　用于胃阴虚证,应注意观察患者口渴、咽干、饮水量、食欲等的情况;用于肾阴虚证及目暗,应注意询问患者视物清晰程度、筋骨活动力度、潮热等的改善情况。此外,还应注意监测血糖,观察舌苔变化。

3. 用药告知　宜清淡、易消化饮食;用量不宜过大;出现腻苔者应停药。

【临床用药警戒】

1. 使用注意　本品有促进胃液分泌、升高血糖、兴奋子宫的作用,不宜长期大剂量使用。

2. 使用禁忌

（1）病证禁忌:本品能敛邪,温热病不宜早用;又能助湿,若湿温尚未化燥伤津者忌服;脾胃虚寒、便溏泄泻、舌苔厚腻者忌用。胃溃疡、心功能不全、糖尿病患者慎用。

（2）特殊人群用药禁忌:孕妇慎用。

（3）中西药配伍禁忌:传统认为不宜与寒水石、巴豆、僵蚕、雷丸合用。不宜与阿托品合用。

（4）饮食禁忌:忌肥甘厚味之品及辛辣、油腻、刺激性食物;忌酒。

枸 杞 子

【品种与品质】

本品来源于茄科植物宁夏枸杞的干燥成熟果实,以粒大、色红、肉厚、质柔软、籽少、味甜者为佳。

【处方用名】

枸杞子,枸杞。

【临床效用】

枸杞子甘,平,归肝、肾经。功效滋补肝肾,益精明目。主治肝肾阴虚,精血不足,头晕目眩,视物昏花,腰膝酸软,阳痿遗精;血虚面色萎黄,失眠多梦;内热消渴。

【临床药学服务】

1. 用法用量　6~12g。内服煎汤或熬膏、浸酒,或入丸、散等,亦可泡水代茶饮。常规煎煮。

2. 用药监护　用于肝肾阴虚、精血亏损诸证,应注意观察患者眼睛干涩、头晕、腰酸腰痛等的改善情况。此外,还应注意观察患者口渴、饮水量、皮肤异常改变,有无小便不适、恶心呕吐等情况。测量血压、监测血糖变化。

3. 用药告知　饮食宜清淡易消化。

【临床用药警戒】

1. 使用注意　枸杞子虽为甘平之品,但性质偏温,不宜久服或大量使用;发霉、发酵变质有酒味的枸杞子不可服用。

2. 使用禁忌

（1）病证禁忌:脾虚便溏泄泻、实热邪盛者忌用;低血压、乳腺炎、乳腺增生等患者不宜单味药大量长期服用;外感实热、结膜炎患者不宜服用;血糖异常患者慎用;对本品过敏者禁用。

（2）特殊人群用药禁忌:儿童不宜长期、大剂量服用。

（3）中西药配伍禁忌:不宜与庆大霉素、妥布霉素、阿托品、苯海拉明合用。

（4）饮食禁忌:忌生冷、油腻、辛辣、刺激性食物。

龟 甲

【品种与品质】

本品来源于龟科动物乌龟的背甲及腹甲,以块大、完整、无残肉者为佳。

【处方用名】

龟甲,龟板,醋龟甲,炙龟甲,烫龟甲,龟甲胶。

【临床效用】

龟甲咸、甘、微寒,归肝、肾、心经。功效滋阴潜阳,益肾强骨,养血补心,固经止崩。主治阴虚潮热,骨蒸盗汗;阴虚阳亢,头晕目眩;阴虚内动,手足瘛疭;肾虚筋骨痿软,儿童先天发育不良,如囟门不合、行迟、齿迟、语迟;阴血亏虚,惊悸、失眠、健忘;阴虚血热,崩漏经多。

生品长于滋阴潜阳,退虚热,多用于阴虚内热、虚风内动、阴虚阳亢证;醋制后质变酥脆,易于粉碎,利于煎出有效成分,并能矫臭矫味,以益肾健骨、养血补心为主,多用于肾虚骨软、惊悸失眠、健忘等;龟甲胶以滋阴益精、补血止血为主,多用于阳痿遗精、崩中漏下。

【临床药学服务】

1. 用法用量　煎服,9~24g。内服入汤剂或熬膏,或入丸、散等。入汤剂宜打碎先煎。外用适量。外用烧灰研末敷。

2. 用药监护　用于肝肾阴虚诸证,应注意观察患者头晕、发热、汗出、手足抽动等的改善情况;用于肾虚筋骨不健,小儿五迟五软症,应注意观察患者腰酸腰痛、步履力量及小儿囟门、出牙和行走时间、鸡胸、龟背等的改善情况;用于阴血亏虚者,应注意观察患者心悸、睡眠、月经等的改善情况。此外,还应注意观察患者胸闷、心悸、头晕、血压等的改善情况。

3. 用药告知　若用药后出现胸闷、心悸、头晕等不适,立即停药就诊。

【临床用药警戒】

1. 使用注意　区分生品与制品的药效差异而恰当选用。本品为动物制剂,可引起过敏反应,使用时应加以注意。

2. 使用禁忌

(1) 病证禁忌:脾胃虚寒,肾阳虚衰及有寒湿者忌用;对本品过敏者禁用。

(2) 特殊人群用药禁忌:孕妇慎用;肾病患者不宜大量长期服用。

(3) 中西药配伍禁忌:传统认为不宜与沙参、人参合用;不宜与四环素类药物合用。

(4) 饮食禁忌:忌辛热食物。传统认为忌与酒、苋菜同食。

附药:龟甲胶

龟甲胶为龟甲经煎煮、浓缩制成的固体胶。其味甘、咸,性平,归心经。功效滋阴,补血,止血。主治阴虚血亏,劳热骨蒸,吐血,衄血,烦热惊悸,肾虚腰痛,脚膝痿弱,崩漏,带下。本品药力较强而善滋阴养血止血。脾胃寒湿者慎服。内服5~15g,烊化兑服。

鳖　甲

【品种与品质】

本品来源于鳖科动物鳖的背甲,以块大、完整、无残肉者为佳。

【处方用名】

鳖甲,醋鳖甲,炙鳖甲,烫鳖甲,鳖甲胶。

【临床效用】

鳖甲咸、微寒,归肝、肾经。功效滋阴潜阳,退热除蒸,软坚散结。主治阴虚发热,骨蒸劳热;阴虚阳亢,头晕目眩;虚风内动,手足瘛疭;血滞经闭,癥瘕积聚,久疟疟母,肝脾大。

生品以滋阴清热、息风为主,用于阴虚潮热、手足搐动;砂烫醋淬后不仅使其质变酥脆,易于粉碎,利于煎出有效成分,矫臭矫味,还能加快药物入肝,增强消积、软坚散结的作用,常用于癥瘕积聚、月经停闭;鳖甲胶以滋阴退蒸、补血止血为主,多用于骨蒸劳热、劳嗽咯血。

【临床药学服务】

1. 用法用量 煎服,9~24g。内服煎汤或熬膏,或入丸、散等。入汤剂宜先煎。外用适量。外用烧灰研末撒或调敷。

2. 用药监护 用于肝肾阴虚诸证,应注意观察患者头晕、发热、汗出、手足抽动等的改善情况;用于经闭、癥瘕、久疟,应注意观察患者月经、肿块、寒热等的改善情况。定期进行 B 超等影像学检查。此外,还应注意观察患者皮肤症状和体征、食欲、恶心呕吐、腹泻、心悸、血压等的情况。

3. 用药告知 用药过程中若出现皮疹、瘙痒、皮炎等过敏反应或恶心呕吐、纳呆、腹泻等消化道反应,应停药观察并及时就诊。

【临床用药警戒】

1. 使用注意 区分生品与制品的药效差异;根据病变恰当地选用并确定剂量。本品为动物药,可引起过敏反应,使用时需注意。

2. 使用禁忌

(1) 病证禁忌:脾胃虚寒、食少便溏者忌服;对本品过敏者禁用。

(2) 特殊人群用药禁忌:孕妇慎用;肾病患者不宜大量长期服用。

(3) 中西药配伍禁忌:传统认为不宜与矾石合用。不宜与四环素族、异烟肼、洋地黄、磷酸盐、硫酸盐合用。

(4) 饮食禁忌:传统认为不宜与苋菜、蕨粉、猪肉、兔肉、鸭肉、花菜、鸡蛋同食。

附药:鳖甲胶

鳖甲胶为鳖甲经煎煮、浓缩制成的固体胶。其味咸,性微寒,归肺、肝、肾经。功效滋阴退热,软坚散结。主治阴虚潮热,虚劳咳血,久疟,疟母,痔核肿痛,血虚经闭。脾胃虚寒,食减便溏者及孕妇慎服。内服开水或黄酒烊化服,3~9g;或入丸剂。

百 合

【品种与品质】

本品来源于百合科植物卷丹、百合或细叶百合的干燥肉质鳞叶,以鳞瓣均匀肉厚、质坚、筋少、色白、味微苦者为佳。

【处方用名】

百合,蜜百合。

【临床效用】

百合甘,寒,归肺、心经。功效养阴润肺,清心安神。主治阴虚燥咳,劳嗽咳血;虚热上扰,心烦惊悸,失眠多梦;心肺阴虚内热,神志恍惚,精神不能自主。

生品长于清心安神,多用于余热未清,虚烦惊悸、失眠多梦、神志恍惚;蜜炙润肺止咳作用增强,多用于肺虚久咳、肺痨咳嗽、痰中带血;蒸制后寒性减弱,兼归胃经,善于养阴润肺和胃,多用于肺燥咳嗽、心烦失眠及胃脘痛。

【临床药学服务】

1. 用法用量 煎服,6~12g。鲜品加量。内服煎汤,或蒸食,或煮粥食。入汤剂常规煎煮。外用适量。

2. 用药监护 用药过程中注意观察患者咳嗽、心悸、睡眠、精神状态等的改善情况。还应注意观察患者食欲、大便、面色、皮肤感觉等的改善情况。

3. 用药告知 本品为食疗佳品。但需辨别体质,在医师或药师指导下使用。

【临床用药警戒】

1. 使用注意 本品药食两用,但性偏寒凉,注意顾护脾胃功能。

2. 使用禁忌

(1)病证禁忌:风寒咳嗽以及脾胃虚寒、便溏泄泻者忌服。

(2)饮食禁忌:传统认为百合不宜与猪肉、羊肉同用。

知识链接

百合的不良反应

据报道,本品服用后可出现胃肠道症状,如恶心、食欲减退、腹泻、便秘,甚至产生肠麻痹,出现四肢酸痛等症状。有个案报道,口服后可引起心烦心悸、面色潮红、坐卧不安、全身蚁行感以头部为甚,停服后症状可自行消失。

其他补虚药

其他补虚药的药学服务内容见表 19-1～表 19-4。

表 19-1 其他补气药的药学服务

药名	临床性效特征	炮制品种	临床药学服务		不良反应与用药警戒
			用法用量	用药监护与告知	
太子参	甘、微苦,平。益气健脾、生津润肺	临床一般用生品	煎服,9～30g	注意观察食欲,监测血压变化。宜清淡、易消化食物	大量或过量内服,可发生胸闷、腹胀、口干、食少、心烦甚至血压下降。脾胃虚寒、滑肠久泻者忌用
刺五加	辛、微苦,温;益气健脾、补肾安神	临床一般用生品	煎服,9～27g。目前多作片剂、颗粒剂、口服液及注射剂使用	注意观察睡眠、精神状态,监测血压变化。不宜大剂量长期服用	用量较大时易出现失眠、过敏、抑郁和焦虑等。有报道显示,患有风湿性心脏病的志愿者使用刺五加后可出现头痛、心悸和血压升高等。本品易伤阴助火,阴虚火旺者慎用;严格把握适应证和用量,使用注射剂时应注意过敏反应
大枣	甘、温;补中益气、养血安神	临床一般用生品	劈破煎服,6～15g。或去皮核,捣烂为丸服	注意观察食欲和二便情况。本品食用过量易致胃肠道不良反应,如食欲减退、腹胀、腹泻等	偶有患者服用后出现荨麻疹、眼睑水肿;亦有致血管神经性水肿的报道。本品易助湿生热,令人中满,故湿盛中满或有积滞、痰热者不宜服用;糖尿病患者、消化不良者不宜单味大剂量或长期服用

续表

药名	临床性效特征	炮制品种	临床药学服务		不良反应与用药警戒
			用法用量	用药监护与告知	
白扁豆	甘，微温；健脾化湿、和中消暑	生用或炒用，临床一般多炒用	煎服，9~15g	注意观察饮食、大便的情况。内服时必须煮熟	本品含毒性蛋白及凝集素等，不良反应现为急性胃肠炎症状，如恶心、呕吐、腹痛、腹泻、胃部烧灼感、心慌、畏寒、头晕、头痛、四肢麻木及过敏反应，如喷嚏、流清涕、鼻痒，伴皮肤瘙痒、荨麻疹、喘憋等。生品不宜内服
绞股蓝	甘、苦，寒；益气健脾、化痰止咳、清热解毒	临床一般用生品	煎服，10~20g。亦可泡服	注意观察胃肠道症状，检测血压、血糖、血脂变化。与西药降血糖药、降压药同用时，注意功效叠加，应适当减量或增加用药间隔时间	部分患者可出现恶心呕吐、腹胀腹泻（或便秘）、头晕眼花、耳鸣等不良反应。虚寒证者忌用
红景天	甘、苦，平；益气活血、通脉平喘	临床一般用生品	煎服，3~6g	注意观察精神状态，检测血压、血黏度变化。若出现皮疹、瘙痒等不良反应，应立即停药	据报道，红景天注射液可出现皮疹、瘙痒等过敏反应。过敏体质者慎用
蜂蜜	甘，平。补中、润燥、止痛、解毒；外用生肌敛疮	生用或炼用；生品外用	入煎剂，15~30g。冲服。外用适量	注意观察血糖、食欲和大便的情况。不宜服用放置过久的蜂蜜，以免蜂蜜变质或被污染	本品能助湿生热，令人中满，又能滑肠，故湿阻中满，湿热痰滞，便溏泄泻者慎用。糖尿病患者慎用

表 19-2 其他补阳药的药学服务事项

药名	临床性效特征	炮制品种	临床药学服务		不良反应与用药警戒
			用法用量	用药监护与告知	
淫羊藿	辛、甘，温；补肾阳、强筋骨、祛风湿	生品长于祛风湿；羊脂炙用能增强温补作用	煎服，6~10g。或浸酒、熬膏，入丸、散。外用适量	注意观察患者的口渴、饮水量、二便、性功能、肝肾功能的情况，监测血糖变化	口服不良反应轻微，可见口干、恶心、腹胀、头晕，多可自行消失。实热证、阴虚火旺、相火易动者忌用；强阳不痿者忌服；孕妇慎用
杜仲	甘，温；补肝肾、强筋骨、安胎	生品补益肝肾；盐炙增强补肝肾作用；炒炭补肝肾兼止血	煎服，6~10g。或入丸、散及酒剂。外用适量	注意观察患者性功能、肢体功能的情况。监测血压变化	阴虚火旺者慎服；对本品过敏者禁用

续表

药名	临床性效特征	炮制品种	临床药学服务		不良反应与用药警戒
			用法用量	用药监护与告知	
杜仲叶	微辛，温；补肝肾、强筋骨	用于肝肾不足，头晕目眩，腰膝酸痛，筋骨痿软	煎服，10~15g	观察患者头晕、腰酸等症状是否改善	对本品及杜仲过敏者禁用
益智	辛，温；暖肾固精缩尿、温脾止泻摄唾	生品长于温脾止泻摄唾；盐炙专行下焦，长于固精缩尿	煎服，3~10g。或入丸、散。外用适量	注意观察患者食欲、饮水量、流涎、二便、性功能的情况	阴虚火旺之尿频、泄泻、遗精者忌服
蛤蚧	咸，平；补肺益肾、纳气定喘、助阳益精	生品补益肺肾；酒炙可增强补肾壮阳作用；酥蛤蚧易粉碎并可减少腥气	煎服，3~6g。多入丸、散或酒剂。外用适量	注意观察患者呼吸、性功能、二便的情况及有无过敏反应	阴虚火旺、风寒及实热喘咳、大便溏泄者忌服；孕妇无虚象者慎用；运动员慎用
巴戟天	甘、辛，微温；补肾阳、强筋骨、祛风湿	生品补肝肾、祛风湿；盐炙可增强补肾助阳作用；甘草水制可增加甘温补益作用	煎服，3~10g。或入丸、散。外用适量	注意观察患者饮水量、小便、性功能的变化	相火炽盛之遗精、尿赤、目赤目痛、烦躁口渴、大便秘结者忌用；孕妇及儿童慎用
锁阳	甘、温；补肾阳、益精血、润肠通便	生品助阳益精；盐炙可增强补肾作用	煎服，5~10g。宜久煎。或入丸、散及酒剂。外用适量	注意观察患者体温、饮水量、二便、性功能等的情况	阴虚火旺、脾虚泄泻、实热便秘、阳强易举而精不固者忌用
核桃仁	甘，温；补肾温肺、润肠	生品长于温肺助肾阳；煨用长于平喘	煎服，6~9g。亦可生食或入丸、散。外用适量	注意观察患者食欲、大便和呼吸的变化情况	阴虚火旺、痰热咳嗽及大便溏泄者忌用；孕妇不宜大量久服
沙苑子	甘，温；补肾助阳、固精缩尿、养肝明目	生品长于养肝明目及缩尿；盐炙可增强补肾固精作用	煎服，9~15g，适当久煎。或入丸、散。外用适量	注意观察患者与治疗相关症状及体征的改善情况；注意有无过敏反应	阴虚火旺、小便不利者忌用
狗脊	苦、甘，温；祛风湿、补肝肾、强腰膝	生品长于祛风湿、利关节；砂烫后质变酥脆，便于粉碎和煎煮	煎服，6~12g。或入丸、散及酒剂。外用适量	注意观察患者有无口干渴及饮水量、二便、肢体功能的情况	风湿热痹不宜用；肾虚有热，小便不利或短涩黄赤者，肝虚有郁火者、习惯性便秘者忌用；肾功能不全者不宜长期使用

续表

药名	临床性效特征	炮制品种	临床药学服务		不良反应与用药警戒
			用法用量	用药监护与告知	
海马	甘、咸，温；温肾壮阳、散结消肿	临床一般用生品	煎服，3~9g。宜另煎。并多入丸、散剂及酒剂。外用适量	注意观察患者体温、食欲、性欲、二便等的情况。监测精液质量的变化	阴虚火旺者忌服；肝阳上亢者忌用；高血压患者慎用；对本品过敏者禁用
海狗肾	咸，热；暖肾壮阳、益精补髓	临床一般用滑石粉炒制品	煎服，3~9g，研末服1~1.5g。多入丸、散、胶囊或泡酒服。入汤剂宜另煎。外用适量	注意观察患者食欲、性欲、精液质量、二便的情况及有无过敏反应	偶见皮肤过敏反应。阴虚火旺及骨蒸劳嗽者、脾胃湿热者、前列腺增生者忌用；孕妇慎服；运动员禁用
胡芦巴	苦，温；温肾助阳、祛寒止痛	生品长于散寒逐湿；炒用苦燥之性稍缓而温肾作用增强；盐制温补肾阳力专	煎服，5~10g。宜久煎。或入丸、散。外用适量	注意观察患者食欲、二便、性功能、体力的情况	阴虚火旺及有湿热者忌服；孕妇慎服
韭菜子	辛、甘，温；温补肝肾、壮阳固精	炒韭菜子偏于散寒燥湿；盐制可增强补肾固精作用	煎服，3~9g。宜久煎。或入丸、散。外用适量	注意观察患者食欲、性欲、二便的情况	阴虚火旺者忌服；胃弱者慎用
紫石英	甘，温；温肾暖宫、镇心安神、温肺平喘	生品偏于镇心安神；煅用可增强温肺降逆、散寒暖宫作用	煎服，9~15g。或入丸、散剂。打碎先煎。外用适量	注意观察患者体温、食欲、二便、性功能的情况	阴虚火旺，扰动精室及肺热气喘者、血热者忌用；脾胃虚弱者及孕妇慎服；不宜久服

表 19-3 其他补血药的药学服务

药名	临床性效特征	炮制品种	临床药学服务		不良反应与用药警戒
			用法用量	用药监护与告知	
龙眼肉	甘，温；补益心脾、养血安神	临床一般用生品	煎服，9~15g。入汤剂，也可入丸、散或熬膏服用，以饭前服为佳。外用适量	用药过程中注意观察患者食欲、二便、睡眠等的情况	内有实热者忌用；内有郁火、痰饮气滞、湿阻中满及外感未清者慎用；糖尿病患者、孕妇不宜久服，小儿未断乳者忌食
楮实子	甘，寒；补肾清肝、明目、利尿	临床一般用生品	煎服，6~12g。煎服时宜捣碎久煎，以饭前服为佳。外用适量	注意观察患者食欲、视力、尿量、体重等的情况	素体偏寒之水肿、停饮、痰壅者忌服；虚寒患者慎用；孕妇不宜久服；不宜大量久服

表 19-4 其他补阴药的药学服务

药名	临床性效特征	炮制品种	临床药学服务		不良反应与用药警戒
			用法用量	用药监护与告知	
南沙参	甘，微寒；养阴清肺、益胃生津、化痰、益气	临床一般用生品	煎服，9~15g。外用适量	应注意观察患者咳嗽、咳血、咽干音哑、食欲、恶心呕吐、口干渴、饮水量的情况。还应观察患者皮肤过敏的症状	外用偶可导致过敏性皮炎，用药时应注意询问过敏史。注意顾护脾胃。不宜与藜芦同用
天冬	甘、苦，寒；养阴润燥、清肺生津	临床一般用生品	煎服，6~12g	应注意观察患者咳嗽、痰量、咳血、咽干、音哑、潮热、口渴、饮水量、大便等的情况	外感风寒、痰湿内盛或寒饮壅肺之咳嗽不宜服用；虚寒泄泻者忌服。传统认为不宜与鲫鱼、鲤鱼同用
黄精	甘、平；补气养阴、健脾、润肺、益肾	临床内服一般用蒸制品，可增强补气养阴之功	煎服，9~15g	本品质地黏腻，易助湿滞气，饮食宜清淡易消化	慢性支气管炎痰多、消化不良、腹胀、慢性胃肠炎腹泻、低血糖患者慎单味药大量服用。传统认为不宜与梅实、花、叶、子同用
玉竹	甘，微寒；养阴润燥、生津止渴	临床一般用生品	煎服，6~12g	作用缓和，注意配伍使用	低血糖、高血压患者慎用；不宜单味药大量长期服用
墨旱莲	甘、酸，寒；滋补肝肾、凉血止血	临床一般用生品	煎服，6~12g。外用适量	注意观察与治疗相关症状及体征的改善情况	不宜大剂量久服
女贞子	甘、苦，凉；滋补肝肾、明目乌发	临床一般用生品	煎服，6~12g。外用适量	服用后出现腹胀、腹泻，应停药就医	低血压、糖尿病患者不宜大量长期服用；不宜与垂体后叶素及碱性药同用
桑椹	甘、酸，寒；滋阴补血、生津润燥	临床用生品或蒸制品	煎服，9~15g	用药期间注意观察患者大便的情况	糖尿病患者慎服；小儿不宜多食鲜品；若出现发热、腹痛、便血等不适症状，应停药
黑芝麻	甘、平；补肝肾、益精血、润肠燥	临床一般用炒制品，生品多捣敷外用	煎服，9~15g。外用适量	整粒食用不易全部嚼碎，较难消化，影响吸收，宜研细末服用	偶见过敏反应，表现为哮喘、咳嗽、血管性水肿、荨麻疹、流清涕、咽痒、双肺听诊哮鸣音。滑肠便溏者不宜使用

学习小结

1. 补气药 补气药治疗各种气虚证时,应根据具体病证的特点配伍适当的药物,如治疗脾虚食积证,应配伍消食药;治疗脾虚湿滞证,多配伍化湿、燥湿或利水渗湿药;治疗肺虚喘咳有痰者,多配伍化痰、止咳平喘药;治疗心气不足,心神不安证,需配伍宁心安神药等。部分补气药味甘壅中,碍气助湿,湿盛中满者应慎用,必要时应辅以理气除湿之品。人参药性偏温,量大或久用有助火、滞气、敛邪之弊,实证、热证而正气未虚者忌服,高血压、心律失常、失眠及精神病、神经衰弱者慎用。西洋参性偏寒凉,脾胃虚弱慎用。白术药性偏燥,长期服用有伤阴耗液之弊,注意顾护津液。注意配伍禁忌,如人参、西洋参、党参等不宜与藜芦配伍;甘草反海藻、京大戟、芫花、甘遂,大剂量久服可引起水肿。黄芪、山药、大枣、蜂蜜为药食两用之品,其药力和缓,需配伍他药同用。而且,山药大剂量内服可能影响血糖水平;蜂蜜、大枣容易助湿生热,故均不宜单味药大量长期服用。

2. 补阳药 补阳药多药性温热,主治肾阳虚衰诸证。阴虚内热者应忌用或不宜单独服用。其中淫羊藿、杜仲、续断、补骨脂、益智、骨碎补、仙茅、狗脊、胡芦巴等药性尤燥,注意不可过量使用,以免助火伤阴,临床用药中可适当配伍滋阴补液之品。鹿茸峻补肾阳,服用时宜从小剂量开始,缓缓增加至常量,切不可骤用大量,以免阳升风动,导致头晕、目赤、晕厥,或助火动血,导致吐衄出血。鹿茸、蛤蚧、紫河车、海马、海狗肾、哈蟆油等动物来源的药物在使用过程中,应注意观察有无过敏反应。此类药气腥,易引起恶心、呕吐等不适反应,应选择恰当的炮制品以减轻不良气味,或研粉装胶囊服用,并宜配伍理脾和胃之品;部分药物含有微量激素,小儿、运动员及备孕期男女慎用。阳起石、紫石英等矿物药多有损脾胃,不可过量久服,胃弱者应慎用;用药中宜配伍顾护脾胃及助消化之品。少数药物有毒,如仙茅,应严格把握适应证和用量,超过《中国药典》用量时需医师双签字确认,以免中毒。不可过量久服,以确保安全用药。

3. 补血药 补血药治疗血虚证常配伍补气药,即所谓"有形之血不能自生,生于无形之气"。补血药多滋腻黏滞,助湿碍气,影响消化,故脾虚湿阻、气滞食少者慎用,必要时需配伍化湿、行气、消食药,以助运化,尤其是熟地黄、阿胶在应用时要特别注意。此外,何首乌及其制剂可导致肝损伤,不可自行加大剂量或延长用药时间,需遵医嘱。孕妇及肝、肾功能不全者忌用。龙眼肉为食疗佳品,但其甘温易助热,不宜大量服食。

4. 补阴药 补阴药治疗机体阴液不足证,常与清热药配伍,以利于阴液的顾护或阴虚内热的消除。本类药物多甘寒质润,大多具有滋腻之性,故脾胃虚弱、痰湿内阻、腹满便溏者慎用。运用本类药物时要注意顾护脾胃,宜服用清淡熟软易消化食物。北沙参、南沙参、麦冬、枸杞子可引起皮肤过敏反应,在应用时要注意观察患者的皮肤症状和体征。龟甲、鳖甲为动物药,部分患者服用后可引起皮肤过敏反应,严重者可致过敏性休克,孕妇应忌用,肾病患者不宜大剂量长期服用。石斛有敛邪、助湿之弊,温热病不宜早用。其大剂量可兴奋子宫,孕妇慎用。注意配伍禁忌,如北沙参、南沙参不宜与藜芦同用。百合、桑椹、黑芝麻、枸杞子为药食两用之品,亦需辨别体质,在医师或药师指导下使用,应用不当也会导致不适反应。

(张一昕 王 茜 王加锋 李晶晶)

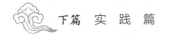

复习思考题

1. 阐述临床应用人参的药学服务措施。
2. 简述甘草的临床用药警戒事项。
3. 根据补阳药的药性特点,阐述补阳药临床应用的药学服务措施。
4. 根据所学知识阐述临床服用鹿茸的药学监护点。
5. 简述何首乌临床应用的药学服务措施。
6. 简述补阴药的临床用药警戒和药学服务措施。
7. 阐述枸杞子的用药警戒和用药监护事项。

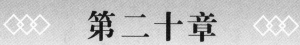

第二十章

收 涩 药

ER-20-1

第二十章
PPT

学习目标

1. 知识目标　通过学习收涩药的性效理论,掌握收涩药的临床药学服务基本内容,能够辨析固表止汗药、敛肺涩肠药、固精缩尿止带药的用药告知与使用注意。

2. 能力目标　学生具备开展收涩药药学服务的能力,能够针对具体案例制定收涩药临床药学监护、安全警戒措施及用药告知方案。

3. 思政目标　山茱萸、莲子、芡实等均是药食同源中药,是防治多种老年病的有力"武器",培养学生具备强烈的职业感、使命感,增强中医药自信,不断传承、创新,护航人民群众健康,推动"健康中国"进程。中医药产业助力乡村振兴,引领学生体会"人民至上"的治国理念;中药材非药用部位的合理利用,建立生态环保观。

【概念与分类】

凡以收敛固涩为主要作用,治疗各种滑脱证的药物,称为收涩药,又称固涩药。收涩药主要为植物药,其味多酸涩,药性温、寒兼具,归肺、脾、肾、大肠等经,具有沉降趋向的特点,善于收敛耗散、固涩滑脱。由于主要功用不同,故将其分为固表止汗、敛肺涩肠药、固精缩尿止带药三类。

固表止汗药:凡以止汗为主要功效,主治自汗、盗汗的药物,称为固表止汗药。其味多甘或涩,性平或凉;功效收敛止汗,适用于气虚自汗及阴虚盗汗。

敛肺涩肠药:凡以敛肺涩肠为主要功效,主治久咳虚喘、久泻久痢的药物,称为敛肺涩肠药。其味多酸敛,性平或温;功效敛肺止咳、涩肠止泻,主治肺虚喘咳,或肺肾亏虚,摄纳无权的虚喘,以及大肠虚寒,不能固摄或脾肾虚寒的久泻久痢。

固精缩尿止带药:凡以固精、缩尿、止带为主要功效,主治肾虚不固之滑脱诸证的药物,称为固精缩尿止带药。其味多酸涩,性多偏温;功效固精、缩尿、止带,适用于肾气不固之遗精、滑精、遗尿、尿频以及带下清稀等。

【使用宜忌】

1. 用法　收涩药多为权宜之剂,需辨证求因,有针对性地配伍补益之品。收涩药大多常规煎煮,部分矿物药需要先煎。宜饭后服。部分药物可外用研末撒敷。

2. 病证禁忌　实邪所致汗出者,不宜使用;表邪未解、内有郁热、痰多壅肺之咳喘,以及泻痢初起,邪气方盛,或伤食腹泻者,应慎用湿热下注引起遗精、尿频者,不宜使用。

3. 配伍禁忌　不宜与解表药、泻下药、行血药合用,部分药物不宜与碱性西药、含酶制剂、含金属离子的西药以及生物碱类药物等同用。

4. 特殊人群用药禁忌　收涩药中部分药物孕妇及哺乳期妇女、儿童、老年人慎用。

5. 饮食禁忌　服用收涩药期间不宜食用肥甘厚腻及寒凉之品。

第一节　固表止汗药

麻 黄 根

【品种与品质】

本品来源于麻黄科植物草麻黄或中麻黄的干燥根和根茎,以质硬、外皮色红棕、切面色黄白者为佳。

【处方用名】

麻黄根。

【临床效用】

麻黄根甘、涩,平,归心、肺经。功效固表止汗。主治自汗、盗汗。

临床一般用生品。

【临床药学服务】

1. 用法用量　煎服,3~9g。内服入汤剂或入丸、散。外用适量,研粉撒扑。治疗盗汗,宜睡前内服或外用。

2. 用药监护　应注意观察患者的汗出情况以及心率、血压变化。

3. 用药告知　注意根据病程用药,中病即止,不宜久服;与其他止汗药合用,注意减量;饮食宜清淡。

【临床用药警戒】

1. 使用注意　不可与麻黄混用。

2. 使用禁忌

(1) 病证禁忌:表证汗出及实热汗出者不宜用。

(2) 中西药配伍禁忌:麻黄根不宜与发汗解表药同用。不宜与去甲肾上腺素、阿托品、苯海拉明等药同用。

(3) 饮食禁忌:忌食辛辣、生冷食物。

第二节　敛肺涩肠药

五 味 子

【品种与品质】

本品来源于木兰科植物五味子的干燥成熟果实,以粒大、色紫红、肉厚、油润者为佳。

【处方用名】

五味子,北五味子,醋五味子。

【临床效用】

五味子酸、甘,温,归肺、心、肾经。功效收敛固涩,益气生津,补肾宁心。主治肺虚或肺肾两虚的久咳虚喘;肾虚精关不固的遗精滑精、遗尿尿频;脾肾虚寒,久泻不止;津伤口渴,内热消渴;自汗、盗汗;阴血亏虚,心神失养或心肾不交的虚烦心悸,失眠多梦。

生品长于敛肺止咳、止汗,多用于咳喘、自汗、盗汗;醋制后酸涩收敛之性增强,涩精止泻作用更佳,多用于遗精滑精、遗尿尿频、久泻。

【临床药学服务】

1. 用法用量 煎服,2~6g。或入丸、散。常规煎煮。用于收敛固涩宜饭后服用。

2. 用药监护 应注意观察患者治疗后相关体征与症状的变化,如喘咳、汗出、睡眠、口渴、饮水量以及二便等的改善情况;注意监测呼吸、心率、血压、肝功能的变化;注意询问和观察有无反酸、烧心、胃痛等消化道不适及过敏反应出现。

3. 用药告知 用量不宜过大,注意顾护脾胃。如出现心悸、呼吸困难,应马上停药,及时就医。

【临床用药警戒】

1. 使用注意 区分生品与制品的药效差异;疗程不宜过长,不可随意加大药量。

2. 使用禁忌

(1)病证禁忌:表邪未解、内有实热、咳嗽初起、麻疹初发者忌用。

(2)特殊人群用药禁忌:孕妇慎用;有过敏史者慎用。

(3)中西药配伍禁忌:传统认为不宜与玉竹、乌头配伍。不宜与咖啡因、苯丙胺、安非他酮、肾上腺素、烟碱、毛果芸香碱、抗生素类药物(如磺胺类、大环内酯类、庆大霉素、卡那霉素、链霉素、新霉素、四环素)、胰酶、螺内酯、碱性药物(如抗酸药、氨茶碱、盐酸麻黄碱、硝苯地平、东莨菪碱、氢氧化铝)、氯吡格雷、复方氨基酸注射液、酸性药物(如利福平、呋喃妥因、阿司匹林、吲哚美辛)等同用。

(4)饮食禁忌:忌食酸性食物及对胃肠有刺激性的食物。

乌 梅

【品种与品质】

本品来源于蔷薇科植物梅的干燥近成熟果实,以个大、肉厚、核小、外皮色乌黑、味酸者为佳。

【处方用名】

乌梅、乌梅肉、制乌梅、乌梅炭。

【临床效用】

乌梅酸、涩,平,归肝、脾、肺、大肠经。功效敛肺,涩肠,生津,安蛔。主治肺虚久咳;久泻久痢;虚热消渴;蛔厥呕吐腹痛。

生品长于生津止渴、敛肺止咳、安蛔,多用于虚热消渴、久咳、蛔厥腹痛;乌梅肉功效和适用范围与乌梅同,作用更强;乌梅炭长于涩肠止泻、收敛止血、固冲止漏,常用于久泻久痢及便血、崩漏下血等;醋乌梅收敛固涩作用突出,尤其适用于肺气耗散之久咳不止。

【临床药学服务】

1. 用法用量 煎服,6~12g。或入丸剂。外用适量,捣烂或炒炭研末外敷。止血、止泻宜炒炭。

2. 用药监护 应注意观察患者与治疗目的相关症状的变化,如咳嗽、口渴、饮水量、出血以及大便的情况;注意观察有患者无食欲异常、反酸等不适症状。

3. 用药告知 不宜长期大剂量使用。

【临床用药警戒】

1. 使用注意 注意顾护脾胃,区分生品与不同制品的药效差异。

2. 使用禁忌

(1)病证禁忌:表邪未解、内有实热积滞者禁用;胃酸过多者慎用。

(2)中西药配伍禁忌:不宜与维生素 B_{12}、磺胺类药物、氨基糖苷类药物、氢氧化铝、氨茶碱、利福平、呋喃妥因、阿司匹林、吲哚美辛、红霉素等同用。

（3）饮食禁忌:忌食酸性食物;忌食猪肉。

五 倍 子

【品种与品质】

本品来源于漆树科植物盐肤木、青麸杨或红麸杨叶上的虫瘿,主要由五倍子蚜寄生而形成,以个大、完整、色灰褐、壁厚者为佳。

【处方用名】

五倍子,百虫仓。

【临床效用】

五倍子酸、涩,寒,归肺、大肠、肾经。功效敛肺降火,涩肠止泻,固精止遗,敛汗,止血,收湿敛疮。主治肺虚久咳,肺热痰嗽;久泻久痢;遗精滑精;自汗,盗汗;崩漏,便血痔血,外伤出血;痈肿疮毒,皮肤湿疮。

【临床药学服务】

1. 用法用量 煎服,3~6g。内服入汤剂,常规煎煮;亦入丸、散剂。均宜饭后服。外用适量,解毒消肿,收湿敛疮,宜研末撒敷或煎汤熏洗。

2. 用药监护 应注意观察患者治疗后咳嗽、汗出、出血以及泻痢等相关症状的改善情况;注意观察患者的食欲、食量。定期监测肝功能。

3. 用药告知 注意用药疗程及剂量,不宜长期、大量服用。

【临床用药警戒】

1. 使用注意 注意顾护脾胃。

2. 使用禁忌

（1）病证禁忌:表邪未解、肺有实热之咳嗽、积滞未清之泻痢者忌用。肝功能不全者慎用。

（2）中西药配伍禁忌:不宜与含酶制剂(如淀粉酶)、含金属离子西药(如碳酸钙、葡萄糖酸钙、硫酸亚铁等)、磺胺类药物、灰黄霉素、氯霉素、红霉素、克林霉素、异烟肼、利福平、氯丙嗪、生物碱类药物(如黄连素、阿托品、咖啡因、奎宁、利血平等)、可待因、含氨基比林成分的药物(如复方氨林巴比妥注射液、酚氨咖敏)及洋地黄类强心药等配伍。

（3）饮食禁忌:忌食辛辣刺激性食物。

诃 子

诃子临床
药学服务
微课

【品种与品质】

本品来源于使君子科植物诃子或绒毛诃子的干燥成熟果实,以肉厚、质坚实、个大、表面黄棕色、有光泽、味酸涩者为佳。

【处方用名】

诃子,诃子肉,煨诃子,诃梨勒。

【临床效用】

诃子苦、酸、涩,平,归肺、大肠经。功效涩肠止泻,敛肺止咳,降火利咽。主治久泻久痢,便血脱肛;肺虚喘咳,久嗽不止,咽痛喑哑。

生品长于敛肺清热、利咽开音,多用于肺虚久咳、咽痛喑哑;制诃子(炒诃子肉、煨诃子)性偏温,具有涩肠止泻之功,多用于久泻、久痢、腹痛等症。

【临床药学服务】

1. 用法用量 煎服,3~10g。内服入汤剂,常规煎煮;亦入丸、散剂及糖浆剂等剂型。均宜饭后服。

2. 用药监护　应注意观察患者与治疗相关症状及体征的改善情况,还应定期监测肝功能。

3. 用药告知　内服控制剂量,若与其他涩肠止泻药合用,剂量要酌情减少;中病即止,不可久服;生诃子首次使用可能会引起大便溏泄,便次增多;煨诃子反复使用会使大便排出不畅。

【临床用药警戒】

1. 使用注意　注意顾护脾胃;注意区分生品与制品的药效差异。

2. 使用禁忌

(1) 病证禁忌:外有表邪、内有湿热积滞者忌用;前列腺肥大者忌服。

(2) 特殊人群用药禁忌:孕妇慎用。

(3) 中西药配伍禁忌:不宜与酶制剂、含金属离子药物(如碳酸钙、葡萄糖酸钙、硫酸亚铁等)、氯霉素、红霉素、四环素、异烟肼、利福平、生物碱类药物(如可待因、阿托品、咖啡因、奎宁、利血平等)、可待因、含氨基比林成分药物(如复方氨林巴比妥注射液、酚氨咖敏)、洋地黄类强心药、磺胺类药物等配伍。

附药:藏青果

藏青果(亦称西青果)为使君子科诃子的干燥幼果。其味苦、酸、涩,性平,归肺、大肠经。功效清热生津,解毒,利咽开音。开音效果尤佳,常用于咽喉肿痛、喑哑、失音、咽喉不适,阴虚白喉。煎服,1.5~3g,或泡水服。

肉 豆 蔻

【品种与品质】

本品来源于肉豆蔻科植物肉豆蔻的干燥种仁,以个大、体重、坚实、表面光滑、破开后香气强烈者为佳。

【处方用名】

肉豆蔻、肉果、玉果、煨肉蔻、煨肉果。

【临床效用】

肉豆蔻辛,温,归脾、胃、大肠经。功效涩肠止泻,温中行气。主治脾胃虚寒,久泻不止;胃寒气滞,脘腹胀满,食少呕吐。

生品辛温气香,长于暖胃消食,下气止呕;煨后可除去部分油脂,免于滑肠,刺激性减小,增强了固肠止泻的功能。

【临床药学服务】

1. 用法用量　煎服,3~10g。内服须煨熟去油用,入汤剂或入丸、散剂。常规煎煮。宜饭后服用。

2. 用药监护　应注意观察患者与治疗相关症状和体征的变化情况,如呕吐及腹泻等的改善情况;注意观察有无胃肠道不适、眩晕以及昏睡等精神异常症状。

3. 用药告知　用量不可过大。

【临床用药警戒】

1. 使用注意　区分生品与制品的药效差异;生品有滑肠作用,可致泄泻。

2. 使用禁忌

(1) 病证禁忌:湿热泻痢及胃热疼痛者忌用;胆囊炎、胆石症患者慎用。

(2) 特殊人群用药禁忌:孕妇忌用;围生期妇女慎用;备孕期男女慎用。

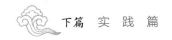

（3）中西药配伍禁忌：不宜与镇静药、麻醉药等合用。

（4）饮食禁忌：忌食辛辣、油腻食物。

🔍 知识链接

肉豆蔻的不良反应及炮制减毒机制

　　肉豆蔻含去氢二异丁香酚、肉豆蔻醚、黄樟醚等挥发性成分,大剂量使用有致幻作用,轻者出现幻觉或恶心、眩晕;重者则谵语、时间和空间定向错误、昏迷、瞳孔散大、呼吸变慢、反射消失,甚至死亡。有报道肉豆蔻醚有致畸作用。炮制后肉豆蔻中毒蛋白变性,止泻成分甲基丁香酚、甲基异丁香酚含量增加,毒性成分肉豆蔻醚、黄樟醚含量降低,达到了增效减毒的目的。

罂 粟 壳

【品种与品质】

本品来源于罂粟壳植物罂粟的干燥成熟果壳,以个大、质坚、果皮厚、无虫蛀、色浅棕、气味清香者为佳。

【处方用名】

罂粟壳,蜜罂粟壳,粟壳,米壳,御米壳。

【临床效用】

罂粟壳酸、涩,平,有毒,归肺、大肠、肾经。功效敛肺,涩肠,止痛。主治肺虚久咳;久泻久痢,脱肛;胃痛,腹痛,筋骨疼痛。

生品长于止痛、收敛,用于脘腹痛、胁肋痛,亦用于久咳少痰、久泻久痢;蜜制止咳作用较好;醋炒可增强止泻、止痛作用。

【临床药学服务】

1. 用法用量　煎服,3~6g。内服入汤剂,常规煎煮;亦入丸、散剂。均宜饭后服。

2. 用药监护　应注意观察患者与治疗相关症状及体征的改善情况,如咳嗽、疼痛及腹泻是否缓解;注意观察患者有无头晕、恶心、呕吐、便秘等不适症状;注意观察患者有无昏睡、面色苍白、口唇发绀等中毒现象;注意观察患者有无强迫觅药行为。

3. 用药告知　本品易成瘾,用量及疗程均需在医师指导下使用,不宜过量或久服,以免中毒或成瘾。

【临床用药警戒】

1. 使用注意　控制疗程及用量,易成瘾,不宜久服。

2. 使用禁忌

（1）病证禁忌：肺经火盛或风寒外束而邪气未散之咳嗽,胃肠积滞之泻痢者忌用。

（2）特殊人群用药禁忌：儿童、孕妇及哺乳期妇女禁用;运动员禁用。

（3）中西药配伍禁忌：不宜与士的宁、西咪替丁、含酶制剂（如胃蛋白酶、胰酶、淀粉酶、多酶片等）、含金属离子药物（如碱式碳酸铋、硫酸亚铁、氢氧化铝、硫酸镁等）等同用。

（4）饮食禁忌：忌油炸、坚硬食物;忌酒。

知识链接

罂粟壳的不良反应及特殊管理

罂粟壳中毒主要是由吗啡、可待因、罂粟碱等成分所致。急性中毒初期可见烦躁不安、谵妄、呕吐、全身乏力等,继而头晕、嗜睡、脉搏开始加快,逐渐变为慢而弱,瞳孔极度缩小如针尖大,呼吸浅表而不规则,同时伴有发绀、汗出、体温下降、手脚发冷、肌肉松弛等,随后呼吸中枢麻痹。慢性中毒主要为成瘾,即为鸦片瘾。慢性中毒时可见厌食、便秘、早衰、阳痿、消瘦、贫血等症状。罂粟壳已被列入麻醉药品品种目录。应根据《麻醉药品管理办法》,对罂粟壳的生产、经营、使用以及含罂粟壳中成药的研制工作进行监督管理,保证药品生产和医疗配方的使用,防止流入非法渠道。违反规定者按规定进行处罚,构成犯罪的由司法机关依法追究刑事责任。

椿 皮

【品种与品质】

本品来源于苦木科植物臭椿的干燥根皮或干皮,以皮厚、无粗皮、色黄白者为佳。

【处方用名】

椿皮,椿白皮,炒椿皮,臭椿皮,樗白皮。

【临床效用】

椿皮苦、涩,寒,归大肠、胃、肝经。功效清热燥湿,收涩止带,止泻,止血,杀虫。主治湿热下注,赤白带下;久泻久痢,湿热泻痢;月经过多,崩中漏下,便血痔血;蛔虫腹痛,疥癣瘙痒。

本品生用清热燥湿,收涩止带,杀虫疗癣;炒用长于止泻,止血。

【临床药学服务】

1. 用法用量　煎服,6~9g。内服入汤剂。常规煎煮。饭后服用。外用适量,煎汤熏洗,用于疮疡、疥疮作痒、产后脱肛。

2. 用药监护　应注意观察患者与治疗相关症状及体征(如泄泻、带下及出血等)的改善情况;长期用药还应注意监测肝功能、肾功能、心电图的变化。

3. 用药告知　需在医师指导下用药;不宜长期连续服用。

【临床用药警戒】

1. 使用注意　注意顾护脾胃;注意区别生品与制品的药效差异。

2. 使用禁忌

(1) 病证禁忌:脾胃虚寒者慎用;出血性胃溃疡患者禁用;真阴不足者禁用。

(2) 特殊人群用药禁忌:孕妇、哺乳期妇女、肝肾功能不全者忌用。

(3) 中西药配伍禁忌:慎与具有肝、肾功能损害的药物合用。

(4) 饮食禁忌:忌食辛辣、生冷、刺激性食物。

知识链接

椿皮的不良反应

据报道,服用椿皮后偶有头痛、头晕、嗜睡、恶心、腹痛,停药后可自行消失。超量服用可致中毒,临床表现除上述症状外,还可见口渴、食欲减退、腹胀、腹泻,继而可出现黄疸、肝大、肝功能损伤、鼻出血、肠出血、心悸、视物模糊、皮肤疼痛、震颤及惊厥等,严重者可出现呼吸困难、心力衰竭。

石 榴 皮

【品种与品质】

本品来源于石榴科植物石榴的干燥果皮,以个大、皮厚实、色棕黄、外表整洁者为佳。

【处方用名】

石榴皮,石榴皮炭。

【临床效用】

石榴皮酸、涩、温,归大肠经。功效涩肠止泻,止血,驱虫。主治久泻久痢,脱肛;崩漏,便血,带下;虫积腹痛。

生品驱虫、涩精、止带,多用于虫积腹痛、滑精、白带;炒炭后收涩之力增强,多用于久泻久痢、脱肛、崩漏。

【临床药学服务】

1. 用法用量　煎服,3~9g。内服入汤剂,常规煎煮;亦入丸、散剂。均宜饭后服用。外用适量,研末敷止血,煎汤熏洗治疗脱肛。外用不拘时间。

2. 用药监护　应注意观察患者与治疗相关症状及体征(如泻痢、带下及出血等)的改善情况;注意监测患者心率、血压、心电图、肝功能的变化。

3. 用药告知　注意顾护脾胃;不宜大剂量服用,不宜久服。

【临床用药警戒】

1. 使用注意　区分生品与制品的药效差异。

2. 使用禁忌

(1) 病证禁忌:泻痢初期积滞、湿滞未清者忌服。

(2) 特殊人群用药禁忌:孕妇及哺乳期妇女慎用、肝功能不全者慎用。

(3) 中西药配伍禁忌:不宜与酶制剂、含金属离子药物(如碳酸钙、葡萄糖酸钙、硫酸亚铁等)、部分抗生素类药物(如磺胺类药物、氯霉素、红霉素、林可霉素)、维生素 B_1、异烟肼、利福平、生物碱类药物(如黄连素、阿托品、咖啡因、奎宁、利血平等)、可待因、含氨基比林成分的药物(如复方氨林巴比妥注射液、酚氨咖敏片)、强心苷类等同用。

(4) 饮食禁忌:用于驱虫时,忌食油腻食物。

第三节　固精缩尿止带药

山 茱 萸

【品种与品质】

本品来源于山茱萸科植物山茱萸的干燥成熟果肉,以块大、肉厚、色紫红、油润柔软、无核者为佳。

【处方用名】

山茱萸,枣皮,山萸肉,酒萸肉。

【临床效用】

山茱萸酸、涩,微温,归肝、肾经。功效补益肝肾,收涩固脱。主治肝肾亏虚,症见眩晕耳鸣、腰膝酸软、阳痿;肾虚精关不固,症见遗精、滑精,遗尿、尿频;肝肾亏虚,冲任不固,症见崩漏带下,月经过多;大汗不止,体虚欲脱;内热消渴。

生品补益肝肾、收敛固涩;蒸制后补肾涩精,固精缩尿力强;酒制后温通滋补力强。

【临床药学服务】

1. 用法用量　煎服,6~12g。内服入汤剂,亦入丸、散剂。常规煎煮。宜饭后服。

2. 用药监护　应注意观察患者与治疗相关症状(如遗精、尿量及带下等)的变化情况;注意观察患者有无消化道不适,并监测有无过敏反应。糖尿病患者注意监控血糖的波动。

3. 用药告知　不宜大剂量长期服用。

【临床用药警戒】

1. 使用注意　注意顾护脾胃;注意区分生品与制品的药效差异。

2. 使用禁忌

(1) 病证禁忌:湿热而致小便不利、便秘、汗出、血热妄行、胃酸过多忌大量久服。

(2) 特殊人群用药禁忌:孕妇慎用。

(3) 中西药配伍禁忌:传统认为不宜与桔梗、防风、防己配伍。不宜与碱性药物(如磺胺类、氨基糖苷类、氨茶碱、硝苯地平、咖啡因、东莨菪碱、氢氧化铝、碳酸氢钠、奎宁)、酸性药物(如呋喃妥因、利福平、阿司匹林、吲哚美辛等)、大环内酯类抗生素(如红霉素)、复方氨基酸注射液、金属离子类药物(如碳酸钙、硫酸镁、硫酸亚铁、碳酸铋等)、胰酶、异丙肾上腺素等同用。

(4) 饮食禁忌:忌酸辣、生冷食物。

海　螵　蛸

【品种与品质】

本品来源于乌贼科动物无针乌贼或金乌贼的干燥内壳,以色白者为佳。

【处方用名】

海螵蛸、乌贼骨。

【临床效用】

海螵蛸咸、涩,温,归脾、肾经。功效收敛止血,涩精止带,制酸止痛,收湿敛疮。主治吐血衄血,崩漏便血,外伤出血;遗精滑精,赤白带下;胃痛烧心,吞酸;湿疮湿疹,溃疡不敛。

生品长于固精止带、制酸止痛,用于梦遗滑精、赤白带下、胃痛吐酸等;炒制及煅后收敛之性增强,长于收敛止血、止带、敛疮,可用于崩漏下血、赤白带下,外伤出血及疮疡湿疹。

【临床药学服务】

1. 用法用量　煎服,5~10g。内服入汤剂,常规煎煮;亦入丸、散剂。均宜饭后服。外用适量,宜研末外敷患处,治疗湿疮湿疹,溃疡不敛。

2. 用药监护　应注意观察患者与治疗相关的症状及体征(如出血、带下、遗精及大便等的情况)有无改善。

3. 用药告知　与制酸药配伍使用时,应注意剂量。

【临床用药警戒】

1. 使用注意 不宜长期或大量服用。

2. 使用禁忌

（1）病证禁忌：阴虚多热者不宜多用；便秘患者及表邪未净者不宜服用。

（2）特殊人群用药禁忌：孕妇慎用。

（3）中西药配伍禁忌：传统认为不宜与附子、白蔹、白及、金银花配伍。不宜与四环素、异烟肼、洋地黄、单胺氧化酶抑制剂、磷酸盐、铁剂、青霉素类、头孢菌素类、呋喃妥因等合用。

（4）饮食禁忌：忌油炸及坚硬食物。

金 樱 子

【品种与品质】

本品来源于蔷薇科植物金樱子的干燥成熟果实。以个大、色红者为佳。

【处方用名】

金樱子。

【临床效用】

金樱子酸、甘、涩，平，归肾、膀胱、大肠经。功效固精缩尿，固崩止带，涩肠止泻。主治遗精滑精，遗尿尿频，崩漏带下；久泻、久痢。

生品酸涩，固精止脱作用强；蜜制品偏于甘涩，可以补中涩肠，多用于脾虚久泻、久痢。

【临床药学服务】

1. 用法用量 煎服，6～12g。内服入汤剂，或熬膏或制成丸剂，亦入散剂等。常规煎煮。宜饭后服。

2. 用药监护 应注意观察患者与治疗相关的症状及体征，如出血、带下、遗精及遗尿、腹泻等的改善情况；观察患者是否出现腹痛及过敏反应。

3. 用药告知 本品大剂量可引起腹痛和便秘，用量不宜过大；出现过敏反应需及时停药就诊。

【临床用药警戒】

1. 使用注意 注意顾护脾胃；注意区分生品与制品的药效差异。

2. 使用禁忌

（1）病证禁忌：实火、邪实者禁用；小便不利、癃闭者禁用；胃溃疡者不宜大剂量服用；糖尿病患者慎用。

（2）特殊人群用药禁忌：孕妇慎服。

（3）中西药配伍禁忌：不宜与奎宁、麻黄碱、阿托品、强心苷类药物、麻醉药、水杨酸制剂、排钾利尿药等同用。

（4）饮食禁忌：忌生冷、黏腻食物。

其他收涩药

其他收涩药的药学服务内容见表20-1。

表 20-1　其他收涩药的药学服务

药名	临床性效特征	炮制品种	临床药学服务		不良反应与用药警戒
			用法用量	用药监护与告知	
浮小麦	甘，凉；固表止汗、益气、除热	生用长于退虚热；炒用长于止汗	煎服，6～12g	注意监测患者的汗出情况；本品药性平和，须配伍使用以增强药力	表邪汗出者禁用；传统认为不宜与威灵仙配伍
糯稻根	甘，平；固表止汗、益胃生津、退虚热	临床一般用生品	煎服，30～60g	注意观察患者的汗出变化；与其他止汗药合用，注意控制药量	表证汗出者慎用
赤石脂	甘、酸、涩，温；涩肠、止血、生肌敛疮	临床一般用生品；煅制长于收敛，用于止血、止泻	煎服，9～12g，先煎。外用适量	注意观察患者的大便情况；用量不宜过大；注意顾护脾胃，中病即止；服药期间饮食宜清淡	肠炎初起、湿热积滞泻痢者忌服；孕妇慎用。传统认为不宜与肉桂、大黄、松脂、芫花同用；不宜与维生素 C、四环素、土霉素等同用
禹余粮	甘、涩，微寒；涩肠止泻、收敛止血、止带	生品涩肠止泻，收敛止血，止带；醋煅后收涩作用增强	煎服，9～15g，先煎；或入丸、散	注意观察患者的大便情况；与其他涩肠止泻药同用，应注意减少剂量；注意顾护脾胃；不宜久服	湿热积滞泻痢者忌服；孕妇慎用；不宜与四环素、土霉素等同用
覆盆子	甘、酸，温；益肾固精缩尿、养肝明目	临床一般用生品	煎服，6～12g	注意观察患者遗尿及尿频的改善情况；用量不宜过大	长期使用需遵医嘱；注意顾护脾胃；阴虚火旺或内有湿热之遗精、小便短涩者不宜使用
桑螵蛸	甘、咸，平；固精缩尿、补肾助阳	临床一般蒸制后入药	煎服 5～10g	注意监测患者尿量、呼吸、心率、血压的变化；注意观察有无反酸、胃痛等不适及过敏反应；注意顾护脾胃。偶见过敏反应	过敏体质慎用；本品过敏史者禁用；阴虚火旺或内有湿热之遗精、膀胱湿热之小便短数者忌用
莲子	甘、涩，平；补脾止泻、止带、益肾涩精、养心安神	临床一般用生品	煎服，6～15g	注意观察患者的食欲、食量、大便及带下情况。大剂量使用会出现消化不良，饮食宜清淡	高血糖者不宜大剂量长期服用
芡实	甘、涩，平；益肾固精、补脾止泻、除湿止带	生品性平，涩而不滞；炒制后药性偏温，补脾和固涩作用增强	煎服，9～15g	注意观察患者的大便及带下情况；注意监测血糖，观察有无过敏反应；大剂量使用会出现消化不良	高血糖者不宜大剂量长期服用；湿热所致之遗精白浊、尿频、带下、泻痢者均忌用；产后恶露不尽者禁用
刺猬皮	苦、涩，平；固精缩尿、收敛止血、化瘀止痛	炒制后收敛之性增强	煎服，3～10g。研末 1.5～3g。外用适量	注意观察患者的二便及出血情况；身体虚弱者不宜单味大量久服	湿热所致之遗精白浊、尿频者忌用；孕妇及先兆流产者禁用；老年人、婴幼儿慎用

学习小结

　　应用收涩药时,凡是表邪未解,湿热所致之泻痢、带下,血热出血以及郁热未清者,不宜单独使用,否则有"闭门留寇"之弊。本类药物多为治标之品,应根据具体病情随证配伍补虚之品,以标本兼顾。

　　浮小麦、麻黄根、糯稻根须合用止汗时,注意调整用量。五倍子、石榴皮、诃子等富含鞣质,临床应注意控制剂量及疗程,避免出现肝毒性,并注意中西药配伍禁忌。五倍子、罂粟壳、诃子、椿皮易导致恶心、败胃,脾胃虚弱者慎服。肉豆蔻、罂粟壳、五味子、赤石脂、椿皮、诃子、石榴皮、禹余粮、刺猬皮孕妇应慎用或禁用。罂粟壳为有毒之品,需要严格控制疗程及用量,不宜过量或久服,以免中毒或成瘾。儿童、孕妇及哺乳期妇女、运动员禁用。

（杨志军）

复习思考题

1. 根据收涩药的药性特点,阐述收涩药临床应用的药学服务措施。
2. 试述罂粟壳的临床药学服务和用药警戒措施。
3. 患者,男,52 岁。主诉腹泻 1 年余,就诊时症见肠鸣腹胀,五更溏泻,食少不化,面色萎黄,畏寒肢冷,苔白,脉弱。医师给予四神丸治疗,每次 9g,每天 2 次,连续服用 1 周。请论述作为药师应如何开展药学服务。

◇◇◇ 第二十一章 ◇◇◇

涌 吐 药

> 📝 **学习目标**
>
> 1. 知识目标　通过学习涌吐药的性效理论,掌握涌吐药的临床药学服务基本内容,能够辨析涌吐药的配伍原则及使用注意。
>
> 2. 能力目标　学生具备开展涌吐药药学服务的能力,能够针对具体案例制定涌吐药临床药学监护、安全警戒措施及用药告知方案。
>
> 3. 思政目标　涌吐药药力峻猛,刺激性强多具有毒性,使用该类药物时,明确学生的用药安全观,加强专业使命感。

【概念与分类】

凡可促使呕吐,治疗毒物、宿食、痰涎等停滞在胃脘或胸膈以上所致病证的药物,称为涌吐药,又称催吐药。涌吐药主要为植物类药,药味多苦、辛,性寒,归胃经,有毒,性善升浮上行,具有涌吐毒物、宿食和痰涎的作用。此类药物适用于误食毒物,停留胃中而未被吸收;或宿食停滞不化,尚未入肠;或痰涎壅盛,阻于胸膈或咽喉,呼吸急促;或痰浊上涌,蒙蔽清窍,癫痫发狂等。

部分药物又兼有截疟、祛湿退黄、解毒收湿、杀虫等功效,还可用于疟疾、湿热黄疸、疮疡不溃、头虱体虱等。

【使用宜忌】

1. 用法　本类药物性烈有毒,易伤胃损正,仅适用于形证俱实者,且宜采用"小量渐增"的使用方法,切忌骤用大量,应中病即止,不可连服、久服。服药后宜多饮温开水或辅以探吐之法,以助药力;若呕吐不止,当立即采取措施及时施救;服药吐后,不宜立即进食,待胃肠功能恢复后,再进易消化的食物以养胃气。

2. 病证禁忌　素体虚弱、失血、劳嗽虚喘、心悸、头晕以及高血压、心脏病、肺结核、胃溃疡等患者忌用。

3. 配伍禁忌　根据临床病证状况和具体药物确定。其中藜芦有"十八反"配伍禁忌。

4. 特殊人群用药禁忌　老年人、小儿、孕妇及妇女胎前产后忌用。

5. 饮食禁忌　不宜进食辛辣刺激性食物,服药吐后不宜食用肥甘厚腻之品。

常 山

【品种与品质】

本品来源于虎耳草科植物黄常山的干燥根,以切面黄白色、味苦者为佳。

【处方用名】

常山,鸡骨常山,恒山,炒常山。

【临床效用】

常山苦、辛,寒,有毒,归肺、肝、心经。功效涌吐痰涎,截疟。主治痰饮停聚,胸膈痞塞,不欲饮食,欲吐而不能吐者;各种疟疾,尤以间日疟、三日疟较好,为治疟良药。

生品性善上行,长于涌吐痰涎,用治胸中痰饮证;酒炒用可减轻恶心、呕吐的副作用,降低毒性,可祛痰截疟。

【临床药学服务】

1. 用法用量　煎服,5~9g。或入丸、散。常规煎煮,治疟疾在寒热发作前半天或2小时服用。外用适量,可研末吹鼻。

2. 用药监护　用于痰饮停聚,胸膈痞塞,应注意观察患者自觉症状是否缓解及呕吐频次与量的情况;用于疟疾,应观察患者有无呕吐和寒热往复发作的情况。此外,还应注意观察患者食欲下降、腹痛、腹泻、心悸、血压异常等的情况。定期监测肝、肾功能。

3. 用药告知　控制用量,不宜过大。与其他涌吐药、有胃肠刺激性药物同用应注意减量。用于催吐时,注意顾护胃气;吐后应休息,不宜马上进食;呕吐不止,应采取措施解救。服药期间饮食宜清淡、易消化。

【临床用药警戒】

1. 使用注意　本品有毒,易伤正气,应中病即止,不可连服、久服;区分生品与酒制品的药效差异,其剂量和疗程根据患者的体质与病情,按照医嘱执行。

2. 使用禁忌

（1）病证禁忌:脾胃虚弱,津亏血虚,体虚者慎用。

（2）特殊人群用药禁忌:孕妇、老年人、小儿禁用;肝、肾功能不全者禁用。

（3）中西药配伍禁忌:传统认为不宜与地榆、砒石、石乳同用。对于肾病,不宜与甘草同用。

（4）饮食禁忌:传统认为不宜与葱及菘菜同食;忌食辛辣、生冷、油腻之品。

📖 知识链接

常山的不良反应

　常山的抗疟疾活性成分是常山碱和异常山碱,其中常山碱的活性较高。但常山碱可刺激胃肠的迷走及交感神经末梢,反射性引起呕吐,并导致肝、肾的病理损伤。常山使用过量中毒时可表现为恶心呕吐、腹痛腹泻、便血,严重时胃肠黏膜充血或出血,并引起精神困倦、心悸、心律不齐、发绀、循环衰竭。

甜 瓜 蒂

【品种与品质】

本品来源于葫芦科植物甜瓜的果蒂,以色黄褐、味苦者为佳。

【处方用名】

瓜蒂,甜瓜蒂,瓜丁,甜瓜把。

【临床效用】

瓜蒂苦,寒,有毒,归脾、胃经。功效涌吐痰食,祛湿退黄。主治痰热,风痰,宿食停滞,食物中毒,湿热黄疸。

临床一般用生品。

【临床药学服务】

1. 用法用量 煎服,2.5~5g。入丸、散服,每次0.3~1g。外用适量,研末吹鼻,治疗湿热黄疸,待鼻中流出黄水即停药。

2. 用药监护 瓜蒂用于催吐,应注意观察患者呕吐的程度、精神状态、食欲等情况;吹鼻用于退黄,注意观察患者黄疸消退的情况,且鼻中流出黄水即应停药。此外,还应注意观察患者有无胃部灼痛、腹痛腹泻、头痛头晕、胸闷心悸等不良反应。监测肝肾功能、心肌酶等。

3. 用药告知 用量不宜过大;用于催吐时,应注意顾护胃气;吐后应休息,不宜马上进食;如剧烈呕吐不止者,可用麝香适量,开水冲服。

【临床用药警戒】

1. 使用注意 用药剂量和次数需遵医嘱,应中病即止。

2. 使用禁忌

(1) 病证禁忌:吐血、咯血、体虚、心脏病、胃弱及上部无实邪者忌用。

(2) 特殊人群用药禁忌:孕妇、老年人、儿童禁用;肝、肾功能不全者忌用。

(3) 饮食禁忌:忌食生冷、油腻、辛辣刺激性食物。

知识链接

甜瓜蒂的不良反应

甜瓜蒂毒性成分为甜瓜毒素,使用过量可造成心、肝、肾等脏器的损害,并引起中毒。中毒机制是甜瓜毒素刺激胃黏膜,反射性引起呕吐中枢兴奋而出现剧烈呕吐,最后可使呼吸中枢完全麻痹而致死。主要表现有胃部灼痛,剧烈呕吐,呕吐物可含血及胆汁,并可见腹泻、腹部不适、纳呆、头晕、粪便呈水样,甚者脉搏细弱、血压下降、昏迷,同时转氨酶升高,心电图显示心肌损害。

胆 矾

【品种与品质】

本品来源于三斜晶系胆矾的矿石,主要成分为含水硫酸铜,以块大、色深蓝、质脆、半透明者为佳。

【处方用名】

胆矾,蓝矾,石胆。

【临床效用】

胆矾酸、涩、辛,寒,有毒,归肝、胆经。功效涌吐痰涎,解毒收湿,祛腐蚀疮。主治风痰壅塞,喉痹,癫痫,误食毒物;风眼赤烂,口疮,牙疳;肿毒不溃,胬肉疼痛。

胆矾多生用,具有涌吐、解毒、祛腐功效,用于痰涎闭塞、肿毒等。煅制品具收敛、燥湿功能。外治用于牙疳、甲疳等。

笔记栏

【临床药学服务】

1. 用法用量　内服 0.3~0.6g。温水化服或入丸、散服。外用适量,煅后研末撒或调敷,或以水溶化后外洗。

2. 用药监护　胆矾用于催吐,应注意观察患者的食欲、呕吐程度及精神状态等。此外,还应注意询问和观察患者的口味变化、呕吐物性状、头痛头晕、心悸、血压、尿量等情况。定期监测血常规和肝、肾功能。

3. 用药告知　无论内服、外用,用量均需严格控制;用于催吐,注意顾护胃气;吐后应休息,不宜马上进食。

【临床用药警戒】

1. 使用注意　用量不宜过大,中病即止;避免药物接触健康黏膜。

2. 使用禁忌

(1) 病证禁忌:胃弱、体虚、心脏病患者忌服;疮疡久溃属于气血两虚者忌用;糖尿病合并皮肤感染者忌服。

(2) 特殊人群用药禁忌:孕妇、哺乳期妇女、老年人、儿童及肝、肾功能不全者禁用。

(3) 中西药配伍禁忌:硫酸铜中毒频繁呕吐,不宜应用止吐药,防止出现增加铜潴留吸收而致中毒加深。

(4) 饮食禁忌:忌食生冷、油腻、辛辣刺激性食物。

知识链接

胆矾的不良反应

胆矾可引起口腔、胃肠道强烈刺激反应,可引起局部黏膜充血、水肿、溃疡;对心、肝、肾有直接的毒性作用;还能引起溶血性贫血。中毒的临床表现为口中有金属涩味,咽干,恶心呕吐,腹痛腹泻,呕吐物或排泄物呈蓝绿色,头晕头痛,眼花,乏力,面色萎黄,黄疸,血压下降,心动过速,少尿或无尿,可因肾衰竭而死亡。

藜　芦

【品种与品质】

本品来源于百合科植物黑藜芦的干燥根,以根粗坚实、断面粉性者为佳。

【处方用名】

藜芦,黑藜芦。

【临床效用】

藜芦辛、苦,寒,有毒,归肺、肝、胃经。功效涌吐风痰,杀虫疗癣。主治中风,癫痫,喉痹,误食毒物;疥癣秃疮,白秃,头虱,体虱。

生品毒性较大,多外用;米泔水制后毒性减弱,功效与生品相似。

【临床药学服务】

1. 用法用量　内服 0.3~0.6g。内服不入煎剂,宜入丸、散,温水送服以催吐,宜在饭后服。外用适量,研末,油或水调外涂。

2. 用药监护　藜芦内服催吐,应注意观察患者的呕吐程度、食欲、精神状态等情况;外用杀虫止痒,应注意观察患者皮肤、黏膜的变化。此外,用药中观察患者是否出现舌及咽喉异样感觉、腹痛、流涎、恶心、呕吐等不良反应。监测血压及肝、肾功能。注意有无过敏反应。

3. 用药告知　本品毒性剧烈,内服宜慎,需严格控制用量;用于催吐时,注意顾护胃气;如服后呕吐不止,需对症解救。

【临床用药警戒】

1. 使用注意　藜芦全株有毒,以根的毒性最大。本品尚可通过皮肤吸收入血,主要从肾脏排出,并有明显的蓄积作用。因藜芦治疗量与中毒量接近,内服容易产生毒性反应,现代临床已不做涌吐药使用,主要做农作物及蚊蝇的杀虫剂使用。

2. 使用禁忌

(1) 病证禁忌:失血、体虚者忌服。低血压、主动脉狭窄、嗜铬细胞瘤、心绞痛、洋地黄中毒及高血压者禁用。

(2) 特殊人群用药禁忌:孕妇禁服;老年人、儿童及肝、肾功能不全者忌服。

(3) 中西药配伍禁忌:"十八反"禁忌认为不宜与人参、党参、西洋参、南沙参、北沙参、丹参、玄参、苦参、细辛、白芍、赤芍同用。不宜与吗啡、洋地黄类强心苷、抗高血压类药物同用。

(4) 饮食禁忌:忌食腥膻、生冷、油腻、辛辣刺激性食物。

🔍 知识链接

藜芦的不良反应

藜芦的治疗量和中毒量接近,中毒的表现为舌及咽喉部有针刺样感觉、上腹部及胸骨后有烧灼疼痛感、流涎、恶心、频繁呕吐、腹泻、呃逆、头痛眩晕、出汗等,严重者可出现便血、瞳孔散大、血压下降、呼吸抑制、谵语、肌肉抽搐、昏迷或全身痉挛,最终可致呼吸中枢麻痹、心跳停止。外用可引起皮肤黏膜灼痛、打喷嚏、流眼泪等。

👤 学习小结

涌吐药均为有毒之品,作用峻猛,服用后可引起强烈的呕吐,易伤胃损脾,故只适用于实证且素体壮实之人,使用时应控制用量,采用"小量渐增"的使用方法,避免骤用大量,且应中病即止,不可连服、久服。若呕吐不止者,当立即采取措施及时施救。对于孕妇、老年人、小儿、体虚、心悸、高血压、心脏病、胃溃疡者等忌用。

常山、甜瓜蒂、胆矾中毒后均可引起心、肝、肾的病理损害,用药过程中应注意观察患者心悸、血压、食欲、黄疸、尿量、心电图等的情况,检测肝、肾功能。其中胆矾中毒还会造成中枢神经系统的损害,并可引起溶血性贫血,还应观察患者的头痛头晕、神志情况和血常规的改变。常山抗疟时应炒用酒炙,以缓和涌吐之性。藜芦毒性尤烈,内服治疗量和中毒量接近,现代临床已不作涌吐药使用,而主要作为农作物及蚊蝇的杀虫剂。

●(孙东东)

复习思考题

1. 根据涌吐药的药性特点,阐述涌吐药临床应用的药学服务措施与临床用药警戒。
2. 简述常山的药学服务措施。

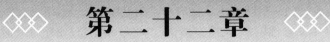

第二十二章

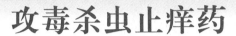

攻毒杀虫止痒药

学习目标

1. 知识目标　通过学习攻毒杀虫止痒药的性效理论,具备该类药的临床药学服务基本内容,能够辨析具体药物的用药告知与使用注意。

2. 能力目标　学生具备开展攻毒杀虫止痒药药学服务的能力,能够针对具体案例制定该类药物临床药学监护、安全警戒措施及用药告知方案。

3. 思政目标　此类药物大多有毒,一定要注意用量用法、病证禁忌、配伍禁忌、特殊人群禁忌。对职责怀有敬畏之心,全面强化生命意识、法治意识,加强社会责任感和专业使命感。同时也可以取药物之毒攻疾病之毒,治学的道路上应该勇于探索创新。

【概念与分类】

凡外用以攻毒疗疮、杀虫止痒为主要作用,治疗痈肿疮毒、疥癣瘙痒的药物,称为攻毒杀虫止痒药。本类药物多为矿石类与草木类,大多有毒,具有攻毒疗疮、解毒杀虫、燥湿止痒的功效,主治疮痈疔毒、疥癣、湿疹湿疮、梅毒、虫蛇咬伤以及癌肿等。

部分药物兼有截疟、助阳通便、止血、止泻、温肾助阳、祛风止痛等功效,又可用于疟疾、虚寒便秘、便血衄血、肾虚阳痿、风湿痹痛等。

【使用宜忌】

1. 用法　以外用为主。外用方法因病、因证、因药而异,有研末外撒、煎汤洗渍、热敷、浴泡、含漱,或用油脂、水调敷,或制成软膏涂抹,或制成药捻、栓剂等。内服宜作丸、散,使其缓慢吸收。无论外用或内服均应严格控制剂量和疗程,不宜过量或持续使用,以防发生毒性反应。

2. 病证禁忌　部分药物性偏温热,阴虚火旺有热者慎服;部分药物药性峻烈,刺激性强,脾胃虚弱、消化系统疾病者慎用。

3. 配伍禁忌　部分药物不宜与芒硝、玄明粉、硝酸盐、硫酸盐、亚铁盐、亚硝酸盐、四环素类等药物同用。

4. 特殊人群用药禁忌　有毒药或药性峻猛的药物孕妇禁用;儿童、老年人禁用或忌用。

5. 饮食禁忌　用药期间不宜食用肥甘厚腻之品。

雄　黄

【品种与品质】

本品来源于硫化物类矿物雄黄族雄黄,主含二硫化二砷,以色红、块大、质松脆、有光泽者为佳。

【处方用名】

雄黄,明雄黄,腰黄,石黄,雄精,雄黄粉。

【临床效用】

雄黄辛,温,有毒,归肝、大肠经。功效解毒杀虫,燥湿祛痰,截疟,定惊。主治痈肿疔疮,湿疹,疥癣,虫蛇咬伤;虫积腹痛,惊痫,疟疾。

水飞雄黄可使药粉达到极细和纯净,降低毒性,便于制剂及使用。

【临床药学服务】

1. 用法用量　内服,0.05~0.1g,不入煎剂。内服入丸、散用。外用适量。外用研末敷,香油调搽或烟熏。

2. 用药监护　用于痈肿、疥癣,应注意观察患者皮肤有无红、肿、痒、痛、鳞屑、水疱等情况,定期检查心、肝、肾功能。此外,还应注意观察患者恶心呕吐、腹痛、二便、呼吸、发热等的情况。

3. 用药告知　外用不宜大面积涂敷,亦不宜长期使用;内服不可过量或久服;宜清淡饮食。

【临床用药警戒】

1. 使用注意　内服宜慎,入丸、散用,不入汤剂,不可久服;本品应水飞入药,切忌火煅;区别外用和内服的功效差异。

2. 使用禁忌

(1) 病证禁忌:阴亏血虚者忌用;造血功能异常、胃溃疡患者忌用。

(2) 特殊人群用药禁忌:孕妇、哺乳期妇女禁用;肝肾功能不全、儿童以及老年人忌用。

(3) 中西药配伍禁忌:不宜与硫酸盐、硝酸盐、亚硝酸盐、亚铁盐类药物合用。

(4) 饮食禁忌:忌辛辣燥热食物。

知识链接

雄黄的不良反应

雄黄含砷,砷是一种原浆毒物,可以影响酶的活性,干扰细胞代谢,引起血管、肝、肾、大脑、神经、胃肠等组织器官的损害。据报道,本品过量服用对中枢神经系统、心血管系统、泌尿生殖系统及胃肠道均有不同程度的损害。中毒的表现可见恶心、呕吐、腹痛、腹泻等急性胃肠道症状,重者可见血尿、血水样大便、发热、烦躁,甚则呼吸、循环衰竭。

硫　　黄

【品种与品质】

本品来源于自然元素类矿物硫族自然硫,或用硫化物经加工制得,以色黄、光亮、质松脆者为佳。

【处方用名】

硫黄,制硫黄。

【临床效用】

硫黄酸,温,有毒,归肾、大肠经。功效外用解毒疗疮,杀虫止痒;内服补火助阳通便。主治疥癣,湿疹,秃疮,阴疽恶疮;肾阳衰微,下元虚冷,阳痿遗精,小便频数,腰膝冷弱;肾虚喘促;虚冷便秘。

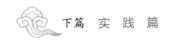

生品有毒,只供外用,长于杀虫攻毒、燥湿止痒,多用于疥癣、秃疮、阴疽恶疮;制后毒性降低,偏于补火助阳、温阳通便,用于肾阳不足、命门火衰之证。

【临床药学服务】

1. 用法用量 内服1.5~3g,炮制后入丸、散。外用适量,研末撒敷或香油调涂患处,或烧烟熏治疗皮肤顽疮疥癣,与葱白捣敷脐上治疗遗尿。

2. 用药监护 用于痈肿、疥癣,应注意观察患者皮损改善的情况,并关注局部皮肤有无干燥、皲裂、痒、红、肿等情况;内服应注意观察患者与治疗相关症状的改善情况,还应观察口干、性功能、二便等有无异常情况;定期检查肝、肾功能。此外,注意观察患者是否出现恶心呕吐、腹胀腹泻、头晕头痛、心悸气短、血压下降等中毒反应。

3. 用药告知 外用不宜大面积涂敷或长期使用;内服不宜过量或久服;贮藏置于干燥处。

【临床用药警戒】

1. 使用注意 治疗皮肤病时,对穿用过的衣物、枕巾、鞋袜等用品宜日光暴晒或煮沸消毒,注意日常起居卫生;区别内服与外用的药效差异;宜清淡饮食。

2. 使用禁忌

(1) 病证禁忌:阴虚火旺、热结便秘、湿热痿痹者忌服。

(2) 特殊人群用药禁忌:孕妇禁用;儿童及肝、肾功能不全者忌服。

(3) 中西药配伍禁忌:传统认为不宜与朴硝、芒硝、玄明粉同用。不宜与氯丙嗪、硫喷妥钠等对中枢神经有抑制作用的药物合用。

(4) 饮食禁忌:传统认为不宜与禽兽血同用;畏醋。

> 🔍 **知识链接**
>
> 硫黄的不良反应
>
> 硫黄内服后在肠道中可形成硫化氢。硫化氢是一种神经毒物,可抑制某些酶的活性,引起组织细胞内窒息;硫化氢亦可与组织内的钠离子形成硫化钠,对局部产生刺激作用。其服用过量可致中毒,可见恶心呕吐,腹胀腹泻,腹痛便血,头晕头痛,全身无力,心悸气短,体温升高,瞳孔缩小,对光反应迟钝,血压下降,意识模糊,继而出现昏迷。

白 矾

【品种与品质】

本品是由硫酸盐类矿物明矾石族明矾石经加工提炼而成,以块大、无色透明者为佳。

【处方用名】

白矾,枯矾,明矾。

【临床效用】

白矾酸、涩、寒,归肺、脾、肝、大肠经。功效外用解毒杀虫,燥湿止痒;内服止血,止痢,祛除风痰。主治疮疡,湿疹,疥癣,痔疮,聍耳流脓;吐衄,便血,崩漏,外伤出血;久泻久痢;痰壅心窍,癫痫发狂;湿热黄疸。

生品长于解毒杀虫,燥湿止痒,祛除风痰,退黄疸;煅后称枯矾,酸寒之性降低,涌吐作用减弱,增强了收湿敛疮、止血化腐、涩肠止泻作用。

【临床药学服务】

1. 用法用量　内服,0.6~1.5g,不入煎剂,内服入丸、散。宜饭后服用。外用适量,研末撒布、调敷或化水洗患处。

2. 用药监护　外用时应注意观察患者的皮损情况;内服时应注意观察患者与治疗相关症状(如出血、大便、神志、抽搐等)的改善情况。此外,还应注意观察患者口腔反应、恶心呕吐、腹痛腹泻等的情况,定期检查尿常规与肝、肾功能。

3. 用药告知　化水外洗患处时,不可自行加大药物浓度;与其他寒凉药同用时,注意减量;用药时顾护脾胃,饮食宜熟软清淡。

【临床用药警戒】

1. 使用注意　外用于手、足等部位时不可长期或大量使用,以免对汗腺造成损伤;区别生品与制品、内服与外用功效的差异。

2. 使用禁忌

(1) 病证禁忌:体虚胃弱者及无湿热痰火者忌用。

(2) 特殊人群用药禁忌:孕妇禁用;肝、肾功能不全者及儿童、老年人忌用。

(3) 中西药配伍禁忌:不宜与四环素类药物、异烟肼、利福平、泼尼松龙片同用;不宜与补铁剂合用。

(4) 饮食禁忌:传统认为不宜与牡蛎合用。忌食辛辣刺激性食物。

📖 **知识链接**

白矾的不良反应

　　白矾是含有结晶水的硫酸铝钾复盐,是传统的食品改良剂和膨松剂,常用作油条、粉丝、米粉等食品生产的添加剂。由于含有铝离子,过量摄入会影响人体对铁、钙等成分的吸收,导致骨质疏松、贫血,甚至影响神经细胞的发育等。大剂量内服可引起口腔、喉头烧伤、恶心呕吐、腹痛腹泻,亦可出现蛋白尿或血尿,甚至虚脱。白矾浓溶液对皮肤、黏膜有明显刺激性,外用有产生过敏反应的报道。原国家卫生和计划生育委员会等五部门关于调整含铝食品添加剂使用规定的公告(2014年第8号)调整硫酸铝钾(明矾)和硫酸铝铵的使用范围,油炸面制品、面糊、裹粉、煎炸粉严格按照生产需要适量使用硫酸铝钾(明矾)和硫酸铝铵(铵明矾),其他小麦粉及其制品生产中不得使用硫酸铝钾和硫酸铝铵。国家卫生和计划生育委员会2015年第1号公告再次对明矾作为食品添加剂作了含量限制,要求铝的残留量≤200mg/kg(干样品,以Al计)。

蛇　床　子

【品种与品质】

本品来源于伞形科植物蛇床的干燥成熟果实,以颗粒饱满、色灰黄、香气浓者为佳。

【处方用名】

蛇床子,蛇床,蛇米,蛇床实。

【临床效用】

蛇床子辛、苦,温,有小毒,归肾经。功效燥湿祛风,杀虫止痒,温肾壮阳。主治阴部湿痒,湿疹,疥癣;寒湿带下;湿痹腰痛;肾虚阳痿,宫冷不孕。

生品外用燥湿杀虫、祛风止痒,内服温肾壮阳;炒用可以降低毒性,去辣味,功效与生品相同。

【临床药学服务】

1. 用法用量　煎服,3~10g。内服入汤剂或丸、散,常规煎煮,饭后服用。外用适量,多煎汤熏洗,或研末调敷患处。亦可制成锭剂、栓剂、片剂纳入阴道。

2. 用药监护　用药时应观察患者与治疗相关症状及体征的改善情况,还应注意外用时局部皮肤、黏膜有无红斑、水疱、鳞屑、瘙痒、阴痒等情况;内服时应注意观察有无恶心呕吐、舌麻、胃部不适、头晕、心悸等情况。

3. 用药告知　本品有小毒,需在医师或药师指导下应用,不可超量;饮食以清淡为主。

【临床用药警戒】

1. 使用注意　本品有类激素样作用,不宜久服;区别生制品、内服与外用的功效差异。

2. 使用禁忌

(1) 病证禁忌:阴虚火旺或下焦有湿热者不宜内服。

(2) 特殊人群用药禁忌:孕妇禁用;儿童慎用。

(3) 中西药配伍禁忌:传统认为不宜与牡丹、贝母同用。

(4) 饮食禁忌:忌辛辣刺激、油炸等热性食物。

大　蒜

【品种与品质】

本品来源于百合科多年生草本植物大蒜的鳞茎,以个大、肥厚、味辛辣者为佳。

【处方用名】

大蒜,胡蒜,独蒜。

【临床效用】

大蒜辛,温,归脾、胃、肺经。功效解毒消肿,止痢,杀虫。主治痈肿疮疡,疥癣;肺痨,顿咳;痢疾,泄泻;钩虫病,蛲虫病。

临床一般用生品。

【临床药学服务】

1. 用法用量　煎服,9~15g。内服入汤剂,或生食疗腹泻、痢疾,或捣汁,或制成糖浆服治疗百日咳。不宜久煎。宜饭后服,以免伤胃。外用适量,捣烂外敷,或切片搽疗疥癣,或隔蒜灸,或贴足心用于鼻出血等。灌肠用于肠道寄生虫病。

2. 用药监护　使用时应注意观察患者与治疗相关症状的改善情况,并注意有无皮肤发红、灼热甚至起疱等症状。内服应注意观察患者恶心、呕吐、腹痛等的情况;长期服用应定期监测血常规。

3. 用药告知　不宜长期服用;与其他辛热药同用时,注意减量。

【临床用药警戒】

1. 使用注意　外敷不可过久,以免皮肤起疱;用药期间饮食宜清淡。

2. 使用禁忌

(1) 病证禁忌:脾胃气虚、阴虚火旺、肝热目疾及有舌、喉、口齿诸疾者,均当慎用;皮肤过敏者忌用;胃及十二指肠溃疡,急慢性胃炎者、贫血患者慎用。

(2) 特殊人群用药禁忌:孕妇不宜用大蒜作敷脐和栓剂,以及灌肠等。

(3) 饮食禁忌:传统认为不宜与青鱼、蜜同用。

其他攻毒杀虫止痒药

其他攻毒杀虫止痒药的药学服务内容见表22-1。

表 22-1　其他攻毒杀虫止痒药的药学服务

药名	临床性效特征	炮制品种	临床药学服务		不良反应与用药警戒
			用法用量	用药监护与告知	
樟脑	辛，热，有毒；外用除湿杀虫、散寒止痛；内服开窍辟秽	临床一般用生品	0.1～0.2g。入丸、散或用酒溶化服。外用适量	注意观察患者局部皮损、呕吐、腹泻的情况；注意是否出现头晕、头痛、温热感等中毒反应；定期监测肝功能、尿常规。用药期间饮食宜清淡	本品有毒，内服宜慎，控制剂量。外用时控制使用面积。中毒主要表现为胃肠道刺激症状和中枢神经系统兴奋症状；外用有引起过敏反应、癫痫持续状态等不良反应的报道。气虚阴亏、脾胃虚弱、热证者、高血压者慎用；孕妇、哺乳期妇女禁用；儿童、肝肾功能不全者忌用
木鳖子	苦、微甘，凉，有毒；散结消肿、攻毒疗疮	去壳取仁，捣碎用，长于攻毒疗疮，消肿散结；制霜后毒性降低，功用与去壳取仁相似	内服，0.9～1.2g。多入丸、散。外用适量，研末，用油或醋调涂患处，或磨汁涂，或煎汤熏洗	注意观察患者局部皮损、肢体活动、疼痛的情况；注意观察有无恶心呕吐、头痛头晕、腹痛、大便、神志意识等情况。用药中注意顾护脾胃，宜饭后服用	本品有毒，用药不当可引起中毒，主要表现为恶心、呕吐、头痛、头晕、耳鸣、腹痛、腹泻、四肢无力、便血、烦躁不安、意识障碍、休克等。体虚、畏寒者忌用；低血压、肝肾功能不全者忌用；孕妇、儿童禁用
土荆皮	辛，温，有毒，杀虫、疗癣、止痒	临床一般用生品	外用适量，醋或酒浸涂搽，或研末调涂患处，或制成酊剂。本品只供外用，不可内服	注意观察患者皮肤瘙痒、皮损、鳞屑等的变化情况。患者穿用过的衣物、枕巾、鞋袜等日光下暴晒或煮沸消毒	本品有毒，仅可外用。口服可引起中毒，对胃肠道黏膜有强烈的刺激作用，严重者可导致肠黏膜出血，甚至休克。外用时避免黏膜处接触药液，使用面积不宜过大。孕妇禁用
木槿皮	清热利湿、杀虫止痒	临床一般用生品	煎服，3～9g。宜饭后服。外用适量。本品以外用为主，酒浸或醋浸搽，或煎水熏洗，或研末调涂患处	注意观察患者皮损、瘙痒、大便、带下等的情况	用药剂量和疗程需遵医嘱，不可自行加大用量。脾虚、无湿热者忌服；孕妇禁用；忌辛辣、油腻食物
蜂房	甘，平，攻毒杀虫、祛风止痛	生品有攻毒杀虫、祛风止痒、止痛功效；煅后功效与生品相似，可增强疗效，降低毒性，并利于制剂	煎服，3～5g。或研末服，内服用制品。外用适量。外用生品研末，用油调敷或煎水漱口，或熏洗患处	注意观察患者局部皮损的改变；观察有无水肿、尿少、倦怠乏力、头痛、恶心、呕吐等症状出现。定期检查肝、肾功能及尿常规	本品可引起急性肾损害；还可出现食欲缺乏、恶心、呕吐等消化系统症状及神经系统症状，如头痛、头晕等。用药时不宜超量及延长疗程。气虚血弱、消化系统疾病、过敏体质者慎用；孕妇、肾功能不全者忌用；老年人及小儿慎用

学习小结

　　本章药物多具有不同程度的毒性,以外用为主,内服宜作丸、散,使其缓慢吸收。无论外用或内服均应严格控制剂量和疗程,外用不宜大面积涂敷,内服不宜过量或持续使用,以防发生毒性反应。孕妇忌用。

　　肝肾功能不全者、孕妇、儿童、老年人应慎用或忌用雄黄、硫黄、白矾、樟脑、木鳖子、蜂房。雄黄应水飞入药,切忌火煅。硫黄不宜与芒硝、玄明粉同用。白矾溶液对皮肤、黏膜有明显的刺激性,应控制浓度,外用有产生过敏反应的报道。蛇床子有类激素样作用,不可久服,儿童应慎用。蜂房可引起急性肾损害。大蒜对皮肤黏膜和胃肠黏膜有较强的刺激性,外用、内服均应控制用量和用药时间。

（陈海丰）

复习思考题

1. 根据攻毒杀虫止痒药的药性特点,阐述本章药物的临床药学服务措施。
2. 试述雄黄的临床药学服务措施和临床用药警戒事项。

第二十三章

拔毒化腐生肌药

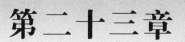

第二十三章
PPT

学习目标

1. 知识目标　通过学习拔毒化腐生肌药的临床效用,掌握拔毒化腐生肌药的临床药学服务和临床用药警戒基本内容,能够辨析拔毒化腐生肌药的用药告知与使用注意。

2. 能力目标　学生具备开展拔毒化腐生肌药药学服务的能力,能够针对具体案例制定拔毒化腐生肌药临床药学监护、安全警戒措施及用药告知方案。

3. 思政目标　本章药物均为有毒之品,临床用药时应严格遵循原国家食品药品监督管理局有关有毒药品及其复方制剂的管理规定,尊重生命,敬畏职责,敬畏规章,加强药学服务的社会责任感和专业使命感。

【概念与分类】

凡以拔毒化腐、生肌敛疮为主要作用,治疗痈疽疮疡溃后脓出不畅或久不收口的药物,称为拔毒化腐生肌药。拔毒化腐生肌药多为金石类药,性味各异,大多有毒,有些药物有剧毒。此类药物具有拔毒化腐排脓、收湿生肌敛疮的功效。主治痈疽疮疡溃后脓出不畅,或溃后腐肉不去、新肉难生、伤口难以生肌愈合,以及癌肿、梅毒、湿疹、疥癣瘙痒等。疮疡溃破之初,须先用拔毒化腐药物以祛腐;若腐肉已脱,脓水将尽,或腐脱新生之时,则应用生肌敛疮之药,以促进溃疡早日愈合。

部分药物兼有逐水通便、截痰平喘、明目退翳的功效,又可用于二便不利、寒痰哮喘、目赤肿痛等。

【使用宜忌】

1. 用法　本类药物外用方法较多,如研末外撒,研末香油调敷,制成膏药敷贴,制成软膏涂抹,制成药捻、栓剂纳入,煎汤熏洗浸泡及热敷等。使用时要根据病情、病位、药性特点及剂型的不同,选用相应的方法。内服不入煎剂,常制成丸、散剂使用,以使药物缓慢吸收。用于疮口面积较大或皮肤黏膜部位,尤须慎重。药性峻烈及有剧毒类药物不宜长期使用。

2. 病证禁忌　体虚者不宜服用。脓毒未清,腐肉未尽,已成瘘管者,不宜使用敛疮收口药,以免脓毒藏内,引起迫毒内攻之变;腐肉已脱,脓水将尽,或腐脱新生之时,不宜用拔毒祛腐药。

3. 配伍禁忌　含重金属的药物不宜与溴化钾、碘化钾、硫酸亚铁等合用,以免增强药物毒性。

4. 特殊人群用药禁忌　孕妇、哺乳期妇女、老年人、儿童及肝、肾功能不全者禁用。

轻　　粉

【品种与品质】

本品来源于水银、胆矾、食盐等用升华法炼制而成的氯化亚汞(Hg_2Cl_2)结晶,以色白、片大、质轻、明亮有光泽者为佳。

【处方用名】

轻粉,腻粉,水银粉,汞粉。

【临床效用】

轻粉辛、寒,有毒,归大肠、小肠经。功效外用杀虫,攻毒,敛疮;内服祛痰消积,逐水通便。主治疮疡溃烂,黄水疮,疥疮,顽癣,梅毒,湿疹,酒渣鼻;痰涎积滞,水肿臌胀,二便不利。

轻粉平时宜避强光、避高温保存,用时以细末入药。

【临床药学服务】

1. 用法用量　内服每次 0.1～0.2g,每日 1～2 次。多入丸剂或装胶囊服,服后立即漱口。煎服可分解生成氯化汞及金属汞,有剧毒,故忌入汤剂。外用适量,研末调涂或干掺敷患处,或制膏外贴。

2. 用药监护　外用应注意观察患者局部皮损、瘙痒的情况;内服时应注意观察患者与治疗相关症状及体征(如水肿、二便等)的改善情况。此外,还应注意观察患者口中是否有金属味、流涎、口腔及咽喉烧灼感、恶心呕吐、腹痛腹泻、血便以及皮肤异常改变等情况,定期监测肝、肾功能。

3. 用药告知　本品毒性甚烈,内服宜慎,需遵从医嘱用药,不可过量或持续服用。服后及时漱口,以免口腔糜烂及损坏牙齿。外用注意用药面积不可过大。

【临床用药警戒】

1. 使用注意　本品有毒,内服宜慎,以外用为主,且需严格控制使用面积与疗程。

2. 使用禁忌

(1) 病证禁忌:体虚者忌用。糖尿病患者合并皮肤感染者忌用。

(2) 特殊人群用药禁忌:孕妇、哺乳期妇女、儿童以及肝、肾功能不全者禁用。

(3) 中西药配伍禁忌:不宜与溴化钾、碘化钾、三溴合剂、碘化钠、硫酸亚铁等同用;不宜与含苯甲酸的药物,如安钠咖、咖嗅合剂(巴氏合剂)及苯甲酸钠等合用。

(4) 饮食禁忌:传统认为忌血。

🔍 **知识链接**

轻粉的不良反应

轻粉大量口服可致汞中毒。汞是一种原浆毒,可损害肝、肾等器官及组织,也可引起中枢神经和自主神经功能紊乱,并可抑制多种酶的活性。中毒的主要表现为口腔及咽部烧灼痛、黏膜肿胀、出血糜烂、口腔有金属味、恶心呕吐、腹痛、腹泻、黏液便或血便,甚至出现出血性肠炎、肠穿孔、惊厥、震颤等。外用可引起接触性皮炎。

砒　石

【品种与品质】

本品来源于天然的砷华矿石,或为毒砂(硫砷铁矿,FeAsS)、雄黄等含砷矿物的加工品三氧化二砷。药材分红砒与白砒,药用以红砒为主。红砒以块状、色红润、有晶莹直纹、无渣滓

ER-23-2

砒石临床药
学服务微课

者为佳。白砒以块状、色白、有晶莹直纹、无渣滓者为佳。砒石升华的精制三氧化二砷即为砒霜。

【处方用名】

砒石,信石,白砒,白信,红砒,砒霜。

【临床效用】

砒石辛,大热,有大毒,归肺、肝经。功效外用蚀疮去腐,攻毒杀虫;内服化痰平喘,截疟,攻毒抑癌。主治腐肉不脱之恶疮,瘰疬,顽癣,牙疳,痔疮;寒痰哮喘;癌肿。

砒霜由砒石升华制霜后制得,药性更峻,毒性更大,功用与砒石相同。

【临床药学服务】

1. 用法用量　内服,0.002~0.004g。内服宜入丸、散。外用适量。外用研末撒敷,或调敷,或入膏药、药捻用。

2. 用药监护　使用时注意观察患者与疗效相关的症状,如局部皮损、肿块、疼痛、咳喘、癌肿等的改善情况。此外,还应注意询问和观察患者口、眼的感觉,呕吐物、腹痛、二便、血压、精神状态等的情况,以判断是否中毒。定期监测肝、肾功能和血常规。

3. 用药告知　本品有剧毒,应严格控制剂量与疗程。内服时禁止饮酒。外用单品撒于创面,可引起剧痛,故宜制作复方散剂。不可用于头面及黏膜部位。

【临床用药警戒】

1. 使用注意　本品有剧毒,内服宜慎。不可持续服用,不能做酒剂服用。外用不可过量,面积不宜过大,以防局部吸收中毒。

2. 使用禁忌

(1) 病证禁忌:体虚者禁服。糖尿病患者皮肤感染者忌用。

(2) 特殊人群用药禁忌:孕妇、哺乳期妇女、老年人、儿童以及肝、肾功能不全者禁用。

(3) 中西药配伍禁忌:"十九畏"禁忌认为不宜与水银同用。

(4) 饮食禁忌:忌酒。

知识链接

砒石的不良反应及临床新用

砒石的主要成分为三氧化二砷(As_2O_3),毒性大,口服 5mg 以上即可中毒,20~200mg 可致死。口服吸收后,随血液分布至全身各脏器,以骨和毛发贮存量较大且持久。砷为原浆毒,对蛋白质的巯基有亲和力,能抑制在代谢过程起重要作用的巯基的酶,使细胞呼吸和氧化过程发生障碍,还可能直接损害小动脉和毛细血管。砷剂可使肝脏变性坏死,心、肝、肾、肠充血,上皮细胞坏死,还可致癌、致畸、致突变等,对皮肤、黏膜有强烈腐蚀作用。砒石中毒初期,可见口眼灼热、剧烈腹痛,随后发生呕吐,甚至吐血;腹泻呈水样,严重者呈血水样大便、口渴咽干、头痛眩晕、烦躁不安、尿少尿闭,或血尿、蛋白尿、肌肉痉挛疼痛、血压下降,循环衰竭。

我国学者发现三氧化二砷是治疗白血病的有效成分,对急性早幼粒细胞白血病效果显著,使砒霜成为当今全球治疗急性早幼粒细胞白血病的药物之一。已经正式生产的亚砷酸注射液和注射用三氧化二砷已被广泛用于白血病的临床治疗。

铅 丹

【品种与品质】

本品来源于纯铅经加工炼制的氧化物,主要成分为四氧化三铅(Pb_3O_4),以色橙红、细腻光滑、无粗粒、见水不成疙瘩者为佳。

【处方用名】

铅丹,黄丹,红丹,广丹,朱粉。

【临床效用】

铅丹辛、咸、寒,有毒,归心、脾、肝经。功效外用拔毒生肌,杀虫止痒;内服坠痰镇惊。主治疮疡溃烂,湿疹瘙痒,疥癣;惊痫癫狂,心神不宁。

【临床药学服务】

1. 用法用量 内服,$0.3\sim0.6g$,入丸、散。宜饭后服用。外用适量,研末撒布,或制成药捻、油敷、熬膏药贴敷。

2. 用药监护 外用时应注意观察患者局部皮损和感觉有无异常;内服时注意观察患者神志、二便、呼吸、体温、血压等及有无恶心、呕吐、腹痛情况。定期监测肝、肾功能及血常规、电解质等。

3. 用药告知 服药期间忌饮酒。避免饥饿、劳累、感染,以免引起不适。

【临床用药警戒】

1. 使用注意 本品有毒,外用不可大面积、长时间使用;内服易引起中毒,临床使用较少,用时需遵医嘱,不可过量或持续服用,以免引起急性铅中毒与慢性铅蓄积中毒。

2. 使用禁忌

(1) 病证禁忌:脾胃虚寒者慎用。糖尿病及高血糖皮肤疮痈反复发作者忌用。

(2) 特殊人群用药禁忌:孕妇禁用;哺乳期妇女、儿童及肝、肾功能不全者忌用。

(3) 饮食禁忌:禁酒。

🔍 知识链接

铅的不良反应

铅是一种多亲和性毒物,可作用于全身各系统,主要损害神经、造血、消化及心血管系统。大量误服会引起急性中毒,微量较长时间服用可造成慢性铅中毒。中毒表现可见口内有金属味、流涎、恶心呕吐、腹痛、腹泻,甚至谵语、幻觉、震颤,有时可出现癫痫样发作。此外,可见中毒性肝炎、中毒性肾炎、贫血、脱水、酸中毒、电解质紊乱、肺水肿、循环衰竭等。

升 药

【品种与品质】

本品为水银、火硝、白矾各等份混合升华而成,含氧化汞(HgO),另含少量硝酸汞。其根据制造时成品在容器内部的部位不同,颜色亦异,分为红升(红粉)、黄升(黄升丹)、升药底3种规格。红升以色红、块片不碎、有光泽者为佳。黄升以色橙黄、块片不碎、有光泽者为佳。升药底以淡黄色、纯净者为佳。

【处方用名】

升药,升药丹,红升,红粉,黄升,黄升丹,升药底。

【临床效用】

本品辛,热,有大毒,归肺、脾经。功效拔毒化腐,排脓生肌。用于痈疽溃后,脓出不畅,疮疡久溃,不能收口,梅毒恶疮,下疳腐烂;现代皮肤浅表的化脓性炎症、梅毒等证属热毒壅聚者。

升药常配煅石膏研末外用,随病情不同而配伍比例亦不同。煅石膏与升药之比为1∶9,称九转丹,拔毒化腐排脓力最强,用于治疗痈疽初溃,脓毒盛,腐肉不去者;煅石膏与升药之比为2∶8,称二宝丹,拔毒化腐排脓力强,用于治疗痈疽,脓肿、肛瘘等;煅石膏与升药之比为5∶5,称五五丹,其拔毒排脓力较强,用于治疗脓毒较盛者;煅石膏与升药之比为9∶1,称九一丹,拔毒提脓,去腐生肌,用治疮疡后期,脓毒较轻,腐肉不去,新肉难生,不能收口者。

【临床药学服务】

1. 用法用量 外用微量。研极细末用,为便于掌握剂量,多与煅石膏配伍研末外用。用时清洗创面后,干掺或调敷;或以捻沾药粉用;或将药物黏附于棉纸上,插入脓腔中;或用棉线做成药条(线)插入漏管腔中。

2. 用药监护 注意观察患者局部创面、溃疡的愈合情况,疮口、漏道流脓水的情况,以及创面新肉的生长情况等;注意观察患者有无头晕头痛、流涎、口腔及咽喉不适感、恶心呕吐、腹痛腹泻等中毒反应;定期监测肝、肾功能。

3. 用药告知 本品毒性甚烈,需遵从医嘱用药。外用注意用药面积不可过大。

【临床用药警戒】

1. 使用注意 本品有大毒,一般不作内服,只作外用,不宜大面积使用。外用亦不可大剂量持续使用。凡溃疡接近口、目、乳头、脐中、肛周者,亦应慎用。

2. 使用禁忌

(1)病证禁忌:体弱之人忌用;体弱者、糖尿病患者、疮痈反复发作者忌用;外疡腐肉已去或脓水已尽者不宜用。

(2)特殊人群用药禁忌:孕妇、哺乳期妇女、老年人、儿童及肝、肾功能不全者忌用。

(3)中西药配伍禁忌:不宜与溴化钾、碘化钾、三溴合剂、碘化钠、硫酸亚铁等同用;不宜与含苯甲酸的药物,如安钠咖、咖嗅合剂(巴氏合剂)及苯甲酸钠等合用。

🔍 知识链接

升药的合理应用

传统认为升药外用需去"火毒",据分析认为,经高温新炼制而成的升药,其"火毒"(燥性)是引起焮痛、妨碍生肌的主要原因,与所含的少量硝酸汞有关。升药主含的氧化汞不溶于水,对组织的刺激性较低,而硝酸汞易潮解,溶于少量水,生成的酸性溶液具有腐蚀性,与皮肤接触极毒,会引起焮痛不适,故新炼升药用量过大则疼痛难免。若通过去"火毒"的方法加以炮制,硝酸汞就会与大量水生成不溶解的碱式盐沉淀,继而加热,又会分解为氧化汞。将升药研至极细,根据疡面脓腐多少,适当加入赋型剂将之稀释至一定浓度后再施用,不失为一种适中的应用方法。因此,《疡科纲要·卷下》又云:"俗谓陈久不痛,新炼者则痛,殊不尽然。"

其他拔毒化腐生肌药

其他拔毒化腐生肌药的药学服务内容见表23-1。

笔记栏

表 23-1 其他拔毒化腐生肌药的药学服务

药名	临床性效特征	炮制品种	临床药学服务 用法用量	临床药学服务 用药监护与告知	不良反应与用药警戒
炉甘石	甘，平，解毒明目退翳、收湿止痒敛疮	多煅后使用。经煅淬水飞后，质地纯洁细腻，适宜于眼科及外敷用	外用适量。研末撒布或调敷，水飞点眼、吹喉。不可内服	应注意观察患者用药部位皮损和感觉的变化。如用药部位如出现红肿、烧灼感等应立即停药，清洗，及时就医咨询	宜炮制后用，只供外用，不作内服。不宜长期使用。过敏体质忌用，皮肤糜烂性渗出及毛发部位禁用
硼砂	甘、咸，凉；外用清热解毒、内服清肺化痰	生品寒性较大，长于清热解毒，消肿防腐、清肺化痰；煅制后寒凉之性减弱，具有燥湿收敛作用，多用于喉科散药	外用适量，研极细末干撒或调敷患处；或温水溶解，清洗创面；或配制眼科药剂外用；或化水含漱。内服宜慎，1.5~3g，入丸、散	外用应注意观察患者咽喉感觉、口舌黏膜、巩膜色泽、视力等的情况；内服应注意观察咳嗽、咳痰以及食欲、腹痛、二便、皮肤改变，以及脉搏、呼吸、血压、体温、神志等的情况。定期监测肝、肾功能和血常规。本品以外用为主，内服宜慎	本品因大量误服可引起急性中毒，也可产生慢性蓄积中毒。使用时注意控制用量。阴虚津亏、体虚之人忌用。孕妇慎用。不宜与硫酸链霉素、甲氧苄啶、磺胺嘧啶同用，以免增加毒性

学习小结

拔毒化腐生肌药多有毒，有些药物有剧毒，以外用为主，有研末外撒，香油与茶水调敷，制成软膏、药捻、栓剂或煎汤熏洗等多种方法，使用时要根据病情、病位、药性特点及剂型的不同，选用适宜的外用方法。内服多不入煎剂，可制成丸、散剂使用，但体虚者不宜服用。

轻粉、升药、砒石、铅丹为腐蚀性剧烈的药物，对于疮疡面积较大或位于头面及黏膜等部位者，尤需慎重。对于孕妇、哺乳期妇女、老年人、儿童、肝肾功能不全者应忌用。

（赵海平）

复习思考题

1. 阐述拔毒化腐生肌药临床应用的药学服务措施与临床用药警戒。
2. 砒石为剧毒药，试述其临床应用的药学服务措施与临床用药警戒。
3. 患者，男，45岁。10天前因急性化脓性胆囊炎入院，经胆囊全切术后，放置纱条引流。术后1周，切口部位拆线愈合，但引流口久不愈合，时有少量脓性分泌物流出，探查伤口深及3.5cm。医师予以常规消毒后，将撒匀拔脓净药粉的纱布条填入伤口，并以无菌纱布固定，每日换药1次，连用3次。请论述作为药师应如何开展药学服务。

◇◇◇ 主要参考文献 ◇◇◇

[1] 张冰.中药药物警戒[M].北京:人民卫生出版社,2014.

[2] 张冰.中药安全与合理应用导论[M].北京:中国中医药出版社,2017.

[3] 李学林,崔瑛,曹俊岭.实用临床中药学(中药饮片部)[M].北京:人民卫生出版社,2013.

[4] 雷载权,张廷模.中华临床中药学(上、下卷)[M].北京:中国中医药出版社,2012.

[5] 颜正华.中药学[M].2版.北京:人民卫生出版社,2006.

[6] 傅延龄,马子密.常用中药配伍及禁忌示例[M].北京:中国医药科技出版社,2010.

[7] 张冰.中药不良反应与警戒概论[M].北京:中国中医药出版社,2012.

[8] 苗明三.中西药配伍宜忌表[M].北京:人民军医出版社,2006.

[9] 龚千锋.中药炮制学[M].北京:中国中医药出版社,2016.

[10] 李亚平.常用中药配伍与禁忌[M].北京:人民军医出版社,2009.

[11] 李峰,蒋桂华.中药商品学[M].北京:中国医药科技出版社,2014.

[12] 贾公孚,谢惠明.中西药相互作用与联合用药[M].长沙:湖南科学技术出版社,1987.

[13] 曹俊岭,李国辉.中成药与西药临床合理联用[M].北京:北京科学技术出版社,2016.

[14] 沈丕安.中药不良反应与临床[M].上海:第二军医大学出版社,2007.

[15] 张冰.临床中药学[M].北京:中国中医药出版社,2015.

[16] 赵姣,张会宗,李国信.中西药合用ADR现况分析[J].辽宁中医药大学学报,2016,18(2):48-53.

[17] 王雨,林志健,张晓朦,等.清热类中药饮片安全问题分析与用药警戒思考[J].中华中医药杂志,2016,31(2):567-572.

[18] 贾蔷,申丹,李德凤,等.《中华人民共和国卫生部药品标准·中药成方制剂》生地黄用药规律分析[J].中国中医药信息杂志,2014,21(9):17-20.

[19] 林志健,张冰,朱熠冰,等.中药服用后的调护警戒思想探讨[J].中国医院用药评价与分析,2017,17(12):1601-1603.

[20] 张晓朦,李凡,张冰,等.数据挖掘乌头类中成药不良反应特点与合理用药警戒[J].中国中药杂志,2018,43(2):216-221.

[21] 张冰,林志健,张晓朦.基于"识毒-用毒-防毒-解毒"实践的中药药物警戒思想[J].中国中药杂志,2017,42(10):2017-2020.

[22] 张冰,林志健,张晓朦,等.中药药物警戒思想的挖掘与实践[J].药物流行病学杂志,2016,25(7):405-408.

[23] 孙小霞,张冰,林志健,等.近30年医保目录含毒性药材中药制剂的药物警戒思考[J].实用药物与临床,2016,19(2):251-256.

[24] 吴嘉瑞,董玲,张冰.基于传统药物警戒思想的中药注射剂证候与妊娠禁忌探析[J].中国执业药师,2011,8(9):11-14.

[25] 吴嘉瑞,张冰.中药药物警戒理论内涵探讨[J].药物流行病学杂志,2009,18(5):312-315.

[26] 吴嘉瑞,张冰.中国传统药物警戒思想的历史沿革考证[J].中国药物警戒,2006(5):257-260.

[27] 陈思颖,张冰.张冰基于中庸思想的临床用药经验[J].河南中医,2023,43(4):535-538.

[28] 石琳,张冰.基于医药协同安全用药策略"临床用药告知"的研究与实践[J].北京中医药大学学报,2022,45(10):973-978.

[29] 张冰,吕锦涛,张晓朦,等."性-效-毒":中药临床效益-风险评价之根基[J].中华中医药杂志,2022,37(1):

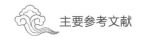

15-19.

［30］张彩山.饮食宜忌与食物搭配一本全［M］.天津:天津科学技术出版社,2019:195.

［31］陈京荔,赵京春.医疗机构中药麻醉药品(罂粟壳)的使用与管理［J］.世界中医药,2014,9(10):1370-1372.

［32］国家中医药管理局.医院中药饮片管理规范［Z］.2007-03-12.

［33］黄政凯,张冰,林志健,等.蒽醌类中药的安全问题分析及合理应用思考［J］.中国药物警戒,2021,18(6):
532-536.

［34］李耀磊,张冰,张晓朦,等.基于毒害成分的中药临床安全性评价与思考［J］.中国药物警戒,2021,18(6):
520-524.

［35］林志健,张冰.梅奥临床药师实践培养模式介绍及对我国临床中药师培养的启示［J］.中医教育,2019,38(4):
31-34.

◇◇◇ 中药名索引 ◇◇◇

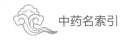

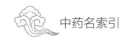

复习思考题
答案要点

模拟试卷